现代临床护理要点

主编 彭旭玲 王烁瑶 唐慧莉 等

XIANDAI LINCHUANG
HULI YAODIAN

吉林科学技术出版社

图书在版编目（CIP）数据

现代临床护理要点 / 彭旭玲等主编. -- 长春：吉林科学技术出版社，2018.11
ISBN 978-7-5578-5220-7

Ⅰ.①现… Ⅱ.①彭… Ⅲ.①护理学 Ⅳ.①R47

中国版本图书馆CIP数据核字(2018)第248623号

现代临床护理要点

主　　编	彭旭玲　王烁瑶　唐慧莉　吉静雅　杨冬玲　严　莉
副 主 编	倪文琼　张晓宇　王　梅　张　进　路　程
出 版 人	李　梁
责任编辑	赵　兵　张　卓
装帧设计	雅卓图书
开　　本	880mm×1230mm　1/16
字　　数	402千字
印　　张	13
版　　次	2018年11月第1版
印　　次	2018年11月第1次印刷
出　　版	吉林科学技术出版社
地　　址	长春市人民大街4646号
邮　　编	130021
编辑部电话	0431-85635185
网　　址	www.jlstp.net
印　　刷	济南大地图文快印有限公司
书　　号	ISBN 978-7-5578-5220-7
定　　价	88.00元

如有印装质量问题可寄出版社调换
版权所有　翻印必究　举报电话：0431-85635185

前言

21世纪以来,社会经济飞速发展,人民的生活水平越来越高,对各行业的服务标准要求也越来越高,其中对临床护理质量提出了更高的要求。同时,随着医学科技发展,护理内容不断丰富和完善,新理论、新技术不断涌现并广泛应用于临床,有效缓解了医患关系,减轻了患者经济负担,进一步促进了社会和谐。目前,关于临床护理的书籍众多,但是部分书籍存在内容繁冗复杂,图表不清等不妥之处。鉴于此,本书作者参考大量国内外文献资料,结合国内临床实际情况,编写了本书。

本书详细介绍了临床疾病护理,如呼吸内科疾病护理、心内科疾病护理、消化内科疾病护理、肾内科疾病护理、神经内科疾病护理、内分泌系统及代谢性疾病护理、风湿免疫科疾病护理。

本书的作者,从事本专业多年,具有丰富的临床经验和深厚的理论功底。希望本书能为医务工作者处理相关问题提供参考,本书也可作为医学院校学生和基层医生学习之用。

在编写过程中,由于作者较多,写作方式和文笔风格不一,再加上时间有限,难免存在疏漏和不足之处,望广大读者提出宝贵的意见和建议,谢谢。

编 者
2018 年 11 月

目录

第一章 呼吸内科疾病护理 1
    第一节 肺结核 1
    第二节 自发性气胸 5
    第三节 胸腔积液 8
    第四节 急性气管-支气管炎 11

第二章 心内科疾病护理 13
    第一节 心力衰竭 13
    第二节 高血压 21
    第三节 心肌梗死 30
    第四节 心律失常 36
    第五节 心绞痛 43
    第六节 心脏瓣膜病 48
    第七节 心包炎 53
    第八节 心肌炎 56
    第九节 感染性心内膜炎 62
    第十节 急性心功能不全 67
    第十一节 慢性心功能不全 69
    第十二节 冠状动脉粥样硬化性心脏病介入治疗的护理 71

第三章 消化内科疾病护理 80
    第一节 病毒性肝炎 80
    第二节 消化性溃疡护理 84
    第三节 上消化道大出血 88
    第四节 肝硬化 95

第四章 肾内科疾病护理 99
    第一节 肾小球肾炎 99
    第二节 肾小管性酸中毒 106
    第三节 急性肾衰竭 108
    第四节 慢性肾衰竭 111

第五章 神经内科疾病护理 116
    第一节 帕金森病护理 116
    第二节 多发性神经病护理 120
    第三节 重症肌无力护理 122

第六章 内分泌系统及代谢性疾病护理 125
    第一节 垂体瘤护理 125
    第二节 尿崩症护理 128

第三节　巨人症与肢端肥大症护理 … 130
　　第四节　皮质醇增多症 … 137
　　第五节　肥胖症护理 … 139
第七章　风湿免疫科疾病护理 … 143
　　第一节　血管炎 … 143
　　第二节　肉芽肿性多血管炎 … 148
　　第三节　炎性肌病 … 151
　　第四节　痛风 … 155
　　第五节　贝赫切特病 … 157
　　第六节　原发性干燥综合征 … 162
　　第七节　抗磷脂抗体综合征 … 166
　　第八节　结节性脂膜炎 … 172
　　第九节　嗜酸性筋膜炎 … 175
　　第十节　类风湿性关节炎护理 … 178
　　第十一节　系统性红斑狼疮护理 … 187
　　第十二节　多发性肌炎与皮肌炎护理 … 197
参考文献 … 203

第一章

呼吸内科疾病护理

第一节 肺结核

肺结核是由结核分枝杆菌引起的肺部慢性传染性疾病。结核分枝杆菌可侵及全身多个脏器，以肺结核最常见。临床常有低热、盗汗、消瘦、乏力及咳嗽、咯血等表现。

肺结核在当今仍然是严重危害人类健康的主要传染病，是全球关注的公共卫生和社会问题，也是我国重点控制的主要疾病之一。20世纪60年代起，化学治疗成为控制结核病的有效方法，使新发结核病治愈率达95%以上。但20世纪80年代中期以来，结核病出现全球恶化趋势，WHO于1993年宣布结核病处于"全球紧急状态"，动员和要求各国政府大力加强结核病的控制工作。在我国，结核病总的疫情虽有明显下降，但流行形势仍十分严峻。中国是世界上结核病疫情负担最重的22个国家之一，疫情呈"三高一低"，即患病率高、死亡率高、耐药率高、年递减率低，全国有近半的人口曾受结核分枝杆菌感染，2000年统计结果显示，活动性肺结核患者约500万，占世界结核患者总数的1/4，每年因结核病死亡的人数约13万，是全国十大死亡病因之一。因此结核病的防治仍然是一个严重的、需要高度重视的公共卫生和社会问题。

一、护理评估

（一）健康史

护士应注意询问患者家族史、个人健康史等情况，有无与结核患者亲密接触史，家族中有无结核患者，是否有同室生活、共同进餐的情况；有无麻疹、糖尿病、艾滋病、慢性疾病、营养不良或使用糖皮质激素、免疫抑制剂等状况；了解病程经过、以往诊断和治疗情况。

（二）身体评估

1. 症状　包括呼吸系统症状和全身症状。

（1）呼吸系统症状

1）咳嗽咳痰：是肺结核最常见症状。咳嗽较轻，干咳或少量黏液痰。有空洞形成时，痰量增多，若合并其他细菌感染，痰可呈脓性。

2）咯血：1/3～1/2的患者有咯血。咯血量多少不定，多数患者为少量咯血，少数为大咯血。

3）胸痛：结核累及胸膜时可表现为胸痛，为胸膜性胸痛，且随呼吸运动和咳嗽加重。

4）呼吸困难：多见于干酪样肺炎和大量胸腔积液患者，也可见于纤维空洞性肺结核的患者。

（2）全身症状：发热为最常见症状，多为长期午后潮热，即下午或傍晚体温开始升高，翌晨降至正常。部分患者有乏力、盗汗、食欲减退和体重减轻等全身性症状。育龄妇女可有月经不调或闭经。

2. 体征　取决于病变性质和范围。病变范围小或位置深者，可以没有任何体征；渗出性病变范围较大或干酪样坏死时，则可以有肺实变体征，如触觉语颤增强、叩诊浊音、听诊闻及支气管呼吸音和细湿啰音。当有较大范围的纤维条索形成时，气管向患侧移位，患侧胸廓塌陷、叩诊浊音、听诊呼吸音减弱并可闻及湿啰音。结核性胸膜炎时有胸腔积液体征：气管向健侧移位，患侧胸廓望诊饱满、触觉语颤减弱、叩诊实音，听诊呼吸音消失。支气管结核可有局限性哮鸣音。

（三）心理-社会状况

了解患者及家属对结核病知识了解的程度，评估患者因患病及隔离治疗是否表现有焦虑、忧郁、恐惧、悲观、自卑、孤独、退缩等心理变化，评估患者的社会支持系统；家庭成员对患者的态度、关心程度，照顾的方式，经济状况等。

（四）辅助检查

1. 痰结核分枝杆菌检查　是确诊肺结核、制定化学治疗方案和考核治疗效果的主要依据。痰涂片抗酸染色镜检快速简便，若抗酸杆菌阳性，肺结核诊断基本可成立。痰培养更为精确，常作为结核病诊断的金标准。

2. 影像学检查　胸部 X 线检查是诊断肺结核的重要方法，可以发现早期轻微的结核病变，确定病变范围、部位、形态、密度与周围组织的关系。CT 检查易发现隐蔽的病变，而减少微小病变的漏诊。

3. 结核菌素试验　用于检出结核分枝杆菌感染，而不能检出结核病。WHO 和国际防痨和肺病联合会推荐使用的结核菌素为纯蛋白衍化物（purified protein derivative，PPD）以便于国际间结核感染率的比较。通常在左前臂屈侧中部皮内注射 0.1ml（5U），试验后 48~72h 观察和记录结果，测量皮肤硬结的横径和纵径，得出平均直径=（横径+纵径）/2，而不是红晕的直径，硬结直径≤4mm 为阴性，5~9mm 为弱阳性，10~19mm 为阳性，≥20mm 或局部出现水疱、坏死和淋巴管炎为强阳性反应。

结核菌素实验阳性仅表示有结核分枝杆菌感染，并不一定现在患病，若呈强阳性，常提示活动性结核病。结核菌素实验对婴幼儿的诊断价值大于成人，3 岁以下强阳性反应者，应视为有新近感染的活动性肺结核，如果 2 年内结核菌素反应从＜10mm 增加至 10mm 以上，并增加 6mm 以上时可认为有新近感染。

结核菌素试验阴性除见于机体未感染结核分枝杆菌，还见于结核感染后 4~8 周以内，处于变态反应前期；免疫力下降或免疫受抑制，如应用糖皮质激素、淋巴细胞免疫系统缺陷、麻疹、百日咳、严重结核病和危重患者。

二、治疗原则

1. 抗结核化学药物治疗（简称化疗）　化学治疗的主要作用在于迅速杀死病灶中大量繁殖的结核分枝杆菌，使患者由传染性转为非传染性。防止获得性耐药变异菌的产生。彻底杀灭结核病变中静止或代谢缓慢的结核分枝杆菌，使患者达到临床治愈和生物学治愈的目的。

（1）化学治疗的原则：早期、规律、全程、适量和联合治疗是化学治疗的原则。整个化疗方案分强化和巩固两个阶段。

（2）常用抗结核药物：常用抗结核药的剂量和主要不良反应见表 1-1。

表 1-1　常用抗结核药的剂量和主要不良反应

药名（缩写）	每日剂量（g）	间歇疗法一日量（g）	主要不良反应	注意事项
异烟肼（H，INH）	0.3	0.6~0.8	周围神经炎，偶有肝损害	避免与抗酸药同时服用，注意消化道反应，肢体远端感觉及精神状态
利福平（R，RFP）	0.45~0.6*	0.6~0.9	肝损害，变态反应	体液及分泌物呈橘黄色，使接触镜（隐形眼镜）永久变色；监测肝脏毒性及变态反应；加速口服避孕药、降糖药、茶碱、抗凝血剂等药物的排泄，使药效降低或失败
链霉素（S，SM）	0.75~1.0（老年人每次0.75）	0.75~1.0	听力障碍、眩晕、肾损害，口周麻木，过敏性皮疹等	注意听力变化及有无平衡失调，用药前和用药后 1~2 个月进行听力检查

续表

药名（缩写）	每日剂量（g）	间歇疗法一日量（g）	主要不良反应	注意事项
吡嗪酰胺（Z, PZA）	1.5~2.0	2~3	胃肠不适、肝损害、高尿酸血症、关节痛	警惕肝脏毒性反应，监测肝功能，定期监测ALT；注意关节疼痛、皮疹等反应，监测血清尿酸
乙胺丁醇（E, EMB）	0.75~1.0**	1.5~2.0	视神经炎	检查视觉灵敏度和颜色的鉴别力（用药前、用药后每1~2个月1次）
对氨基水杨酸钠（P, PAS）	8~12***	10~12	胃肠反应、变态反应、肝损害	监测不良反应的症状、体征、定期复查肝功能

注：* 体重<50kg用0.45g，≥50kg用0.6g；S、Z用量亦按体重调节；

** 前2个月25mg/kg，其后减至15mg/kg；

*** 每日分2次服用（其他药均为每天1次）。

(3) 统一标准化学治疗方案

1) 初治涂阳肺结核治疗方案（含初治涂阴有空洞形成或粟粒型肺结核）

a. 每日用药方案：强化期：异烟肼、利福平、吡嗪酰胺和乙胺丁醇，顿服，2个月；巩固期：异烟肼、利福平，顿服，4个月。简写为：2HRZE/4HR。

b. 间歇用药方案：强化期：异烟肼、利福平、吡嗪酰胺和乙胺丁醇，隔日1次或每周3次，2个月；巩固期：异烟肼、利福平，隔日1次或每周3次，4个月。简写为：2HRZE/4HR。

2) 复治涂阳肺结核治疗方案

a. 每日用药方案：强化期：异烟肼、利福平、吡嗪酰胺、链霉素和乙胺丁醇，每日1次，2个月；巩固期：异烟肼、利福平和乙胺丁醇，每日1次，4~6个月。巩固期治疗4个月时，痰菌未转阴，可继续延长治疗期2个月。简写为：2HRZSE/4~6HRE。

b. 间歇用药方案：强化期：异烟肼、利福平、吡嗪酰胺、链霉素和乙胺丁醇，隔日1次或每周3次，2个月；巩固期：异烟肼、利福平和乙胺丁醇，隔日1次或每周3次，6个月。简写为：2HRZSE/6HRE。

3) 初治涂阴肺结核治疗方案

a. 每日用药方案：强化期：异烟肼、利福平、吡嗪酰胺，每日1次，2个月；巩固期：异烟肼、利福平，每日1次，4个月。简写为：2HRZ/4HR。

b. 间歇用药方案：强化期：异烟肼、利福平、吡嗪酰胺，隔日1次或每周3次，2个月；巩固期：异烟肼、利福平，隔日1次或每周3次，4个月。简写为：2HRZ/4HR。

上述间歇方案为我国结核病规划所采用，但必须采用全程督导化疗管理，以保证患者不间断地规律用药。

2. 对症治疗

(1) 毒性症状：有效抗结核治疗1~2周，毒性症状可消失，无需特殊处理。高热或大量胸腔积液者可在使用有效抗结核药物同时，加用糖皮质激素，可能减轻炎症和变态反应引起的症状。

(2) 咯血：若仅痰中带血或小量咯血，以卧床休息、止咳、镇静等对症治疗为主。可用氨基己酸、氨甲苯酸、酚磺乙胺等药物止血。中等或大量咯血时应严格卧床休息，应用垂体后叶素止血，必要时可经支气管镜局部止血，或插入球囊导管，压迫止血。若咯血量过多，可酌情适量输血。

3. 手术治疗 当前肺结核外科手术治疗主要的适应证是经合理化学治疗无效、多重耐药的厚壁空洞、大块干酪灶、结核性脓胸、支气管胸膜瘘和大咯血保守治疗无效者。

三、护理措施

1. 休息与活动

（1）肺结核患者症状明显，有咯血、高热等严重结核病毒性症状，或结核性胸膜炎伴大量胸腔积液者，应当卧床休息。

（2）恢复期患者可适当增加户外活动，如散步、打太极、做保健操等，充分调动人体内在的自身康复能力，增进机体免疫功能，提高机体的抗病能力。

（3）轻症患者在坚持化学治疗的同时，可进行正常工作，但应避免劳累和重体力劳动，保证充足的睡眠和休息，做到劳逸结合。

（4）痰涂阴性和经有效抗结核治疗4周以上的患者，没有传染性或只有极低的传染性，应鼓励患者过正常的家庭和社会生活，有助于减轻肺结核患者的社会隔离感和因患病引起的焦虑情绪。

2. 饮食　为患者制定全面的饮食营养计划，提供高热量、高蛋白、富含维生素的饮食，如鱼、肉、蛋、牛奶豆制品、蔬菜和水果等；增进食欲，增加饮食的品种，采用患者喜欢的烹调方法；创造一个整洁、安静、舒适的进餐环境，消除疼痛、焦虑等干扰因素，去除不良因素，使患者在轻松、愉快的气氛中享受进食的乐趣；必要时遵医嘱给予静脉补充足够的营养；监测患者体重，判断患者营养状况是否改善。

3. 用药护理

（1）抗结核用药时间至少半年，长的达一年半之久，患者往往难以坚持，应有计划、有目的地向患者及家属逐步介绍有关药物治疗的知识，如借助科普读物帮助患者加深理解。

（2）向患者和家属宣传讲解早期、联合、适量、规律、全程化学治疗的重要性，使患者树立治愈疾病的信心，积极配合治疗，督促患者按医嘱服药、建立按时服药的习惯。

（3）解释药物不良反应时，重视强调药物的治疗效果，让患者认识到发生不良反应的可能性较小，以激励患者坚持全程化学治疗，防止治疗失败而产生耐药结核分枝杆菌，增加治疗的困难和经济负担。如出现巩膜黄染、肝区疼痛、胃肠不适、眩晕、耳鸣等不良反应要及时与医生联系，不要自行停药，大部分不良反应经相应处理可以完全消失。

4. 病情观察　注意咳嗽、咳痰的颜色、性质、量的变化，观察咯血的程度，及发热、盗汗、消瘦、贫血等全身症状，出现高热、气促、发绀，提示病情严重。

5. 对症处理　发热的患者卧床休息，多饮水，必要时给予物理降温或小剂量解热镇痛药；盗汗的患者注意室内通风，衣被勿太厚，及时用毛巾擦干身体和更换湿衣服、被单等；咳嗽、咳痰的患者适当给予止咳祛痰剂，如复方甘草合剂等；胸痛患者宜取患侧卧位，减少患侧胸廓活动而减轻疼痛。

6. 心理护理　建立良好的护患关系，取得患者及家属的信任和配合；加强对患者及家属的心理咨询和卫生宣传，介绍有关结核病的知识，使之了解只有坚持合理、全程化疗，患者才能完全康复。帮助患者提高机体免疫功能，树立信心，尽快适应环境，消除焦虑、紧张心理；鼓励患者倾诉患病的身心感受，充分调动人体内在的自身康复能力，使患者积极配合治疗，处于接受治疗的最佳心理状态。指导患者和家属学会寻求社会支持。

四、健康教育

（一）结核病预防控制

1. 控制传染源　早期发现患者并登记管理，及时给予合理化学治疗和良好护理，是预防结核病疫情的关键。肺结核病程长、易复发和具有传染性，必须长期随访。掌握患者从发病、治疗到治愈的全过程。

2. 切断传播途径　①有条件的患者应单居一室；涂阳肺结核患者住院治疗时需进行呼吸道隔离，室内保持良好通风，每天用紫外线消毒。②注意个人卫生，严禁随地吐痰，不可面对他人打喷嚏或咳嗽，以防飞沫传播。在咳嗽或打喷嚏时，用双层纸巾遮住口鼻，纸巾焚烧处理，留置于容器中的痰液必须经灭菌处理再弃去。接触痰液后用流水清洗双手。③餐具煮沸消毒或用消毒液浸泡消毒，同桌共餐时使用公筷，以预防传染。④被褥、书籍在烈日下曝晒 6h 以上。⑤患者外出时戴口罩。

3. 保护易感人群　①给未受过结核分枝杆菌感染的新生儿、儿童及青少年接种卡介苗（活的无毒力牛型结核分枝杆菌疫苗），使人体产生对结核分枝杆菌的获得性免疫力。卡介苗不能预防感染，但可减轻感染后发病与病情。②密切接触者应定期到医院进行有关检查，必要时给予预防性治疗。③对受结核分枝杆菌感染易发病的高危人群，如 HIV 感染者、硅沉着病、糖尿病等，可应用预防性化学治疗。

（二）患者指导

1. 休息与活动指导　肺结核患者应注意休息。嘱患者戒烟、限酒；保证营养的补充；合理安排休息，避免劳累；避免情绪波动及呼吸道感染；住处应尽可能保持通风、干燥，有条件者可选择空气新鲜、气候温和处疗养，以促进身体的康复，增加抵抗疾病的能力。

2. 用药指导　抗结核用药时间较长，患者往往难以坚持，只有加强访视宣传，督促用药，取得患者合作，才能保证治疗计划的顺利完成。过早停药或不规则服药是治疗失败的主要原因。向患者介绍结核病的常用治疗方法及持续用药时间，说明用药过程中可能出现的不良反应及用药注意事项、临床表现。一旦出现严重不良反应须随时就医。

3. 指导患者定期随诊　指导患者定期随诊、接受 X 线胸片检查和肝、肾功能检查，了解治疗效果和病情变化，有利于治疗方案的调整，直至疾病痊愈。

（彭旭玲）

第二节　自发性气胸

胸膜腔是不含气体的密闭潜在性腔隙，当气体进入胸膜腔造成积气状态时，称为气胸（pneumothorax）。气胸可分为自发性、外伤性和医源性三类。自发性气胸是指肺组织及脏层胸膜的自发破裂，或靠近肺表面的肺大泡、细小气肿泡自发破裂，使肺及支气管内气体进入胸膜腔所致的气胸，可分为原发性和继发性，前者发生于无基础肺疾病的健康人，后者发生于有基础疾病的患者，如慢性阻塞性肺疾病（COPD）。外伤性气胸系胸壁的直接或间接损伤引起。医源性气胸由诊断和治疗操作所致。气胸是常见的内科急症，男性多于女性，原发性气胸的发病率男性为（18～28）/10 万人口，女性为（1.2～6）/10 万人口。

根据脏层胸膜破裂情况不同及其发生后对胸腔内压力的影响，自发性气胸通常分为以下三种类型：

1. 闭合性（单纯性）气胸　胸膜破裂口较小，随肺萎缩而闭合，空气不再继续进入胸膜腔。胸膜腔内压接近或略超过大气压，测定时可为正压亦可为负压，视气体量多少而定。抽气后压力下降而不复生，表明其破裂口不再漏气。

2. 交通性（开放性）气胸　破裂口较大或因两层胸膜间有粘连或牵拉，使破口持续开放，吸气与呼气时空气自由进出胸膜腔。胸膜腔内压在 $0cmH_2O$ 上下波动；抽气后可呈负压，但观察数分钟，压力又复升至抽气前水平。

3. 张力性（高压性）气胸　破裂口呈单向活瓣、活塞作用，吸气时胸廓扩大，胸膜腔内压变小，空气进入胸膜腔；呼气时胸膜腔内压升高，压迫活瓣使之关闭，致使胸膜腔内空气越积越多，内压持续升高，使肺脏受压，纵隔向健侧移位，影响心脏血液回流。此型气胸胸膜腔内压测定常超过 $10cmH_2O$，甚至高达 $20cmH_2O$，抽气后胸膜腔内压可下降，但又迅速复升，对机体呼吸循环功能的影响最大，必须紧急抢救处理。

一、护理评估

1. 健康史　是否为瘦高体型的男性青壮年；是否有下列基础肺部病变：肺结核、COPD、肺癌、肺脓肿、肺尘埃沉着症及淋巴管平滑肌瘤病等；是否为月经期前 24～72h，是否为妊娠期；有无航空、潜水作业史；有无抬举重物用力过猛、剧咳、屏气、大笑等诱因。

2. 身体评估　如下所述。

(1) 症状

1) 胸痛：部分患者可能有抬举重物、用力过猛、剧咳、屏气或大笑等诱因存在，多数患者发生在正常或安静休息时，偶有在睡眠中发生。患者突感一侧针刺样或刀割样胸痛，持续时间短，继之出现胸闷、呼吸困难。

2) 呼吸困难：严重程度与有无肺基础疾病及肺功能状态、气胸发生速度、胸膜腔内积气量及压力三个因素有关。若气胸发生前肺功能良好，尤其是年轻人，即使肺压缩80%也无明显呼吸困难。如原有严重肺功能减退，肺压缩20%~30%时即可出现明显的呼吸困难，患者不能平卧或取被迫健侧卧位，以减轻呼吸困难。大量气胸，尤其是张力性气胸时，由于胸膜腔内压骤增、患侧肺完全压缩、纵隔移位，可迅速出现严重呼吸循环障碍，表现为表情紧张、胸闷、烦躁不安、挣扎坐起、发绀、冷汗、脉速、虚脱、心律失常，甚至出现休克、意识丧失和呼吸衰竭。

3) 可有轻到中度刺激性咳嗽，由气体刺激胸膜所致。

(2) 体征：取决于积气量的多少和是否伴有胸腔积液。少量气胸时体征不明显，尤其在肺气肿患者更难确定，听诊呼吸音减弱具有重要意义。大量气胸时，气管向健侧移位，患侧胸部隆起，呼吸运动与触觉语颤减弱，叩诊呈过清音或鼓音，心或肝浊音界缩小或消失，听诊呼吸音减弱或消失。左侧少量气胸或纵隔气肿时，有时可在左心缘处听到与心跳一致的气泡破裂音，称Ham-man征。液气胸时，胸内有振水声。

3. 心理-社会状况　年轻人发生自发性气胸，多为闭合性或交通性气胸，其胸腔内压力较低，临床症状较轻，由于其肺功能及其代偿功能均良好，较少出现气喘或呼吸困难等严重症状，有时仅表现为刚发病时的胸痛，或胸部压迫感，此类患者往往不轻易相信临床诊断，一旦经医师说明及胸片证实确已得病，易产生紧张、恐惧心理，由于对疾病缺乏认识，易思虑过度，甚至出现悲观情绪，对胸痛耐受较常人差，有时可出现癔病样呼吸，导致呼吸性碱中毒。若病情经治疗好转，又易出现盲目乐观，充满幻想，不能按医嘱卧床休息，而是我行我素，频频外出，个别患者在住院期间出现气胸复发。

4. 辅助检查　如下所述。

(1) X线胸片检查：是诊断气胸的重要方法，可显示肺受压程度，肺内病变情况以及有无胸膜粘连、胸腔积液及纵隔移位等。气胸的典型X线表现为外凸弧形的细线条形阴影，称为气胸线，线外透亮度增高，无肺纹理，线内为压缩的肺组织。大量气胸时，肺脏向肺门回缩，呈圆球形阴影。大量气胸或张力性气胸常显示纵隔及心脏移向健侧。并发纵隔气肿在纵隔旁和心缘旁可见透光带。

(2) CT检查：表现为胸膜腔内出现极低密度的气体影，伴有肺组织不同程度的萎缩改变。CT对于小量气胸、局限性气胸以及肺大泡与气胸的鉴别比X线胸片更敏感和准确。

二、治疗原则

自发性气胸的目的是促进患侧肺复张，消除病因及减少复发。

1. 保守治疗　适用于稳定型小量闭合性气胸，具体方法包括严格卧床休息、给氧、酌情给予镇静和镇痛等药物、积极治疗肺基础疾病。高浓度吸氧可加快胸腔内气体的吸收，经鼻导管或面罩吸入10L/min的氧，可达到比较满意的疗效。在保守治疗过程中需密切观察病情，尤其在气胸发生后24~48h。

2. 排气疗法　如下所述。

(1) 胸腔穿刺抽气：适用于小量气胸，呼吸困难较轻、心肺功能尚好的闭合性气胸患者。抽气可加速肺复张，迅速缓解症状。通常选择患侧胸部锁骨中线第2肋间为穿刺点，局限性气胸则要选择相应的穿刺部位。一次抽气量不宜超过1 000ml，每日或隔日抽气一次。张力性气胸病情危急，需立即胸腔穿刺排气，将无菌粗针头经患侧肋间插入胸膜腔，使胸腔内高压气体得以排出，以达到暂时减压和挽救患者生命的目的。

(2) 胸腔闭式引流：适用于不稳定型气胸，呼吸困难明显、肺压缩程度较重，交通性或张力性气胸，反复发生气胸的患者。插管部位一般都取锁骨中线外侧第2肋间或腋前线第4~5肋间（局限性气胸和有胸腔积液的患者需经X线胸片定位）。插管前，先在选定部位用气胸箱测压以了解气胸类型，然后将引流导管经胸部切口插入胸膜腔，连接胸腔闭式引流瓶进行引流，使胸腔内压力保持在1~2cmH_2O或以下。肺复张不满意时可采用负压吸引。对于肺压缩严重、时间较长的患者，插管后应夹闭引流管分次引流，避免胸腔内压力骤降产生肺复张后肺水肿。

3. 化学性胸膜固定术　为了预防复发，可在胸腔内注入硬化剂，产生无菌性胸膜炎症，使脏层和壁层胸膜粘连从而消灭胸膜腔间隙。常用硬化剂有多西环素、滑石粉等。

4. 手术治疗　略。

三、护理措施

1. 休息与卧位　急性自发性气胸患者应绝对卧床休息，避免用力、屏气、咳嗽等增加胸腔内压的活动。血压平稳者取半坐位，有利于呼吸、咳嗽排痰及胸腔引流。卧床期间，协助患者定时翻身，每2h一次，如有胸腔引流管，翻身时应注意防止引流管脱落。

2. 吸氧　根据患者缺氧的严重程度选择适当的吸氧方式和吸入氧流量，保证患者$SaO_2>90\%$。对于保守治疗的患者，需给予高浓度吸氧，有利于促进胸膜腔内气体的吸收。

3. 病情观察　密切观察患者的呼吸频率、呼吸困难和缺氧的情况及治疗后的反应，治疗后患侧呼吸音的变化等；有无心率加快、血压下降等循环衰竭的征象；大量抽气或放置胸腔引流管后，如呼吸困难缓解后再次出现胸闷、并伴有顽固性咳嗽、患侧肺部湿啰音，应考虑复张性肺水肿的可能，立即报告主管医生进行处理。

4. 排气治疗患者的护理　如下所述。

（1）术前准备：向患者说明排气疗法的目的、意义、过程及注意事项，以取得患者的理解与配合。使用前应仔细检查引流装置的密封性能，注意引流管有无裂缝，引流瓶有无破损，各衔接处是否密封。水封瓶内需注入适量无菌蒸馏水或生理盐水，并标识好液面水平，水封瓶长管需没入水中3~4cm，并始终保持直立。

（2）体位：胸腔闭式引流术后，协助患者取半坐卧位，此体位利于呼吸和引流。鼓励患者每2h进行一次深呼吸和咳嗽练习，或吹气球，以促进受压萎陷的肺组织扩张，加速胸腔内气体排出，促进肺尽早复张。

（3）保证有效的引流

1）确保引流装置安全，防止意外：引流瓶应放在低于患者胸部且不易被踢到的地方，任何时候其液面应低于引流管胸腔出口平面60cm，以防瓶内的液体反流进入胸腔。妥善固定引流管于床旁，留出适宜长度的引流管，既要便于患者翻身活动，又要避免过长扭曲受压。搬动患者时需要用两把血管钳将引流管双重夹紧，防止在搬动过程中发生引流管滑脱、漏气或引流液反流等意外情况。若胸腔引流管不慎滑出胸腔时，应嘱患者呼气，同时迅速用凡士林纱布及胶布封闭引流口，并立即通知医生进行处理。

2）保持引流管通畅：观察引流管内的水柱是否随呼吸上下波动及有无气体自水封瓶液面逸出。必要时，可请患者做深呼吸或咳嗽，如有波动，表明引流通畅。若水柱波动不明显，液面无气体逸出，患者无胸闷、呼吸困难，可能肺组织已复张；若患者呼吸困难加重，出现发绀、大汗、胸闷、气管偏向健侧等症状，应立即通知医生紧急处理。若同时引流出液体，引流液黏稠，应根据情况定时捏挤引流管（由胸腔端向引流瓶端的方向挤压）。

3）每日更换引流瓶，更换时严格执行无菌操作，注意连接管和接头处的消毒，更换前用两把血管钳夹紧引流管近心端，更换完毕检查无误后再放开，以防止气体进入胸腔。

（4）伤口护理：伤口敷料每天更换一次，有分泌物渗湿或污染时及时更换。

（5）拔管护理：观察引流管拔出指征，如引流管无气体逸出1~2d后，夹闭1d患者无气急、呼吸困难，透视或X线胸片示肺已全部复张，可拔除引流管。拔管前做好患者和物品的准备，拔管后注意观察有无胸闷、呼吸困难、切口处漏气、渗出、出血、皮下气肿等情况，如发现异常应及时处理。

5. 心理护理　关心体贴患者，解除患者的焦虑情绪，对精神紧张患者，做到态度和蔼，多与其交谈。消除其思想顾虑，并让其明白良好的精神状态有利于疾病的恢复，对思虑过度，要多做工作，如使其认识到胸腔正常结构及气胸的影响，了解胸痛的原因，知道被压缩的肺如何才能复张，吸氧，卧床休息及加强营养的益处等，帮助其解除顾虑，树立战胜疾病的信心。

四、健康教育

1. 避免气胸诱发因素　如下所述。
（1）避免抬举重物、剧烈咳嗽、屏气、用力排便等，并采取有效的预防便秘措施。
（2）注意劳逸结合，在气胸痊愈后的1个月内，不要进行剧烈运动，如打球、跑步等。
（3）保持心情愉快，避免情绪波动。
（4）吸烟者应指导戒烟。
2. 治疗肺部基础疾病　向患者介绍继发性自发性气胸的发生是由于肺组织有基础疾病存在，因此遵医嘱积极治疗肺部基础疾病对于预防气胸的复发极为重要。
3. 气胸复发时的处理　一旦出现突发性的胸痛、胸闷、气急时，可能为气胸复发，应及时就诊。

（彭旭玲）

第三节　胸腔积液

胸膜腔是位于肺和胸壁之间的一个潜在的腔隙。在正常情况下脏层胸膜和壁层胸膜表面上有一层很薄的液体，13~15ml，在呼吸运动时起润滑作用。胸膜腔和其中的液体并非处于静止状态，在每一次呼吸周期中胸膜腔形状和压力均有很大变化，使胸腔内液体持续滤出和吸收，并处于动态平衡。任何因素使胸膜腔内液体形成过快或吸收过缓，即产生胸腔积液，简称胸水。

胸腔积液可以根据其发生机制和化学成分不同分为漏出液（transudate）、渗出液（exudate）、血液（hemothorax，称为血胸）、脓液（empyema，称为脓胸）和乳糜液（chylothorax）。

一、护理评估

1. 健康史　评估患者是否患有可引起胸腔积液的肺、胸膜和肺外疾病，如肺结核、肺炎、胸膜肿瘤、肺梗死、充血性心力衰竭、缩窄性心包炎、食管破裂等。
2. 身体评估　如下所述。
（1）症状：胸腔积液临床症状的轻重取决于积液量和原发疾病。
1）呼吸困难：是最常见的症状，与胸廓顺应性下降，患侧膈肌受压，纵隔移位，肺容量下降刺激神经反射有关。
2）胸痛：随呼吸或咳嗽加重，可向肩、颈或腹部反射。随着胸水增多，胸痛可缓解。
3）伴随症状：结核性胸膜炎多见于青年人，常有发热、干咳；恶性胸腔积液多见于中年以上的患者，伴有消瘦和呼吸道或原发部位肿瘤的症状。炎性积液多为渗出性，常伴有咳嗽、咳痰、胸痛及发热。心力衰竭所致胸腔积液为漏出液，有心功能不全的其他表现。肝脓肿所伴右侧胸腔积液可为反应性胸膜炎，亦可为脓胸，多有发热和肝区疼痛。
（2）体征：与积液量有关。少量积液时，可无明显体征，或可触及胸膜摩擦感及闻及胸膜摩擦音。中至大量积液时，患侧胸廓饱满，触觉语颤减弱，局部叩诊浊音，呼吸音减低或消失。可伴有气管、纵隔向健侧移位。
3. 心理-社会状况　胸腔积液有时病因不明，患者多有焦虑，紧张等表现。若为结核性胸膜炎患者，评估患者及家属对结核病知识了解的程度，评估患者因患病及隔离治疗是否表现有焦虑、忧郁、恐惧、悲观、自卑、孤独、退缩等心理变化。若为恶性肿瘤，患者表现惊恐、孤独、退缩、内向；随着病情的不断恶化，治疗效果不佳，容易产生悲观、绝望、忧郁、自卑甚至轻生自杀的念头，了解患者的社会支持系统及经济状况等。

4. 辅助检查　如下所述。

（1）诊断性胸膜穿刺和胸水检查：对明确积液性质及病因诊断均至关重要，大多数积液的原因通过胸水分析可确定。疑为渗出液必须做胸腔穿刺，如有漏出液病因则避免胸腔穿刺。不能确定时也应做胸腔穿刺抽液检查。

1) 外观：漏出液透明清亮，静置不凝固，比重 < 1.016～1.018。渗出液多呈草黄色，稍浑浊，易有凝块，比重 > 1.018。血性胸水呈洗肉水样或静脉血样，多见于肿瘤、结核和肺栓塞。乳状胸水多为乳糜胸。巧克力色胸水考虑阿米巴肝脓肿破溃入胸腔的可能。

2) 细胞：漏出液细胞数常少于 $100 \times 10^6/L$，以淋巴细胞和间皮细胞为主。渗出液的白细胞常超过 $500 \times 10^6/L$。脓胸时白细胞多达 $10\,000 \times 10^6/L$ 以上。中性粒细胞增多时提示为急性炎症；淋巴细胞为主则多为结核性或肿瘤性；胸水中红细胞超过 $5 \times 10^9/L$ 时，可呈淡红色，多由恶性肿瘤或结核所致。恶性胸水中有 40%～90% 可查到恶性肿瘤细胞，反复多次检查可提高检出率。

3) pH：正常胸水 pH 接近 7.6。pH 降低可见于不同原因的胸腔积液、脓胸、食管破裂、结核性和恶性胸水。

4) 病原体：胸水涂片查找细菌及培养，有助于病原诊断。

5) 蛋白质：渗出液的蛋白含量较高（>30g/L），胸水/血清比值大于 0.5。漏出液蛋白含量较低（<30g/L），以清蛋白为主，黏蛋白试验阴性。

6) 类脂：用于鉴别乳糜胸（表 1-2）。

表 1-2　真假乳糜胸的区别

	乳糜胸	假性乳糜胸
外观	乳状，离心后不沉淀	淡黄或暗褐色
胆固醇含量	不高	高，>5.18mmol/L
甘油三酯含量	>1.24mmol/L	正常
原因	胸导管破裂	陈旧性结核性胸膜炎、恶性胸水、肝硬化、类风湿关节炎

7) 酶：渗出液乳酸脱氢酶（LDH）含量高，大于 200U/L，且胸水/血清 LDH 比值大于 0.6。LDH 活性是反映胸膜炎症程度的指标，其值越高，表明炎症越明显。LDH > 500U/L 常提示为恶性肿瘤或胸水已并发细菌感染。

8) 免疫学检查：结核性胸膜炎胸水 γ 干扰素多大于 200pg/ml。系统性红斑狼疮及类风湿关节炎引起的胸腔积液中补体 C_3、C_4 成分降低，且免疫复合物的含量增高。

9) 肿瘤标志物：癌胚抗原（CEA）在恶性胸水中早期即可升高，且比血清更显著。

（2）X 线检查：少量胸腔积液时，患侧肋膈角变钝或消失；中等量积液时，呈内低外高的弧形积液影；大量积液时整个患侧胸部呈致密阴影，气管和纵隔推向健侧；积液时常遮盖肺内原发病灶。CT 检查可发现少量胸水、肺和胸膜病变、纵隔和气管旁淋巴结病变，有助于病因诊断。

（3）超声检查：灵敏度高，定位准确。临床用于估计胸腔积液的深度和积液量，协助胸腔穿刺定位。B 超引导下胸腔穿刺用于包裹性和少量的胸腔积液。

（4）胸膜活检：对确定胸腔积液的病因具有重要意义，方法包括经皮闭式胸膜活检、胸腔镜活检和开胸活检。

（5）支气管镜：用于咯血或疑有气道阻塞的患者。

二、治疗原则

胸腔积液为胸部或全身疾病的一部分，病因治疗尤为重要。漏出液常在纠正病因后可吸收。本节主要介绍结核性胸膜炎、类肺炎胸腔积液和脓胸及恶性胸腔积液的治疗。

1. 结核性胸膜炎 如下所述。
（1）一般治疗：休息、营养支持和对症治疗。
（2）胸腔抽液：结核性胸膜炎患者胸水中的蛋白含量高，易引起胸膜粘连，故应尽早抽尽胸腔积液，防止和减轻粘连；同时可解除对心肺和血管的压迫作用，使被压迫的肺迅速复张，改善呼吸，防止肺功能受损；另外还可以减轻中毒症状，使体温下降。大量胸腔积液，首次抽液不超过700ml，每周抽液2~3次，每次抽液量不应超过1 000ml。
（3）抗结核药物治疗：主要作用在于迅速杀死病灶中大量繁殖的结核分枝杆菌，使患者由传染性转为非传染性。防止获得性耐药变异菌的产生。彻底杀灭结核病变中静止或代谢缓慢的结核分枝杆菌，使患者达到临床治愈和生物学治愈的目的。
（4）糖皮质激素：有全身中毒性症状严重、大量胸水者，在抗结核药物治疗的同时，可加用糖皮质激素，待体温正常，全身中毒症状消退、胸水明显减少时，逐渐减量至停用。停药速度不宜过快，避免出现反跳现象。
2. 类肺炎性胸腔积液 一般胸水量较少，经有效抗生素治疗后可吸收，大量胸腔积液时需胸腔穿刺抽液，胸水pH <7.2应肋间插管引流。
3. 脓胸 治疗原则是控制感染、引流胸腔积液、促进肺复张、恢复肺功能。
（1）抗生素治疗：抗菌药物要足量，体温恢复正常后再持续用药两周以上，防止脓胸复发，急性期联合抗厌氧菌的药物，全身及胸腔内给药。
（2）引流：是脓胸最基本的治疗方法，反复抽脓或闭式引流。
（3）支持治疗：给予高能量、高蛋白、富含维生素的饮食，纠正水、电解质、酸碱平衡紊乱。
4. 恶性胸腔积液 包括原发病的治疗和胸腔积液的治疗。
（1）去除胸腔积液：恶性胸水的生长速度极快，需反复穿刺抽液，缓解因大量胸水压迫引起的严重呼吸困难症状。必要时可用细管做胸腔内插管进行密闭式引流。
（2）减少胸水的产生：反复抽液或持续引流可丢失大量蛋白，造成低蛋白血症，使胸膜毛细血管内渗透压降低，有利于胸水的产生，可在抽吸胸水或胸腔插管引流后，在胸腔内注入博来霉素、顺铂、丝裂霉素等抗肿瘤药物，也可注入胸膜粘连剂，减缓胸水的产生。也可注入生物免疫调节剂，如白细胞介素-2。

三、护理措施

1. 休息 大量胸腔积液致呼吸困难或发热者，应卧床休息，减少氧耗，以减轻呼吸困难症状。按照胸腔积液的部位采取适当体位，一般取半卧位或患侧卧位，减少胸水对健侧肺的压迫。胸水消失后还需继续休养2~3个月，避免疲劳。
2. 氧疗 大量胸水影响呼吸时按患者的缺氧情况给予低、中流量的持续吸氧，增加氧气吸入以弥补气体交换面积的不足，改善患者的缺氧状态。
3. 胸痛的护理 胸腔积液的患者常有胸痛，并随呼吸运动而加剧，为了减轻疼痛，患者常采取浅快的呼吸方式，可导致缺氧加重和肺不张，因此，需协助患者取患侧卧位，必要时用宽胶布固定胸壁，以减少胸廓活动幅度，减轻疼痛，或遵医嘱给予止痛剂。
4. 病情观察 注意观察患者胸痛及呼吸困难的程度、体温的变化。监测血氧饱和度或动脉血气分析。对胸腔穿刺抽液后患者，应密切观察其呼吸、脉搏、血压的变化，注意穿刺处有无渗血或渗液。
5. 呼吸锻炼 胸膜炎患者在恢复期，每天督促患者进行缓慢的腹式呼吸。经常进行呼吸锻炼可减少胸膜粘连的发生，提高通气量。
6. 康复锻炼 待体温恢复正常，胸液抽吸或吸收后，鼓励患者逐渐下床活动，增加肺活量。

四、健康教育

1. 提高患者对治疗的依从性 向患者及家属解释本病的特点及目前的病情，介绍所采用的治疗方法、药物剂量、用法和不良反应。对结核性胸膜炎的患者需特别强调坚持用药的重要性，即使临床症状消失，也不可自行停药，应定期复查，遵从治疗方案，防止复发。

2. 休息与运动　指导患者合理安排休息与活动，逐渐增加活动量，避免过度劳累。

3. 加强营养　向患者及家属讲解加强营养为胸腔积液治疗的重要组成部分，需合理调配饮食，进高能量、高蛋白、富含维生素的食物，增强机体抵抗力。

（彭旭玲）

第四节　急性气管 – 支气管炎

急性气管 – 支气管炎是由生物、物理、化学刺激或过敏等因素引起的急性气管 – 支气管黏膜炎症，多为散发，无流行倾向，年老体弱者易患。临床表现主要为咳嗽和咳痰。多见于寒冷季节或气候突变时。

一、护理评估

1. 健康史　询问患者有无急性上呼吸道感染病史；有无接触过敏源史，如花粉、有机粉尘、真菌孢子、动物毛发排泄物或细菌蛋白质等；是否受寒冷天气影响等。

2. 身体评估

（1）症状：全身症状较轻，可伴低热、乏力、头痛及全身酸痛等，一般 3～5d 后消退。咳嗽、咳痰，先为干咳或咳少量黏液性痰，随后转为黏液脓性痰，痰量增多，咳嗽加剧，偶可痰中带血。咳嗽、咳痰可延续 2～3 周才消失，如迁延不愈，可演变为慢性支气管炎。如支气管发生痉挛，可出现程度不等的气促、喘鸣和胸骨后发紧感。

（2）体征：两肺呼吸音粗糙，可闻及散在干、湿性啰音，啰音部位常不固定，咳嗽后可减少或消失。

3. 心理 – 社会状况　评估患者对疾病的重视程度；评估是否掌握疾病预防知识及注意事项；注意患者所伴随的相应的心理反应，如呼吸道症状导致的患者社会适应能力的改变，胸闷、气短所引起的紧张和焦虑等心理状态改变。

4. 辅助检查

（1）血常规检查：白细胞总数及分类大多正常，细菌感染较重时，白细胞计数和中性粒细胞可增高。

（2）痰涂片或培养可发现致病菌。

（3）X 线胸片检查多为正常，或仅有肺纹理增粗。

二、治疗原则

治疗原则是止咳、祛痰、平喘和控制感染。

1. 抗菌治疗　如有细菌感染，应及时应用抗生素。可以首选大环内酯类、青霉素类，亦可选用头孢菌素或喹诺酮类等药物。

2. 对症治疗　对发热头痛者，选用解热镇痛药；咳嗽无痰者，可用止咳药；痰液黏稠不易咳出者，可用祛痰药，也可以用雾化吸入法祛痰，如有支气管痉挛，可用支气管扩张药。

三、护理措施

1. 环境　提供整洁舒适、阳光充足的环境，保持室内空气新鲜，定时通风，但应避免对流，以免患者受凉，维持适宜的温、湿度。

2. 饮食护理　提供高蛋白、高维生素、高热量的清淡饮食，禁食辛辣、有刺激性和过于油腻的食物。鼓励患者多饮水，每天保证饮水在 1 500ml 以上，充足的水分可保证呼吸道黏膜的湿润和病变黏膜的修复，有利于痰液的稀释和排出。

3. 避免诱因　注意保暖；避免尘埃、烟雾等不良刺激；适当休息，避免疲劳。如有发热，发热期间应卧床休息。

4. 用药护理　按医嘱正确、及时给予祛痰、止咳、解痉、平喘药及抗生素，注意观察药物的疗效和不良反应，如使用抗生素可引起过敏反应及大便秘结，祛痰药可致胃部不适及食欲减退等。

5. 病情观察　注意观察体温的变化及咳嗽、咳痰情况，注意有无胸闷、气促等症状，详细记录痰液的色、量、质及气味。指导患者正确留取痰液标本并及时送检，为诊断与治疗提供可靠的依据。

6. 促进有效排痰　指导有效咳痰、排痰。痰液黏稠不易咳出时，可按医嘱予以雾化吸入。年老、体弱者协助翻身，拍背。

7. 心理护理　关心体贴患者，解除患者的焦虑情绪。

四、健康教育

1. 宣教　向患者及家属讲解有关病因及诱因、发病过程、预后知识，以稳定其情绪；帮助患者了解本病的治疗要点，强调多喝水的重要性，指导合理饮食、休息与活动，保证足够的营养、充足的睡眠，避免疲劳，有利于疾病的恢复；指导患者遵医嘱用药，帮助患者了解所用药物的作用及不良反应；告知患者如2周后症状仍持续存在，应及时就诊。

2. 避免诱因指导　保持居室空气新鲜、流通，适宜的温度和湿度，注意保暖，防治感冒；做好劳动保护，加强环境卫生，避免粉尘、刺激性气体及烟雾等有害因素的刺激；避免过度劳累；吸烟者劝其戒烟。

3. 活动与运动指导　平时生活要有规律，进行适当的耐寒训练，开展体育锻炼，以增强体质。

（彭旭玲）

第二章

心内科疾病护理

第一节 心力衰竭

在致病因素作用下,心功能必将受到不同程度的影响,即为心功能不全(heart insufficiency)。在疾病的早期,机体能够通过心脏本身的代偿机制以及心外的代偿措施,可使机体的生命活动处于相对恒定状态,患者无明显的临床症状和体征,此为心功能不全的代偿阶段。心力衰竭(heart failure),简称心衰,又称充血性心力衰竭,一般是指心功能不全的晚期,属于失代偿阶段,是指在多种致病因素作用下,心脏泵功能发生异常变化,导致心排血量绝对减少或相对不足,以致不能满足机体组织细胞代谢需要,患者有明显的临床症状和体征的病理过程。常见心力衰竭分类见图2-1。

近年来,很多学者将心力衰竭按危险因素和终末等级进行了分类,并指出新的治疗方式可以改善患者的生活质量。

(1) A和B阶段:指患者缺乏心力衰竭早期征象或症状,但存在有风险因素或心脏的异常,这些可能包括心脏形态和结构上的改变。

(2) C阶段:指患者目前或既往有过心力衰竭的症状,如气短等。

(3) D阶段:指患者目前有难治性心力衰竭,并适于进行特殊的进阶治疗,包括心脏移植。

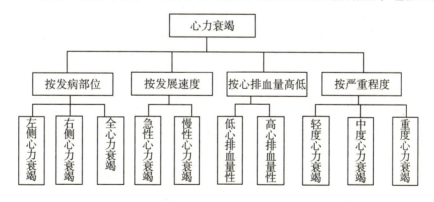

图2-1 心力衰竭的分类

一、病因与发病机制

(一)病因

1. **基本病因** 心力衰竭的关键环节是心排血量的绝对减少或相对不足,而心排血量的多少与心肌收缩性的强弱、前负荷和后负荷的高低以及心率的快慢密切相关。因此,凡是能够减弱心肌收缩性、使心脏负荷过度和引起心率显著加快的因素均可导致心力衰竭的发生。

2. 诱因

(1) 感染：呼吸道感染为最多，其次是风湿热。女性患者中泌尿道感染亦常见。亚急性感染性心内膜炎也常诱发心力衰竭。

(2) 过重的体力劳动或情绪激动。

(3) 钠盐摄入过多。

(4) 心律失常：尤其是快速性心律失常，如阵发性心动过速、心房颤动等。

(5) 妊娠分娩。

(6) 输液（特别是含钠盐的液体）或输血过快或过量。

(7) 洋地黄过量或不足。

(8) 药物作用：如利舍平类、胍乙啶、维拉帕米、奎尼丁、肾上腺皮质激素等。

(9) 其他：出血和贫血、肺栓塞、室壁膨胀瘤、心肌收缩不协调，乳头肌功能不全等。

（二）发病机制

心脏有规律的协调的收缩与舒张是保障心排血量的重要前提，其中收缩性是决定心排血量的最关键因素，也是血液循环动力的来源。因此，心力衰竭发病的中心环节，主要是收缩性减弱，但也可见于舒张功能障碍，或二者兼而有之。心肌收缩性减弱的基本机制包括：①心肌结构破坏，导致收缩蛋白和调节蛋白减少。②心肌能量代谢障碍。③心肌兴奋 – 收缩耦联障碍。④肥大心肌的不平衡生长。

二、临床表现与诊断

（一）临床表现

1. 症状和体征　心力衰竭的临床表现与左右心室或心房受累有密切关系。左侧心力衰竭的临床特点主要是由于左心房和（或）左心室衰竭引起肺淤血、肺水肿；右侧心力衰竭的临床特点是由于右心房和（或）右心室衰竭引起体循环静脉淤血和钠水潴留。发生左侧心力衰竭后，右心也常相继发生功能损害，最终导致全心心力衰竭。出现右侧心力衰竭后，左心衰竭的症状可有所减轻。

2. 辅助检查

(1) X 线：左侧心力衰竭可显示心影扩大，上叶肺野内血管纹理增粗，下叶血管纹理细，有肺静脉内血液重新分布的表现，肺门阴影增大，肺间质水肿引起肺野模糊，在两肺野外侧可见水平位的 Kerley B 线。

(2) 心脏超声：利用心脏超声可以评价瓣膜、心腔结构、心室肥厚以及收缩和舒张功能等心脏完整功能参数。其对心室容积的测定、收缩功能和局部室壁运动异常的检出结果可靠。可检测射血分数，心脏舒张功能。

(3) 血流动力学监测：除二尖瓣狭窄外，肺毛细血管楔嵌压的测定能间接反应左房压或左室充盈压，肺毛细血管楔嵌压的平均压，正常值为 <1.6kPa（12mmHg）。

(4) 心脏核素检查：心血池核素扫描为评价左和右室整体收缩功能以及心肌灌注提供了简单方法。利用核素技术可以评价左室舒张充盈早期相。

(5) 吸氧运动试验：运动耐量有助于评价其病情的严重性并监测其进展。运动时最大氧摄入量和无氧代谢阈（AT）。

（二）诊断

1. 急性心力衰竭（AHF）　AHF 的诊断主要依靠症状和体征，辅以适当的检查，如心电图、胸部 X 线、生化标志物和超声心动图。

2. 慢性心力衰竭

(1) 收缩性心力衰竭（SHF）：多指左侧心力衰竭，主要判定标准为心力衰竭的症状、左心腔增大、左心室收缩末容量增加和左室射血分数（LVEF）≤40%。近年研究发现 BNP 在心力衰竭诊断中具有较高的临床价值，其诊断心力衰竭的敏感性为 94%，特异性为 95%，为心力衰竭的现代诊断提供重要的方法。

（2）舒张性心力衰竭（DHF）：是指以心肌松弛性、顺应性下降为特征的慢性充血性心力衰竭，往往发生于收缩性心力衰竭前，约占心力衰竭总数的1/3，欧洲心脏病协会于1998年制定了原发性DHF的诊断标准，即必须具有以下3点：①有充血性心力衰竭的症状和体征。②LVEF≥45%。③有左心室松弛、充盈、舒张期扩张度降低或僵硬度异常的证据。这个诊断原则在临床上往往难以做到，因此Zile等经过研究认为只要患者满足以下2项就可以诊断为DHF。①有心力衰竭的症状和体征。②LVEF＞50%。

三、治疗原则

（一）急性心力衰竭

治疗即刻目标是改善症状和稳定血流动力学状态。

（二）慢性心力衰竭

慢性心力衰竭治疗原则：去除病因；减轻心脏负荷；增强心肌收缩力；改善心脏舒张功能；支持疗法与对症处理。治疗目的：纠正血流动力学异常，缓解症状；提高运动耐量，改善生活质量；防治心肌损害进一步加重；降低病死率。

1. 防治病因及诱因　如能应用药物和手术治疗基本病因，则心力衰竭可获改善。如高血压心脏病的降压治疗，心脏瓣膜病及先天性心脏病的外科手术矫治等。避免或控制心力衰竭的诱发因素，如感染，心律失常，操劳过度及甲状腺功能亢进纠正甲状腺功能。

2. 休息　限制其体力活动，以保证有充足的睡眠和休息。较严重的心力衰竭者应卧床休息。

3. 控制钠盐摄入　减少钠盐的摄入，可减少体内水潴留，减轻心脏的前负荷，是治疗心力衰竭的重要措施。在大量利尿的患者，可不必严格限制食盐。

4. 利尿药的应用　可作为基础用药。控制心力衰竭体液潴留的唯一可靠方法。应该用于所有伴有体液潴留的、有症状的心力衰竭患者。但对远期存活率、死亡率的影响尚无大宗试验验证；多与一种ACEI类或β受体阻滞药合用。旨在减轻症状和体液潴留的表现。

5. 血管扩张药的应用　是通过减轻前负荷和（或）后负荷来改善心脏功能。应用小动脉扩张药如肼屈嗪等，可以降低动脉压力，减少左心室射血阻力，增加心排血量。

6. 洋地黄类药物的应用　洋地黄可致心肌收缩力加强，可直接或间接通过兴奋迷走神经减慢房室传导。能改善血流动力学，提高左室射血分数，提高运动耐量，缓解症状；降低交感神经及肾素－血管紧张素－醛固酮（R－A－A）活性，增加压力感受器敏感性。地高辛为迄今唯一被证明既能改善症状又不增加死亡危险的强心药，地高辛对病死率呈中性作用。

7. 非洋地黄类正性肌力药物　虽有短期改善心力衰竭症状作用，但对远期病死率并无有益的作用。研究结果表明不但不能使长期病死率下降，其与安慰剂相比反而有较高的病死率。

8. 血管紧张素转换酶抑制药（ACEI类）　其作为神经内分泌拮抗药之一已广泛用于临床。可改善血流动力学，直接扩张血管；降低肾素、血管紧张素Ⅱ及醛固酮水平，间接抑制交感神经活性；纠正低血钾、低血镁，降低室性心律失常危险，减少心脏猝死（SCD）。

9. β受体阻滞药　其作为神经内分泌阻断药的治疗地位日显重要。21世纪慢性心力衰竭的主要药物是β受体阻滞药。可拮抗交感神经及R－A－A活性，阻断神经内分泌激活；减缓心肌增生、肥厚及过度氧化，延缓心肌坏死与凋亡；上调$β_1$受体密度，介导信号传递至心肌细胞；通过减缓心率而提高心肌收缩力；改善心肌松弛，增强心室充盈；提高心电稳定性，降低室性心律失常及猝死率。

四、常见护理问题

（一）有急性左侧心力衰竭发作的可能

1. 相关因素　左心房和（或）左心室衰竭引起肺淤血、肺水肿。
2. 临床表现　突发呼吸困难，尤其是夜间阵发性呼吸困难明显，患者不能平卧，只能端坐呼吸。

呼吸急促、频繁，可达 30～40/min，同时患者有窒息感、面色灰白、口唇发绀、烦躁不安、大汗淋漓、皮肤湿冷、咳嗽，咳出浆液性泡沫痰，严重时咳出大量红色泡沫痰，甚至出现呼吸抑制、窒息、神志障碍、休克、猝死等。

3. 护理措施　急性左侧心力衰竭发生后的急救口诀：坐位下垂降前荷，酒精高氧吗啡静，利尿扩管两并用，强心解痉激素添。

（二）心排血量下降

1. 相关因素　与心肌收缩力降低、心脏前后负荷的改变、缺氧有关。
2. 临床表现　左、右侧心力衰竭常见的症状和体征均可出现。
3. 护理措施

（1）遵医嘱给予强心、利尿、扩血管药物，注意药效和观察不良反应以及毒性反应。

（2）保持最佳体液平衡状态：遵医嘱补液，密切观察效果；限制液体和钠的摄入量；根据病情控制输液速度，一般每分钟 20～30 滴。

（3）根据病情选择适当的体位。

（4）根据患者缺氧程度予（适当）氧气吸入。

（5）保持患者身体和心理上得到良好的休息：限制活动减少氧耗量；为患者提供安静舒适的环境，限制探视。

（6）必要时每日测体重，记录 24h 尿量。

（三）气体交换受损

1. 相关因素　与肺循环淤血，肺部感染，及不能有效排痰与咳嗽相关。
2. 临床表现

（1）劳力性呼吸困难、端坐呼吸、发绀（是指毛细血管血液内还原斑红蛋白浓度超过 50g/L，是指皮肤、黏膜出现青紫的颜色，以口唇、舌、口腔黏膜、鼻尖、颊部、耳垂和指、趾末端最为明显）。

（2）咳嗽、咳痰、咯血。

（3）呼吸频率、深度异常。

3. 护理措施

（1）休息：为患者提供安静、舒适的环境，保持病房空气新鲜，定时通风换气。

（2）体位：协助患者取有利于呼吸的卧位，如高枕卧位、半坐卧位、端坐卧位。

（3）根据患者缺氧程度给予（适当）氧气吸入。

（4）咳嗽与排痰方法：协助患者翻身、拍背，利于痰液排出，保持呼吸道通畅。

（5）教会患者正确咳嗽、深呼吸与排痰方法：屏气 3～5s，用力地将痰咳出来，连续 2 次短而有力地咳嗽。

1) 深呼吸：首先，患者应舒服地斜靠在躺椅或床上，两个膝盖微微弯曲，垫几个枕头在头和肩部后作为支撑，这样的深呼吸练习，也可以让患者坐在椅子上，以患者的手臂做支撑。其次，护理者将双手展开抵住患者最下面的肋骨，轻轻挤压，挤压的同时，要求患者尽可能地用力呼吸，使肋骨突起，来对抗护理者手的挤压力。

2) 年龄较大的心力衰竭患者排痰姿势：年龄较大、排痰困难的心衰患者，俯卧向下的姿势可能不适合他们，因为这样可能会压迫横膈膜，使得呼吸发生困难。可采取把枕头垫得很高，患者身体侧过来倚靠在枕头上，呈半躺半卧的姿势，这样将有助于患者排痰。

（6）病情允许时，鼓励患者下床活动，以增加肺活量。

（7）呼吸状况监测：呼吸频率、深度改变，有无呼吸困难、发绀。血气分析、血氧饱和度改变。

（8）使用血管扩张药的护理。

（9）向患者或家属解释预防肺部感染方法：如避免受凉、避免潮湿、戒烟等。

（四）体液过多

1. 相关因素　与静脉系统淤血致毛细血管压增高，R－A－A 系统活性和血管加压素水平，升高使水、钠潴留，饮食不当相关。

2. 临床表现

（1）水肿：表现为下垂部位如双下肢水肿，为凹陷性，起床活动者以足、踝内侧和胫前部较明显。仰卧者则表现为骶部、腰背部、腿部水肿，严重者可发展为全身水肿，皮肤绷紧而光亮。

（2）胸腔积液：全心心力衰竭者多数存在，右侧多见，主要与体静脉压增高及胸膜毛细血管通透性增加有关。

（3）腹腔积液：多发生在心力衰竭晚期，常并发有心源性肝硬化，由于腹腔内体静脉压及门静脉压增高引起。

（4）尿量减少，体重增加。

（5）精神差，乏力，焦虑不安。

（6）呼吸短促，端坐呼吸。

3. 护理措施

（1）水肿程度的评估：每日称体重，一般在清晨起床后排空大小便而未进食前穿同样的衣服、用同样的磅秤测量。如1~2d内体重快速增加，应考虑是否有水潴留，可增加利尿药的用量，应用利尿药后尿量明显增加，水肿消退。体重下降至正常时，体重又称干体重。同时为患者记出入水量。在急性期出量大于入量，出入量的基本平衡，有利于防止或控制心力衰竭。出量为每日全部尿量、大便量、引流量，同时加入呼吸及皮肤蒸发量600~800mL。入量为饮食、饮水量、水果、输液等，每日总入量为1 500~2 000mL。

（2）体位：尽量抬高水肿的双下肢，以利于下肢静脉回流，减轻水肿的程度。

（3）饮食护理：予低盐、高蛋白饮食，少食多餐。按病情限制钠盐及水分摄入，重度水肿盐摄入量为1g/d、中度水肿3g/d、轻度水肿5g/d；还要控制含钠高的食物摄入，如腊制品、发酵的点心、味精、酱油、皮蛋、方便面、啤酒、汽水等。每日的饮水量通常一半量在用餐时摄取，另一半量在两餐之间摄入，必要时可给患者行口腔护理，以减轻口渴感。

（4）用药护理：应用强心苷和利尿药期间，监测水、电解质平衡情况，及时补钾。控制输液量和速度。

（5）保持皮肤清洁干燥，保持衣着宽松舒适，床单、衣服干净平整。观察患者皮肤水肿消退情况，定时更换体位，避免水肿部位长时间受压，避免在水肿明显的下肢深静脉输液，防止皮肤破损和压疮形成。

（五）活动无耐力

1. 相关因素　与心排血量减少，组织缺血、缺氧及胃肠道淤血引起食欲缺乏、进食减少有关。

2. 临床表现

（1）生活不能自理。

（2）活动持续时间短。

（3）主诉疲乏、无力。

3. 护理措施

（1）评估心功能状态。

（2）设计活动目标与计划，以调节其心理状况，促进活动的动机和兴趣。让患者了解活动无耐力原因及限制活动的必要性，根据心功能决定活动量。

（3）循序渐进为原则，逐渐增加患者的活动量，避免使心脏负荷突然增加。①抬高床头45°~60°，使患者半卧位。②病室内行走。③病区走廊内进行短距离的行走，然后逐渐增加距离。

（4）注意监测活动时患者心率、呼吸、面色、发现异常立即停止活动。

（5）在患者活动量允许范围内，让患者尽可能自理，为患者自理活动提供方便条件。①将患者的常用物品放置在患者容易拿到的地方。②及时巡视病房，询问患者有无生活需要，及时满足其需求。③教会患者使用节力技巧。

（6）教会患者使用环境中的辅助设，如床栏，病区走廊内、厕所内的扶手等，以增加患者的活动耐力。

（7）根据病情和活动耐力限制探视人次和时间。

（8）间断或持续鼻导管吸氧，氧流量 2～3L/min，严重缺氧时 4～6L/min 为宜。

（六）潜在并发症：电解质紊乱

1. 相关因素

（1）全身血流动力学、肾功能及体内内分泌的改变。

（2）交感神经张力增高与 R-A-A 系统活性增高的代偿机制对电解质的影响。

（3）心力衰竭使 Na^+-K^+-ATP 酶受抑制，使离子交换发生异常改变。

（4）药物治疗可影响电解质：①袢利尿药及噻嗪类利尿药可导致低钾血症、低钠血症和低镁血症。②保钾利尿药如螺内酯可导致高钾血症。③血管紧张素转换酶抑制药（ACEI）可引起高钾血症，尤其肾功能不全的患者。

2. 临床表现

（1）低钾血症：轻度乏力至严重的麻痹性肠梗阻、肌肉麻痹、心电图的改变（T 波低平、U 波）、心律失常，并增加地高辛的致心律失常作用。

（2）低钠血症：轻度缺钠的患者可有疲乏、无力、头晕等症状，严重者可出现休克、昏迷，甚至死亡。

（3）低镁血症：恶心，呕吐，乏力，头晕，震颤，痉挛，麻痹，严重低镁可导致房性或室性心律失常。

（4）高钾血症：乏力及心律失常。高钾血症会引起致死性心律失常，出现以下 ECG 改变：T 波高尖；P-R 间期延长；QRS 波增宽。

3. 护理措施

（1）密切监测患者的电解质，及时了解患者的电解质变化，尤其是血钾、血钠和血镁。

（2）在服用利尿药、ACEI 等药物期间，密切观察患者的尿量和生命体征变化，观察患者有无因电解质紊乱引起的胃肠道反应、神志变化、心电图改变。

（3）一旦出现电解质紊乱，应立即报告医生，给予相应的处理

1）低钾血症：停用排钾利尿药及洋地黄制剂；补充钾剂，通常应用10%枸橼酸钾口服与氯化钾静脉应用均可有效吸收。传统观念认为严重低钾者可静脉补钾，静滴浓度不宜超过 40mmol/L，速度最大为 20mmol/h（1.5g/h），严禁用氯化钾溶液直接静脉推注。但新的观点认为在做好患者生命体征监护的情况下，高浓度补钾也是安全的。

高浓度静脉补钾有如下优点：能快速、有效地提高血钾的水平，防止低钾引起的心肌应激性及血管张力的影响；高浓度静脉补钾避免了传统的需输注大量液体，从而减轻了心脏负荷，尤其适合于心力衰竭等低钾血症患者。

高浓度补钾时的护理：①高浓度静脉补钾必须在严密的监测血清钾水平的情况下和心电监护下进行，需每 1～2h 监测 1 次血气分析，了解血清钾水平并根据血钾提高的程度来调整补钾速度，一般心力衰竭患者血钾要求控制在 4.0mmol/L 以上，>45mmol/L 需停止补钾。②严格控制补钾速度，最好用微泵调节，速度控制在 20mmol/h 以内，补钾的通道严禁推注其他药物，避免因瞬间通过心脏的血钾浓度过高而致心律失常。③高浓度静脉补钾应在中心静脉管道内输注，严禁在外周血管注射，因易刺激血管的血管壁引起剧痛或静脉炎。④补钾期间应监测尿量 >30mL/h，若尿量不足可结合中心静脉压（CVP）判断血容量，如为血容量不足应及时扩容使尿量恢复。⑤严密观察心电图改变，了解血钾情况，如 T 波低平，ST 段压低，出现 U 波，提示低钾可能，反之 T 波高耸则表示有高钾血症的可能。⑥补钾的同时也应补镁，因为细胞内缺钾的同时多数也缺镁，且缺镁也易诱发心律失常，甚至有人认为即使血镁正常也应适当补镁，建议监测血钾的同时也监测血镁的情况。

2）低钠血症：稀释性低钠血症患者对利尿药的反应很差，血浆渗透压低，因此选用渗透性利尿药

甘露醇利尿效果要优于其他利尿药，联合应用强心药和袢利尿药。甘露醇100～250mL需缓慢静滴，一般控制在2～3h内静滴，并在输注到一半时应用强心药（毛花苷C），10～20min后根据患者情况静脉注射呋塞米100～200mg。

真性低钠血症利尿药的效果很差。应当采用联合应用大剂量袢利尿药和输注小剂量高渗盐水的治疗方法。补钠的量可以参照补钠公式计算。

补钠量（g）＝（142mmol/L－实测血清钠）×0.55×体重（kg）/17

根据临床情况，一般第1天输入补充钠盐量的1/4～1/3，根据患者的耐受程度及血清钠的水平决定下次补盐量。具体方案1.4%～3.0%的高渗盐水150mL，30min内快速输入，如果尿量增多，应注意静脉给予10% KCl 20～40mL/d，以预防低钾血症。入液量为1 000mL，每天测定患者体重、24h尿量、血电解质和尿的实验室指标。严密观察心肺功能等病情变化，以调节剂量和滴速，一般以分次补给为宜。

3）低镁血症：有症状的低镁血症：口服2～4mmol/kg体重，每8～24h服1次。补镁的过程中应注意不要太快，如过快会超过肾阈值，导致镁从尿液排出。无症状者亦应口服补充。不能口服时，也可用50%硫酸镁20mL溶于50%葡萄糖1 000mL静滴，缓慢滴注。通常需连续应用3～5d才能纠正低镁血症。

4）高钾血症：出现高钾血症时，应立即停用保钾利尿药，纠正酸中毒；静注葡萄糖酸钙剂对抗高钾对心肌传导的作用，这种作用是快速而短暂的，一般数分钟起作用，但只维持不足1h。如ECG改变持续存在，5min后再次应用。为了增加钾向细胞内的转移，应用胰岛素10U加入50%葡萄糖50mL静滴可在10～20min内降低血钾，此作用可持续4～6h；应用袢利尿药以增加钾的肾排出；肾功能不全的严重高血钾（＞7mmol/L）患者应当立即给予透析治疗。

（七）潜在的并发症：洋地黄中毒

1. 相关因素　与洋地黄类药物使用过量、低血钾等因素有关。

2. 临床表现

（1）胃肠道反应：一般较轻，常见食欲缺乏、恶心、呕吐、腹泻、腹痛。

（2）心律失常：服用洋地黄过程中，心律突然转变，是诊断洋地黄中毒的重要依据。如心率突然显著减慢或加速，由不规则转为规则，或由规则转为有特殊规律的不规则。洋地黄中毒的特征性心律失常有：多源性室性期前收缩呈二联律，特别是发生在心房颤动基础上；心房颤动伴完全性房室传导阻滞与房室结性心律；心房颤动伴加速的交接性自主心律呈干扰性房室分离；心房颤动频发交界性逸搏或短阵交界性心律；室上性心动过速伴房室传导阻滞；双向性交界性或室心动过速和双重性心动过速。洋地黄引起的不同程度的窦房和房室传导阻滞也颇常见。应用洋地黄过程中出现室上性心动过速伴房室传导阻滞是洋地黄中毒的特征性表现。

（3）神经系统表现：可有头痛、失眠、忧郁、眩晕，甚至神志错乱。

（4）视觉改变：可出现黄视或绿视以及复视。

（5）血清地高辛浓度＞2.0ng/mL。

3. 护理措施

（1）遵医嘱正确给予洋地黄类药物。

（2）熟悉洋地黄药物使用的适应证、禁忌证和中毒反应，若用药前心率＜60/min，禁止给药。

用药适应证：心功能Ⅱ级以上各种心力衰竭，除非有禁忌证，心功能Ⅲ、Ⅳ级收缩性心力衰竭，窦性心律的心力衰竭。

用药禁忌证：预激综合征并心房颤动，二度或三度房室传导阻滞，病态窦房结综合征无起搏器保护者，低血钾。

洋地黄中毒敏感人群：老年人；急性心肌梗死（AMD）、心肌炎、肺心病、重度心力衰竭；肝、肾功能不全；低钾血症、贫血、甲状腺功能减退症。

使地高辛浓度升高的药物：奎尼丁、胺碘酮、维拉帕米。

（3）了解静脉使用毛花苷 C 的注意事项：需稀释后才能使用，成人静脉注射毛花苷 C 洋地黄化负荷剂量为 0.8mg，首次给药 0.2mg 或 0.4mg 稀释后静脉推注，每隔 2~4h 可追加 0.2mg，24h 内总剂量不宜超过 0.8~1.2mg。对于易于发生洋地黄中毒者及 24h 内用过洋地黄类药物者应根据情况酌情减量或减半量给药。推注时间一般 15~20min，推注过程中密切观察患者心律和心率的变化，一旦心律出现房室传导阻滞、长间歇、心率<60/min，均应立即停止给药，并通知医生。

（4）注意观察患者有无洋地黄中毒反应的发生。

（5）一旦发生洋地黄中毒，及时处理洋地黄制剂的毒性反应：①临床中毒患者立即停药，同时停用排钾性利尿药，重者内服不久时立即用温水、浓茶或 1∶2 000 高锰酸钾溶液洗胃，用硫酸镁导泻。②内服通用解毒药或鞣酸蛋白 3~5g。③发生少量期前收缩或短阵二联律时可口服 10% 氯化钾液 10~20mL，每日 3~4 次，片剂有发生小肠炎、出血或肠梗阻的可能，故不宜用。如中毒较重，出现频发的异位搏动，伴心动过速、室性心律失常时，可静脉滴注氯化钾，注意用钾安全。④如有重度房室传导阻滞、窦性心动过缓、窦房阻滞、窦性停搏、心室率缓慢的心房颤动及交界性逸搏心律等，根据病情轻重酌情采用硫酸阿托品静脉滴注、静脉注射或皮下注射。⑤当出现洋地黄引起的各种快速心律失常时如伴有房室传导阻滞的房性心动过速和室性期前收缩等患者，苯妥英钠可称为安全有效的良好药物，可用 250mg 稀释于 20mL 的注射用水或生理盐水中（因为强碱性，不宜用葡萄糖液稀释），于 5~15min 内注射完，待转为窦性心律后，用口服法维持，每次 0.1g，每日 3~4 次。⑥出现急性快速型室性心律失常，如频发室性期前收缩、室性心动过速、心室扑动及心室颤动等，可用利多卡因 50~100mg 溶于 10% 葡萄糖溶液 20mL，在 5min 内缓慢静脉注入，若无效可取低限剂量重复数次，间隔 20min，总量不超过 300mg，心律失常控制后，继以 1~3mg/min 静脉滴注维持。

除上述方法外，电起搏对洋地黄中毒诱发的室上性心动过速和引起的完全性房室传导阻滞且伴有阿-斯综合征者是有效而适宜的方法。前者利用人工心脏起搏器发出的电脉冲频率，超过或接近心脏的异位频率，通过超速抑制而控制异位心律；后者是采用按需型人工心脏起搏器进行暂时性右室起搏。为避免起搏电极刺激诱发严重心律失常，应同时合用苯妥英钠或利多卡因。

（八）焦虑

1. 相关因素　与疾病的影响、对治疗及预后缺乏信心、对死亡的恐惧有关。
2. 临床表现　精神萎靡、消沉、失望；容易激动；夜间难以入睡；治疗、护理欠合作。
3. 护理措施

（1）患者出现呼吸困难、胸闷等不适时，守候患者身旁，给患者以安全感。

（2）耐心解答患者提出的问题，给予健康指导。

（3）与患者和家属建立融洽关系，避免精神应激，护理操作要细致、耐心。

（4）尽量减少外界压力刺激，创造轻松和谐的气氛。

（5）提供有关治疗信息，介绍治疗成功的病例，注意正面效果，使患者树立信心。

（6）必要时寻找合适的支持系统，如单位领导和家属对患者进行安慰和关心。

五、健康教育

（一）心理指导

急性心力衰竭发作时，患者因不适而烦躁。护士要以亲切语言安慰患者，告知患者尽量做缓慢深呼吸，采取放松疗法，稳定情绪，配合治疗及护理，才能很快缓解症状。长期反复发病患者，需保持情绪稳定，避免焦虑、抑郁、紧张及过度兴奋，以免诱发心力衰竭。

（二）饮食指导

（1）提供令人愉快、舒畅的进餐环境，避免进餐时间进行治疗；饮食宜少食多餐、不宜过饱，在食欲最佳的时间进食，宜进食易消化、营养丰富的食物。控制钠盐的摄入，每日摄入食盐 5g 以下。对使用利尿药患者，由于在使用利尿药的同时，常伴有体内电解质的排出，容易出现低血钾、低血钠等电解质紊乱，并容易诱发心律失常、洋地黄中毒等，可指导患者多食香蕉、菠菜、苹果、橙子等含钾高的食物。

（2）适当控制主食和含糖零食，多吃粗粮、杂粮，如玉米、小米、荞麦等；禽肉、鱼类，以及核桃仁、花生、葵花子等硬果类含不饱和脂肪酸较多，可多用；多食蔬菜和水果，不限量，尤其是超体重者，更应多选用带色蔬菜，如菠菜、油菜、番茄、茄子和带酸味的新鲜水果，如苹果、橘子、山楂，提倡吃新鲜蔬菜；多用豆油、花生油、菜油及香油等植物油；蛋白质按2g/kg供给，蛋白尽量多用黄豆及其制品，如豆腐、豆干、百叶等，其他如绿豆、赤豆。

（3）禁忌食物：限制精制糖，包括蔗糖、果糖、蜂蜜等单糖类；最好忌烟酒，忌刺激性食物及调味品，忌油煎、油炸等烹调方法；少用猪油、黄油等动物油烹调；禁用动物脂肪高的食物，如猪肉、牛肉、羊肉及含胆固醇高的动物内脏、动物脂肪、蛋黄等；食盐不宜多用，每天2~4g；含钠味精也应适量限用。

（三）作息指导

减少干扰，为患者提供休息的环境，保证睡眠时间。有呼吸困难者，协助患者采取适当的体位。教会患者放松疗法如局部按摩、缓慢有节奏的呼吸或深呼吸等。根据不同的心功能采取不同的活动量。在患者活动耐力许可范围内，鼓励患者尽可能生活自理。教会患者保存体力，减少氧耗的技巧，在较长时间活动中穿插休息，日常用品放在易取放位置。部分自理活动可坐着进行，如刷牙、洗脸等。心力衰竭症状改善后增加活动量时，首先是增加活动时间和频率，然后才考虑增加运动强度。运动方式可采取半坐卧、坐起、床边摆动肢体、床边站立、室内活动、短距离步行。

（四）出院指导

（1）避免诱发因素，气候转凉时及时添加衣服，预防感冒。
（2）合理休息，体力劳动不要过重，适当的体育锻炼以提高活动耐力。
（3）进食富含维生素、粗纤维食物，保持大便通畅。少量多餐，避免过饱。
（4）强调正确按医嘱服药，不随意减药或撤换药的重要性。
（5）定期门诊随访，防止病情发展。

（彭旭玲）

第二节 高血压

高血压是一种以动脉压升高为主要特征，同时伴有心、脑、肾、血管等靶器官功能性或器质性损害以及代谢改变的全身性疾病。我国目前采用的高血压诊断标准是《2005年中国高血压诊治指南》，是在未用抗高血压药情况下，收缩压≥140mmHg和（或）舒张压≥90mmHg，按血压水平将高血压分为3级。收缩压≥140mmHg和舒张压＜90mmHg单列为单纯性收缩期高血压。患者既往有高血压史，目前正在用抗高血压药，血压虽然低于140/90mmHg，亦应该诊断为高血压（表2-1）。

表2-1 高血压诊断标准

类别	收缩压（mmHg）	舒张压（mmHg）
正常血压	＜120	＜80
正常高值	120~139	80~89
高血压	≥140	≥90
1级高血压（轻度）	140~159	90~99
2级高血压（中度）	160~179	100~109
3级高血压（重度）	≥180	≥110
单纯收缩期高血压	≥140	＜90

注：若患者的收缩压与舒张压分属不同的级别时，则以较高的分级为准。单纯收缩期高血压也可按照收缩压水平分为1、2、3级。

临床上高血压见于两类疾病，第一类为原发性高血压，又称高血压病，是一种以血压升高为主要临床表现而病因尚不明确的独立疾病（占所有高血压病患者的90%以上）。第二类为继发性高血压，又称症状性高血压，在这类疾病中病因明确，高血压是该种疾病的临床表现之一，血压可暂时性或持续性升高，如继发于急慢性肾小球肾炎、肾动脉狭窄等肾疾病之后的肾性高血压；继发于嗜铬细胞瘤等内分泌疾病之后的内分泌性高血压；继发于脑瘤等疾病之后的神经源性高血压等。

一、病因和发病机制

（一）病因

高血压的病因尚未完全明了，可能与下列因素有关。

（1）遗传因素：调查表明，60%左右的高血压病患者均有家族史，但遗传的方式未明。某些学者认为属单基因常染色体显性遗传，但也有学者认为属多基因遗传。

（2）环境因素：包括饮食习惯（如饮食中热能过高以至肥胖或超重，高盐饮食等）、职业、噪声、吸烟、气候改变、微量元素摄入不足和水质硬度等。

（3）神经精神因素：缺少运动或体力活动，精神紧张或情绪创伤与本病的发生有一定的关系。

（二）发病机制

有关高血压的发病原理的学说较多，包括精神神经源学说、内分泌学说、肾源学说、遗传学说以及钠盐摄入过多学说等。各种学说各有其根据，综合起来认为高级神经中枢功能失调在发病中占主导地位，体液、内分泌因素、肾脏以及钠盐摄入过多也参与本病的发病过程。

外界环境的不良刺激以及某些不利的内在因素，引起剧烈、反复、长时间的精神紧张和情绪波动，导致大脑皮质功能障碍和下丘脑神经内分泌中枢功能失调。由此可通过下列几条途径促使周围小动脉痉挛，进而形成高血压：①皮质下血管舒缩中枢形成了以血管收缩神经冲动占优势的兴奋灶，引起细小动脉痉挛，外周血管阻力增加，血压增高。②大脑皮质功能失调可引起神经垂体释放更多的血管升压素，后者可直接引起小动脉痉挛，也可通过肾素-醛固酮系统，引起钠潴留，进一步促使小动脉痉挛。③大脑皮质功能失调也可引起垂体前叶促肾上腺皮质激素（ACTH）和肾上腺皮质激素分泌增加，促使钠潴留。④大脑皮质功能失调还可引起肾上腺髓质激素分泌增多，后者可直接引起小动脉痉挛，也可通过增加心排血量进一步加重高血压。

二、临床表现

（一）一般表现

大多数的高血压患者在血压升高早期仅有轻微的自觉症状，如头痛、头晕、失眠、耳鸣、烦躁、工作和学习精力不易集中，容易出现疲劳等。

（二）并发症

疼痛或出现颈背部肌肉酸痛紧张感。血压持久升高可导致心、脑、肾、血管等靶器官受损的表现。当出现心慌、气促、胸闷、心前区疼痛时表明心脏已受累；出现尿频、多尿、尿液清淡时表明肾脏受累；如果高血压患者突然出现神志不清、呼吸深沉不规则、大小便失禁等提示可能发生脑出血；如果是逐渐出现一侧肢体活动不利、麻木甚至麻痹应当怀疑是否有脑血栓的形成。

（三）高血压危险度分层

心血管危险因素和靶器官受损的情况：

（1）低危组：男性年龄＜55岁、女性年龄＜65岁，高血压1级、无其他危险因素者，属低危组。典型情况下，10年随访中患者发生主要心血管事件的危险＜15%。

（2）中危组：高血压2级或1~2级同时有1~2个危险因素，患者应否给予药物治疗，开始药物治疗前应经多长时间的观察，医生需予十分缜密的判断。典型情况下，该组患者随后10年内发生主要心血管事件的危险15%~20%，若患者属高血压1级，兼有一种危险因素，10年内发生心血管事件危险约15%。

(3) 高危组：高血压水平属1级或2级，兼有3种或更多危险因素、兼患糖尿病或靶器官损害或高血压水平属3级但无其他危险因素患者属高危组。典型情况下，他们随后10年间发生主要心血管事件的危险20%~30%。

(4) 很高危组：高血压3级同时有1种以上危险因素或兼患糖尿病或靶器官损害，或高血压1~3级并有临床相关疾病。典型情况下，随后10年间发生主要心血管事件的危险≥30%，应迅速开始最积极的治疗。

(四) 几种特殊高血压类型

1. **高血压危象** 在高血压疾病发展过程中，因为劳累、紧张、精神创伤、寒冷所诱发，出现烦躁不安、心慌、多汗、手足发抖、面色苍白、异常兴奋等临床表现，可伴有心绞痛、心力衰竭，也可伴有高血压脑病的临床表现。血压升高以收缩压升高为主，往往收缩压>200mmHg。

2. **高血压脑病** 在高血压疾病发展过程中，因为劳累、紧张、情绪激动等诱发，急性脑血液循环障碍，引起脑水肿和颅内压增高，出现头痛、呕吐、烦躁不安、心跳慢、视物模糊、意识障碍甚至昏迷等临床表现。血压升高以舒张压升高为主，往往舒张压>120mmHg。

3. **恶性高血压** 又称急进性高血压，是指舒张压和收缩压均显著增高，病情进展迅速，常伴有视网膜病变，多见于青年人，常常出现头晕、头痛、视物模糊、心慌、气短、体重减轻等临床表现，舒张压常>130mmHg，易并发心、脑、肾等重要脏器的严重并发症，短时间内可因肾衰竭而死亡。

三、治疗

(一) 药物治疗

临床上常用的降压药物主要有六大类：利尿药、α-受体阻断药、钙通道阻滞药（CCBs）、血管紧张素转换酶抑制药（ACED）、β-受体阻断药以及血管紧张素Ⅱ受体拮抗药（ARBs）。临床试验结果证实几种降血压药物，均能减少高血压并发症。

1. **治疗目标** 抗高血压治疗的最终目标是减少心血管和肾脏疾病的发病率和病死率。多数高血压患者，特别是50岁以上者SBP达标时，DBP也会达标，治疗重点应放在SBP达标上。普通高血压患者降至140/90mmHg以下，糖尿病、肾病等高危患者降压目标是<130/80mmHg以下，老年高血压患者的收缩压降至150mmHg以下。

需要说明的是，降压目标是140/90mmHg以下，而不仅仅是达到140/90mmHg。如患者耐受，还可进一步降低，如对年轻高血压患者可降至130/80mmHg或120/80mmHg。

2. **治疗原则** 高血压的治疗应全面考虑患者的血压升高水平、并存的危险因素、临床情况，以及靶器官损害，确定合理的治疗方案。对不同危险等级的高血压患者应采用不同的治疗原则。选择抗高血压药物时应考虑对其他伴随疾病存在有利和不利的影响。

(1) 潜在的有利影响：噻嗪类利尿药有助于延缓骨质疏松患者的矿物质脱失。β-受体阻断药可治疗心房快速房性心律失常或心房颤动，偏头痛，甲亢（短期应用），特发性震颤或手术期高血压。CCBs治疗雷诺综合征和某些心律失常。α-受体阻断药可治疗前列腺疾病。

(2) 潜在的不利影响：噻嗪类利尿药慎用于痛风或有明显低钠血症史的患者。β-受体阻断药禁用于哮喘、反应性气道疾病、二度或三度心脏传导阻滞。ACEI和ARBs不适于准备怀孕的妇女，禁用于孕妇。ACEI不适于有血管性水肿病史的患者。醛固酮拮抗药和保钾利尿药会导致高钾血症，应避免用于服药前血清钾超过5.0mEq/L的患者。

3. **治疗的有效措施**

(1) 降低高血压患者的血压水平是预防脑卒中及冠心病的根本，只要降低高血压患者的血压水平，就对患者有益处。

(2) 由于大多数高血压患者需要两种或以上药物联合应用才能达到目标血压,故提倡小剂量降压药的联合应用或固定剂量复方制剂的应用。

(3) 利尿药、β-受体阻断药、ACE抑制药、钙通道阻滞药、血管紧张素受体拮抗药及小剂量复方制剂均可作为初始或维持治疗高血压的药物。

(4) 推荐应用每日口服1次,降压效果维持24h的降压药,强调长期有规律的抗高血压治疗,达到有效、平稳、长期控制的要求。

(二)非药物治疗

非药物治疗是高血压的基础治疗,主要通过改善不合理的生活方式,减低危险因素水平,进而使血压水平下降。对1级高血压患者,仅通过非药物治疗就有可能使血压降至正常水平。对于必须接受药物治疗的2、3级高血压患者,非药物治疗可以提高药物疗效,减少药物用量,从而降低药物的不良反应,减少治疗费用(表2-2)。

表2-2 防治高血压的非药物措施

措施	目标	收缩压下降范围
减重	减少热量,膳食平衡,增加运动,BMI保持(20~24)kg/m^3	(5~20)mmHg/减重10kg
膳食限盐	北方首先将每人每日平均食盐量降至8g,以后再降至6g,南方可控制在6g以下	2~8mmHg
减少膳食脂肪	总脂肪<总热量的30%,饱和脂肪<10%,增加新鲜蔬菜每日400~500g,水果100g,肉类50~100g,鱼虾类50g蛋类每周3~4枚,奶类每日250g,每日食油20~25g,少吃糖类和甜食	-
增加及保持适当体力活动	一般每周运动3~5次,每次持续20~60min。如运动后自我感觉良好,且保持理想体重,则表明运动量和运动方式合适	4~9mmHg
保持乐观心态,提高应激能力	通过宣教和咨询,提高人群自我防病能力。提倡选择适合个体的体育,绘画等文化活动,增加老年人社交机会,提高生活质量	-
戒烟、限酒	不吸烟;不提倡饮酒,如饮酒,男性每日饮酒精量不超过25g,即葡萄酒小于100~150mL(相当于2~3两),或啤酒小于250~500mL(相当于0.5~1斤),或白酒小于25~50mL(相当于0.5~1两);女性则减半量,孕妇不饮酒。不提倡饮高度烈性酒。高血压及心脑血管病患者应尽量戒酒	2~4mmHg

注:BMI:体重指数=体重/身高^2(kg/m^2)。

(三)特殊人群高血压治疗方案

1. **老年高血压** 65岁以上的老年人中2/3以上有高血压,老年人降压治疗强调平缓降压,应给予长效制剂,对可耐受者应尽可能降至140/90mmHg以下,但舒张压不宜低于60mmHg,否则是预后不佳的危险因素。

2. **糖尿病** 常合并血脂异常、直立性低血压、肾功能不全、冠心病,选择降压药应兼顾或至少不加重这些异常。

3. **冠心病** 高血压合并冠心病的患者发生再次梗死或猝死的机会要高于不合并高血压的冠心病患者,它们均与高血压有直接关系,应积极治疗。研究显示,伴有冠心病的高血压患者,不论选用β-受体阻断药还是钙通道阻滞药,作为控制血压的一线药物,最后结果是一样的。

4. **脑血管病** 对于病情稳定的非急性期脑血管病患者,血压水平应控制在140/90mmHg以下。急性期脑血管病患者另作别论。

5. **肾脏损害** 血肌酐<221μmol/L,首选ACEI,因其对减少蛋白尿及延缓肾病变的进展有利;血肌酐>265μmol/L应停用ACEI,可选择钙通道阻滞药、α-受体阻断药、β-受体阻断药。伴有肾脏损害或有蛋白尿的患者(24h蛋白尿>1g),控制血压宜更严格。

6. **妊娠高血压** 因妊娠早期的血管扩张作用,在妊娠20周前,轻度高血压的患者不需药物治疗,从 16 周至分娩通常使用的较为安全的药物包括：甲基多巴、β-受体阻滞药、肼屈嗪（短期），降低所有的心血管危险因素，须停止吸烟。改变生活方式产生的效果与量和时间有关，某些人的效果更好。

四、高血压病常见护理问题

（一）疼痛：头痛

1. 相关因素　与血压升高有关。
2. 临床表现　头部疼痛。
3. 护理措施

（1）评估患者头痛的情况，如头痛程度（长海痛尺）、持续时间、是否伴有恶心、呕吐、视物模糊等伴随症状。

（2）尽量减少或避免引起或加重头痛的因素，保持病室环境安静，减少探视，护理人员做到操作轻、说话轻、走路轻、关门轻，保证患者有充足的睡眠。

（3）向患者讲解引起头痛的原因，嘱患者合理安排工作和休息，避免劳累、精神紧张、情绪激动等，戒烟、酒。

（4）指导患者放松的技巧，如听轻音乐、缓慢呼吸等。

（5）告知患者控制血压稳定和坚持长期、规律服药的重要性，加强患者的服药依从性。

（二）活动无耐力

1. 相关因素　与并发心力衰竭有关。
2. 临床表现　乏力，轻微活动后即感呼吸困难、无力等。
3. 护理措施

（1）告知患者引起乏力的原因，尽量减少增加心脏负担的因素，如剧烈活动等。

（2）评估患者心功能状态，评估患者活动情况，根据患者心功能情况制定合理的活动计划。督促患者坚持动静结合，循序渐进增加活动量。

（3）嘱患者一旦出现心慌、呼吸困难，胸闷等情况应立即停止活动，保证休息，并一次作为最大活动量的指征。

（三）有受伤的危险

1. 相关因素　与头晕、视物模糊有关。
2. 临床表现　头晕、眼花、视物模糊，严重时可出现晕厥。
3. 护理措施

（1）警惕急性低血压反应，避免剧烈运动、突然改变体位，改变体位时动作应缓慢，特别是夜间起床时；服药后不要站立太久，因为长时间的站立会使腿部血管扩张，血流增加，导致脑部供血不足；避免用过热的水洗澡，防止周围血管扩张导致晕厥。

（2）如出现晕厥、恶心、乏力时应立即平卧，头低足高位，促进静脉回流，增加脑部的血液供应。上厕所或外出应有人陪伴，若头晕严重应尽量卧床休息，床上大小便。

（3）避免受伤，活动场所应灯光明亮，地面防滑，厕所安装扶手，房间应减少障碍物。

（4）密切检测血压的变化，避免血压过高或过低。

（四）执行治疗方案无效

1. 相关因素　与缺乏相应治疗知识和治疗长期性、复杂性有关。
2. 临床表现　不能遵医嘱按时服药。
3. 护理措施

（1）告知患者按时服药的重要性，不能血压正常时就自行停药。

（2）嘱患者定期门诊随访，监测血压控制情况。

（3）坚持服药的同时还要注意观察药物的不良反应，如使用利尿药时应注意监测血钾水平，防止低血钾；用β-受体阻断药应注意其抑制心肌收缩力、心动过缓、支气管痉挛、低血糖等不良反应；使用血管紧张素转换酶（ACE）抑制应注意其头晕、咳嗽、肾功能损害等不良反应。

（五）潜在并发症：高血压危重症

1. 相关因素　与血压短时间突然升高。
2. 临床表现　在高血压病病程中，患者血压显著升高，出现头痛、烦躁、心悸、气急、恶心、呕吐、视物模糊等。
3. 护理措施

（1）患者应进入加强监护室，绝对卧床休息，避免一切不良刺激，保证良好的休息环境。持续监测血压和尽快应用适合的降压药。

（2）安抚患者，做好心理护理，严密观察患者病情变化。

（3）迅速减压，静脉输注降压药，1h使平均动脉血压迅速下降但不超过25%，在以后的2~6h内血压降至160/（100~110）mmHg。血压过度降低可引起肾、脑或冠脉缺血。如果这样的血压水平可耐受和临床情况稳定，在以后24~48h逐步降低血压达到正常水平。

（4）急症常用降压药有硝普钠（静脉）、尼卡地平、乌拉地尔、二氮嗪、肼屈嗪、拉贝洛尔、艾司洛尔、酚妥拉明等。用药时注意效果以及有无不良反应，如静滴硝酸甘油等药物时应注意监测血压变化。

（5）向患者讲明遵医嘱按时服药，保证血压稳定的重要性，争取患者及家属的配合。

（6）告知患者如出现血压急剧升高、剧烈头痛。呕吐等不适应及时来院就诊。

（7）协助生活护理，勤巡视病房，勤询问患者的生活需要。

五、健康教育

高血压的健康教育就是根据文化、经济、环境和地理的差异，针对不同的目标人群采用多种形式进行信息的传播，公众教育应着重于宣传高血压的特点、原因和并发症的有关知识；它的可预防性和可治疗性，以及生活方式在高血压的预防和治疗中的作用。尤其应针对不同人群开展不同内容的健康教育。

（一）随访教育

1. 教育诊断　确定患者的目前行为状况、知识、技能水平和学习能力、态度和信念以及近期内患者首先要采取改变的问题。
2. 咨询指导　指导要具体化，行为改变从小量开始，多方面的参与支持，从各方面给患者持续的一致的正面的健康信息可加强患者行为的改变。要加强家庭和朋友的参与全体医务人员的参与。
3. 随访和监测　定期随访患者，及时评价和反馈，并继续设定下一步的目标，可使患者改变的行为巩固和持续下去。一旦开始应用抗高血压药物治疗，多数患者应每月随诊，调整用药直至达到目标血压。2级高血压或有复杂并发症的患者应增加随访的次数。每年至少监测1或2次血钾和肌酐。如血压已达标并保持稳定，可每隔3~6个月随访1次。如有伴随疾病如心力衰竭；或合并其他疾病如糖尿病；或实验室检查的需要均会影响随诊的频率。其他的心血管危险因素也应达到相应的治疗目标，并大力提倡戒烟。由于未控制的高血压患者服用小剂量阿司匹林脑出血的危险增加，只有在血压控制的前提下，才提倡小剂量阿司匹林治疗。

（二）饮食指导

在利尿药及其他降压药问世以前，高血压的治疗主要以饮食为主，随着药物学的发展，饮食治疗逐渐降至次要地位。然而近年来关于高血压病病因和发病机制的研究又促进人们重新评价营养在本病防治中的重要作用。其主要原因是由于：第一，高血压病作为一种常见病，其发生与环境因素，特别是与营养因素密切相关；第二，现有的各种降压药物均有一定的不良反应，而营养治疗不仅具有一定的疗效，而且合乎生理，因此更适宜于大规模人群的防治。

1. 营养因素在高血压病防治中的作用

(1) 钠和钾的摄入与高血压病的发病和防治有关：首先，流行病学方面大量资料表明，高血压病的发病率与居民膳食中钠盐摄入量呈显著正相关；其次，临床观察发现，不少轻度高血压患者，只需中度限制钠盐摄入，即可使其血压降至正常范围。即使是重度或顽固性高血压病患者，低盐饮食也常可增加药物疗效，减少用药剂量。第三，动物实验表明，钠盐摄入过多可使小鸡和大鼠形成高血压，血压增高的程度与盐量成正比。进一步研究还表明，钠盐对血压的影响与遗传因素有关。通过近亲交配所产生的对盐敏感的大鼠，即使喂以钠盐不高的饲料，也可产生高血压。钠盐摄入过多引起高血压的机制尚未明了。据认为可能与细胞外液扩张，心排血量增加，组织过分灌注，以至造成周围血管阻力增加和血压增高。有人发现高血压患者小动脉中每单位干重所含钠盐较正常人为高，这可使动脉壁增厚，血管阻力增加，也可使血管的舒缩性发生改变。

钾不论动物实验或人体观察均提示其具有对抗钠所引起的不利作用。临床观察表明，氯化钾可使血压呈规律性下降，而氯化钠则可使之上升。

(2) 水质硬度和微量元素：软水地区高血压的发病率较硬水地区为高，这可能与微量元素镉有关。动物实验已证明，镉可引起大鼠的高血压，而当用镉的螯合剂时则可使其逆转。上海市高血压病研究所发现不论健康人或高血压患者的血压增高与血中镉含量的对数呈正相关。锌具有对抗镉的作用，其含量降低可使血压升高。此外，也有报道提到镁对高血压患者具有扩张血管作用，能使大多数类型患者的心排血量增加。

(3) 其他因素：包括热能、蛋白质、糖类和脂肪等也与本病的发生和防治有一定的联系。

2. 防治措施

(1) 限制钠盐摄入：健康成人每天钠的需要量仅为200mg（相当于0.5g食盐）。WHO建议每人每日食盐量不超过6g。我国膳食中约80%的钠来自烹调或含盐高的腌制品，因此限盐首先要减少烹调用盐及含盐高的调料，少食各种咸菜及盐腌食品。根据WHO的建议，北方居民应减少日常用盐一半，南方居民减少1/3。

(2) 减少膳食脂肪，补充适量优质蛋白质：有流行病学资料显示，即使不减少膳食中的钠和不减重，如果将膳食脂肪控制在总热量25%以下，P/S比值维持在1，连续40d可使男性SBP和DBP下降12%，女性下降5%。有研究表明每周吃鱼4次以上与吃鱼最少的相比，冠心病发病率减少28%。

建议改善动物性食物结构，减少含脂肪高的猪肉，增加含蛋白质较高而脂肪较少的禽类及鱼类。蛋白质占总热量15%左右，动物蛋白占总蛋白质20%。蛋白质质量依次为：奶、蛋；鱼、虾；鸡、鸭；猪、牛、羊肉；植物蛋白，其中豆类最好。

(3) 注意补充钾和钙：研究资料表明钾与血压呈明显负相关，中国膳食低钾、低钙，因此要增加含钾多、含钙高的食物，如绿叶菜、鲜奶、豆类制品等。这一点在使用利尿药，特别是当血钾含量偏低时尤为重要。

(4) 多吃蔬菜和水果：增加蔬菜或水果摄入，减少脂肪摄入可使SBP和DBP有所下降。素食者比肉食者有较低的血压，其降压的作用可能基于水果、蔬菜、食物纤维和低脂肪的综合作用。人类饮食应以素食为主，适当肉量最理想。

(5) 限制饮酒：尽管有研究表明非常少量饮酒可能减少冠心病发病的危险，但是饮酒和血压水平及高血压患病率之间却呈线性相关，大量饮酒可诱发心脑血管事件发作。因此不提倡用少量饮酒预防冠心病，提倡高血压患者应戒酒，因饮酒可增加服用降压药物的耐药性。如饮酒，建议每日饮酒量应为少量，男性饮酒的酒精不超过25g，即葡萄酒<100~150mL，或啤酒<250~500mL，或白酒<25~50mL；女性则减半量，孕妇不饮酒。不提倡饮高度烈性酒。WHO对酒的新建议是越少越好。

（三）心理护理

1. 评估患者　通过问诊了解患者的家庭、社会、文化状况及行为，分析患者的心理，向患者解释造成高血压病最主要的原因及疾病的转归，再向患者说明高血压病可以控制，甚至可以治愈，从而以增强患者战胜疾病的信心。

2. 克服心理障碍 针对中年高血压患者存在的不良心理进行施护。麻痹大意心理：自以为年轻，身强力壮，采取无所谓的态度。针对这种心理首先要唤起患者对疾病的重视，使之认识到防治高血压病的重要性，在调养方法和注意事项上给予正确的引导，使之配合医师治疗，同时给患者制定个体化健康教育计划，并调动家属参与治疗活动，配合医护完成治疗任务，使之早日康复；焦虑、紧张、恐惧心理：一些患者，认为得了高血压病就是终身疾病，而且还会得心脑血管病，于是，久而久之产生焦虑恐惧心理。采取的措施是暗示诱导，应诱导患者使其注意力从一个客体转移到另一个客体，从而打破原来心理上存在的恶性循环，保持乐观情绪，轻松愉快地接受治疗，以达到防病治病的目的。

（四）正确测量血压

血压测量是诊断高血压及评估其严重程度的主要手段，目前主要用以下 3 种方法：

1. 诊所血压 是目前临床诊断高血压和分级的标准方法，由医护人员在标准条件下按统一的规范进行测量。具体要求如下：

（1）选择符合计量标准的水银柱血压计或者经国际标准 BHS 和 AAMD 检验合格的电子血压计进行测量。

（2）使用大小合适的袖带，袖带气囊至少应包裹 80% 上臂。大多数人的臂围 25~35cm，应使用长 35cm、宽 12~13cm 规格气囊的袖带；肥胖者或臂围大者应使用大规格袖带；儿童使用小规格袖带。

（3）被测量者至少安静休息 5min，在测量前 30min 内禁止吸烟或饮咖啡，排空膀胱。

（4）被测量者取坐位，最好坐靠背椅，裸露右上臂，上臂与心脏处在同一水平。如果怀疑外周血管病，首次就诊时应测量左、右上臂血压。特殊情况下可以取卧位或站立位。老年人、糖尿病患者及出现直立性低血压情况者，应加测直立位血压。直立位血压应在卧位改为直立位后 1min 和 5min 时测量。

（5）将袖带缚于被测者的上臂，袖带的下缘应在肘弯上 2.5cm，松紧适宜。将听诊器探头置于肱动脉搏动处。

（6）测量时快速充气，使气囊内压力达到桡动脉搏动消失后再升高 30mmHg（4.0kPa），然后以恒定的速率 [（2~6）mmHg/s] 缓慢放气。在心率缓慢者，放气速率应更慢些。获得舒张压读数后，快速放气至零。

（7）在放气过程中仔细听取柯氏音，观察柯氏音第 I 时相（第一音）和第 V 时相（消失音）水银柱凸面的垂直高度。收缩压读数取柯氏音第 I 时相，舒张压读数取柯氏音第 V 时相。<12 岁儿童、妊娠妇女、严重贫血、甲状腺功能亢进、主动脉瓣关闭不全及柯氏音不消失者，以柯氏音第 IV 时相（变音）定为舒张压。

（8）血压单位在临床使用时采用毫米汞柱（mmHg），在我国正式出版物中注明毫米汞柱与千帕斯卡（kPa）的换算关系，1mmHg=0.133kPa。

（9）应相隔 1~2min 重复测量，取 2 次读数的平均值记录。如果收缩压或舒张压的 2 次读数相差 5mmHg 以上，应再次测量，取 3 次读数的平均值记录。

2. 自测血压

（1）对于评估血压水平及严重程度，评价降压效应，改善治疗依从性，增强治疗的主动参与，自测血压具有独特优点。且无白大衣效应，可重复性较好。目前，患者家庭自测血压在评价血压水平和指导降压治疗上已经成为诊所血压的重要补充。然而，对于精神焦虑或根据血压读数常自行改变治疗方案的患者，不建议自测血压。

（2）推荐使用符合国际标准的上臂式全自动或半自动电子血压计，正常上限参考值为 135/85mmHg。应注意患者向医生报告自测血压数据时可能有主观选择性，即报告偏差，患者有意或无意选择较高或较低的血压读数向医师报告，影响医师判断病情和修改治疗。有记忆存储数据功能的电子血压计可克服报告偏差。血压读数的报告方式可采用每周或每月的平均值。家庭自测血压低于诊所血压，家庭自测血压 135/85mmHg 相当于诊所血压 140/90mmHg。对血压正常的人建议定期测量血压（20~29 岁，每 2 年测 1 次；30 岁以上每年至少 1 次）。

3. 动态血压

（1）动态血压监测能提供日常活动和睡眠时血压的情况：动态血压监测提供评价在无靶器官损害的情况下（白大衣效应）高血压的可靠证据，也有助于评估明显耐药的患者，抗高血压药物引起的低血压综合征，阵发性高血压以及自主神经功能失调。动态血压测值常低于诊所血压测值。通常高血压患者清醒时血压≥135/85mmHg，睡眠时≥120/75mmHg。动态血压监测值与靶器官损害的相关性优于诊所血压。动态血压监测能提供血压升高占测量总数的百分比、整体血压负荷及睡眠时血压降低的程度。大多数人在夜间血压下降10%~20%，如果不存在这种血压下降现象，则其发生心血管事件的危险会增加。

（2）动态血压测量应使用符合国际标准的监测仪：动态血压的正常值推荐以下国内参考标准：24h平均值<130/80mmHg，白昼平均值<135/85mmHg，夜间平均值<125/75mmHg。正常情况下，夜间血压均值比白昼血压值低10%~15%。

（3）动态血压监测在临床上可用于诊断白大衣性高血压、隐蔽性高血压、顽固难治性高血压、发作性高血压或低血压，评估血压升高严重程度，但是目前主要仍用于临床研究，例如评估心血管调节机制、预后意义、新药或治疗方案疗效考核等，不能取代诊所血压测量。

（4）动态血压测量时应注意以下问题：①测量时间间隔应设定一般为每30min测1次。可根据需要而设定所需的时间间隔。②指导患者日常活动，避免剧烈运动。测血压时患者上臂要保持伸展和静止状态。③若首次检查由于伪迹较多而使读数<80%的预期值，应再次测量。④可根据24h平均血压，日间血压或夜间血压进行临床决策参考，但倾向于应用24h平均血压。

（五）适量运动

1. 运动的作用　运动除了可以促进血液循环，降低胆固醇的生成外，并能增强肌肉、骨骼，减少关节僵硬的发生，还能增加食欲，促进肠胃蠕动、预防便秘、改善睡眠。

2. 运动的形式　最好养成持续运动的习惯，对中老年人应包括有氧、伸展及增强肌力练习3类，具体项目可选择步行、慢跑、太极拳、门球、气功等。

3. 运动强度的控制　每个参加运动的人特别是中老年人和高血压患者在运动前最好了解一下自己的身体状况，以决定自己的运动种类、强度、频度和持续运动时间。运动强度必须因人而异，按科学锻炼的要求，常用运动强度指标可用运动时最大心率达到180（或170）减去年龄，如50岁的人运动心率为120~130/min，如果求精确则采用最大心率的60%~85%作为运动适宜心率，需在医师指导下进行。运动频度一般要求每周3~5次，每次持续20~60min即可，可根据运动者身体状况和所选择的运动种类以及气候条件等而定。

（六）在医生指导下正确用药

1. 减药　高血压患者一般须终身治疗。患者经确诊为高血压后若自行停药，其血压（或迟或早）终将回复到治疗前水平。但患者的血压若长期控制，可以试图小心、逐步地减少服药数或剂量。尤其是认真地进行非药物治疗，密切地观察改进生活方式进度和效果的患者。患者在试行这种"逐步减药"时，应十分仔细地监测血压。

2. 记录　一般高血压病患者的治疗时间长达数十年，治疗方案会有多次变换，包括药物的选择。最好建议患者详细记录其用过的治疗药物及疗效。医生则更应为经手治疗的患者保存充分的记录，随时备用。

3. 剂量的调整　对大多数非重症或急症高血压，要寻找其最小有效耐受剂量药物，也不宜降压太快。故开始给小剂量药物，经1个月后，如疗效不够而不良反应少或可耐受，可增加剂量；如出现不良反应不能耐受，则改用另一类药物。随访期间血压的测量应在每天的同一时间，对重症高血压，须及早控制其血压，可以较早递增剂量和合并用药。随访时除患者主观感觉外，还要做必要的化验检查，以了解靶器官状况和有无药物不良反应。对于非重症或急症高血压，经治疗血压长期稳定达1年以上，可以考虑减少剂量，目的为减少药物的可能不良反应，但以不影响疗效为前提。

（1）选择针对性强的降血压药：降血压药物品种很多，个体差异很大，同一种药物不同的患者服用后的效果会因人而异。对医生开的降血压药，护理人员和患者必须了解药物的名称、作用、剂量、用法、不良反应等，并遵照医嘱按时服药。

（2）合适的剂量：一般由小剂量开始，逐渐调整到合适的剂量。晚上睡觉前的治疗剂量，尤其要偏小，因人睡后如果血压降得太低，则易出现脑动脉血栓形成。药品剂量不能忽大忽小，否则血压波动太大，会造成实质性脏器的损伤。

（3）不能急于求成：如血压降得太低，常会引起急性缺血性脑血管病和心脏缺血性疾病的发生。

（4）不要轻易中断治疗：应用降血压药过程中，症状改善后，仍需坚持长期服药，也不可随意减少剂量，必须听从医生的治疗安排。

（5）不宜频繁更换降血压药物：各种降血压药，在人体内的作用时间不尽相同，更换降血压药时，往往会引起血压的波动，换降血压药必须在医生指导下进行，不宜多种药合用，以避免药物不良反应。

（6）患痴呆症或意识不清的老人，护理人员必须协助服药，并帮助管理好药物，以免发生危险。

（7）注意观察不良反应，必要时，采取相应的防范措施。若患者突然出现头痛、多汗、恶心、呕吐、烦躁、心慌等症状，家人协助患者立即平卧抬高头部，用湿毛巾敷在头部；测量血压，若血压过高，应用硝苯地平嚼碎舌下含服等，以快速降血压；如果半小时后血压仍不下降，且症状明显，应立即去医院就诊。

（彭旭玲）

第三节 心肌梗死

心肌梗死（myocardial infarction）是心肌缺血性坏死。为在冠状动脉病变基础上，发生冠状动脉供血急剧减少或中断，使相应的心肌严重而持久地急性缺血所致。

一、病因和发病机制

1. 病因 基本病因是冠状动脉粥样硬化（偶为冠状动脉痉挛、栓塞、炎症、先天性畸形、外伤、冠状动脉阻塞所致）。造成管腔狭窄和心肌供血不足，而侧支循环尚未建立时，下列原因加重心肌缺血即可发生心肌梗死。在此基础上，一旦冠状动脉血供进一步急剧减少或中断20～30min，使心肌严重而持久地急性缺血达0.5h以上，即可发生心肌梗死。

另心肌梗死发生严重心律失常、休克、心力衰竭，均可使冠状动脉血流量进一步下降，心肌坏死范围扩大。

2. 发病机制 冠状动脉病变：血管闭塞处于相应的心肌部位坏死。

二、临床表现

临床表现与梗死面积大小、梗死部位、侧支循环情况密切相关。

1. 先兆 多数患者于发病前数日可有前驱症状，如原有心绞痛近日发作频繁，程度加重，持续时间较久，休息或硝酸甘油不能缓解，甚至在休息中或睡眠中发作。表现为突发上腹部剧痛、恶心、呕吐、急性心力衰竭，或严重律失常。心电图检查可显示ST段一过性抬高或降低，T波高大或明显倒置。

2. 症状

（1）疼痛：最早出现症状。少数患者可无疼痛，起病即表现休克或急性肺水肿。有些患者疼痛部位在上腹部，且伴有恶心、呕吐、易与胃穿孔、急性胰腺炎等急腹症相混淆。

（2）全身症状：发热、心动过速、白细胞增高、红细胞沉降率增快，由坏死物质吸收所引起。一般在疼痛24～48h出现，程度与梗死范围呈正相关，体温38℃左右，很少超过39℃，持续约1周。

（3）胃肠道症状：疼痛可伴恶心、呕吐、上腹胀痛，与迷走神经受坏死物质刺激和胃肠道组织灌注不足等有关。

（4）心律失常：75%～95%的患者伴有心律失常，以24h内为最多见，以室性心律失常最多。

(5) 休克：20%患者，数小时至1周内发生，主要原因如下。①心肌遭受严重损害，左心室排血量急剧降低（心源性休克）。②剧烈胸痛引起神经反射性周围血管扩张。③因呕吐、大汗、摄入不足所致血容量不足。

(6) 心力衰竭：主要是急性左侧心力衰竭。可在最初几天内发生，或在疼痛、休克好转阶段，为梗死后心脏舒缩力减弱或不协调所致。

急性心肌梗死引起的心力衰竭称为泵衰竭。按 Killip 分级法可分为：Ⅰ级，尚无明显心力衰竭；Ⅱ级，有左侧心力衰竭；Ⅲ级，有急性肺水肿；Ⅳ级，右心源性休克。

3. 体征

(1) 心脏体征：心率多增快，第一心音减弱，出现第四心音。若心尖区出现收缩期杂音，多为乳头肌功能不全所致。反应性纤维心包炎者，有心包摩擦音。

(2) 血压：均有不同程度的降低，起病前有高血压者，血压可降至正常。

(3) 其他：可有心力衰竭、休克体征、心律失常有关的体征。

三、治疗原则

心肌梗死的救治原则为：①挽救濒死心肌，防止梗死扩大，缩小心肌缺血范围。②保护、维持心脏功能。③及时处理严重心律失常、泵衰竭及各种并发症。

(一) 监护及一般治疗 (monitoring and general care)

(1) 休息：卧床休息1周，保持安静，必要时给予镇静药。

(2) 吸氧：持续吸氧 2~3d，有并发症者需延长吸氧时间。

(3) 监测：在 CCU 进行 ECG、血压、呼吸、监测 5~7d。

(4) 限制活动：无并发症者，根据病情制定活动计划，详见护理部分。

(5) 进食易消化食物，不宜过饱，可少量多餐；保持大便通畅，必要时给予缓泻药。

(二) 解除疼痛 (relief of pain)

尽快止痛，可应用强力止痛药。

(1) 哌替啶（度冷丁）50~100mg 紧急肌内注射。

(2) 吗啡 5~10mg 皮下注射，必要时 1~2h 后再注射一次以后每 4~6h 可重复应用，注意呼吸抑制作用。

(3) 轻者：可待因 0.03~0.06g 口服或罂粟碱 0.03~0.06g 肌内注射或口服。

(4) 试用硝酸甘油 0.3mg，异山梨酯 5~10mg 舌下含用或静脉滴注，注意心率增快，Bp 下降等不良反应。

(5) 顽固者，人工冬眠疗法。

(三) 再灌注心肌 (myocardial reperfusion)

意义：再通疗法是目前治疗 AMI 的积极治疗措施，在起病 3~6h 内，使闭塞的冠状动脉再通，心肌得到再灌注，挽救濒死的心肌，以缩小梗死范围，改善预后。

适应证：再通疗法只适于透壁心肌梗死，所以心电图上必须要有 2 个或 2 个以上相邻导联 ST 段抬高 >0.1mV，方可进行再通治疗。心肌梗死发病后 6h 内再通疗法是最理想的；发病 6~12h ST 段抬高的 AMI。

方法：溶栓疗法，紧急施行 PTCA，随后再安置支架。

1. 溶栓疗法 (thrombolysis)

(1) 溶栓的药物：尿激酶、链激酶、重组组织型纤维蛋白溶酶原激活药（rtPA）等。

(2) 注意事项：①溶栓期间进行严密心电监护，及时发现并处理再灌注心律失常。溶栓 3h 内心律失常发生率最高，84% 心律失常发生在溶栓 4h 之内。前壁心肌梗死时，心律失常多为室性心律失常，如频发室性期前收缩、加速室性自主心律、室性心动过速、心室颤动等；下壁梗死时，心律失常多发生窦性心动过缓、房室传导阻滞。②血压监测，低血压是急性心梗的常见症状，可由于心肌大面积梗死、心肌收缩力明显降低、心排血量减少所至，但也可能与血容量不足、再灌注性损伤、血管扩张药及合并出血等有关。一般低血压在急性心肌梗死后4h最明显。对单纯的低血压状态，应加强对血压的监测。在溶栓进行的30min内，10min测量1次血压；溶栓结束后3h内，30min测量1次；之后1h测量1次；血压平稳后根据病情延长测量时间。③用药期间注意出血倾向，在溶栓期间应严密观察患者有无皮肤黏膜出血、尿血、便血及颅内出血（观察瞳孔意识），输液穿刺部位有无瘀斑、牙龈出血等。溶栓后3d内每天检查1次尿常规、大便隐血和出凝血时间，溶栓次日复查血小板，应尽早发现出血性并发症，早期采取有效的治疗措施。

（3）不宜溶栓的情况：①年龄大于70岁。②ST段抬高，时间>24h。③就诊时严重高血压（>180/110mmHg）。④仅有ST段压低（如非Q心梗，心内膜下心梗）及不稳定性心绞痛。⑤有出血倾向、外伤、活动性溃疡病、糖尿病视网膜病变，脑出血史及6个月内缺血性脑卒中史，夹层动脉瘤，半个月内手术等。

（4）判断再通指标

1）第一，冠状动脉造影直接判断。

2）第二，临床间接判断血栓溶解（再通）指标：①ECG抬高的ST段于2h内回降>50%。②胸痛2h内基本消失。③2h内出现再灌注性心律失常。④血清CK－MB酶峰值提前出现（14h内）。

2. 经皮冠状动脉腔内成形术

（1）补救性PTCA：经溶栓治疗，冠状动脉再通后又再堵塞，或再通后仍有重度狭窄者，如无出血禁忌，可紧急施行PTCA，随后再安置支架。预防再梗和再发心绞痛。

（2）直接PTCA：不进行溶栓治疗，直接进行PTCA作为冠状动脉再通的手段，其目的在于挽救心肌。

适应证：①对有溶栓禁忌或不适宜溶栓治疗的患者，以及对升压药无反应的心源性休克患者应首选直接PTCA。②对有溶栓禁忌证的高危患者，如年龄>70岁、既往有AMI史、广泛前壁心肌梗死以及收缩压<100mmHg、心率>100/min或Killip分级>Ⅰ级的患者若有条件最好选择直接PTCA。

（四）控制休克

最好根据血流动力学监测结果用药。

1. 补充血容量　估计血容量不足，中心静脉压下降者，用低分子右旋糖酐、10% GS 500mL或0.9% NS 500mL静脉滴入。输液后中心静脉压>18cmH$_2$O，则停止补充血容量。

2. 应用升压药　补充血容量后血压仍不升，而心排血量正常时，提示周围血管张力不足，此时可用升压药物。多巴胺或间羟胺微泵静脉使用，两者亦可合用。亦可选用多巴酚丁胺。

3. 应用血管扩张药　经上述处理后血压仍不升，周围血管收缩致四肢厥冷时可使用硝酸甘油。

4. 其他措施　纠正酸中毒，保护肾功能，避免脑缺血，必要时应用糖皮质激素和洋地黄制剂。

5. 主动脉内球囊反搏术（intraaortic balloon pumping，IABP）　上述治疗无效时可考虑应用IABP，在IABP辅助循环下行冠脉造影，随即行PTCA、CABG。

（五）治疗心力衰竭

主要治疗左侧心力衰竭，见心力衰竭急性左侧心力衰竭的急救。

（六）其他治疗

有助于挽救濒死心肌，防止梗死扩大，缩小缺血范围，根据患者具体情况选用。

1. β－受体阻滞药、钙通道阻滞药，ACE抑制药的使用　改善心肌重构，防止梗死范围扩大改善预后。

2. 抗凝疗法　口服阿司匹林等药物。

3. 极化液疗法　有利于心脏收缩，减少心律失常，有利ST段恢复。极化液具体配置10% KCl 15mL＋胰岛素8U＋10% GS 500mL。

4. 促进心肌代谢药物　维生素C、维生素B_6、1,6-二磷酸果糖、辅酶Q_{10}等。
5. 右旋糖酐40或羟乙基淀粉　降低血黏度，改善微循环。

（七）并发症的处理

1. 栓塞　溶栓或抗凝治疗。
2. 心脏破裂　乳头肌断裂、VSD者手术治疗。
3. 室壁瘤　影响心功能或引起严重心律失常者手术治疗。
4. 心肌梗死后综合征　可用糖皮质激素、阿司匹林、吲哚美辛等。

（八）右室心肌梗死的处理

表现为右侧心力衰竭伴低血压者治疗以扩容为主，维持血压治疗，不宜用利尿药。

四、常见护理问题

（一）疼痛

1. 相关因素　与心肌急剧缺血、缺氧有关。
2. 主要表现　胸骨后剧烈疼痛，伴烦躁不安、出汗、恐惧或有濒死感。
3. 护理措施

（1）绝对卧床休息（包括精神和体力）：休息即为最好的疗法之一，病情稳定无特殊不适，且在急性期均应绝对卧床休息，严禁探视，避免精神紧张，一切活动包括翻身、进食、洗脸、大小便等均应在医护人员协助下进行，避免生扯硬拽现象。如果患者焦虑、抑郁情绪严重并有睡眠障碍等表现时，应根据病情选择没有禁忌的镇静药物，如哌替啶等。

（2）做好氧疗管理：心肌梗死时由于持续的心肌缺血缺氧，代谢物积聚或产生多肽类致痛物等，刺激神经末梢，经神经传导至大脑产生痛觉，而疼痛使患者烦躁不安、情绪恶化，加重心肌缺氧，影响治疗效果。若胸闷、疼痛剧烈或症状不缓解、持续时间长，氧流量可控制在（5~6）L/min，待症状消失后改为（3~4）L/min，一般不少于72h，5d后可根据情况间断给氧。

（3）患者的心理管理：疾病给患者带来胸闷、疼痛等压抑的感觉，再加上环境的生疏，可使患者恐惧、紧张不安，而这又导致交感神经兴奋引起血压升高，心肌耗氧量增加，诱发心律失常，加重心肌缺血坏死，因此，我们应了解患者的职业、文化、经济、家庭情况及发病的诱因，关心体贴患者，消除紧张恐惧心理，让患者树立战胜疾病的信心，使患者处于一个最佳心理状态。

（二）恐惧

1. 相关因素　可与下列因素有关。①胸闷不适、胸痛、濒死感。②因病房病友病重或死亡。③病室环境陌生/监护、抢救设备。
2. 主要表现　心情紧张、烦躁不安。
3. 护理措施

（1）消除患者紧张与恐惧心理：救治过程中要始终关心体贴，态度和蔼，鼓励患者表达自己的感受，安慰患者，使之尽快适应环境，进入患者角色。

（2）了解患者的思想状况，向患者讲清情绪与疾病的关系，使患者明白紧张的情绪会加重病情，使病情恶化。劝慰患者消除紧张情绪，使患者处于接受治疗的最佳心理状态。

（3）向患者介绍救治心梗的特效药及先进仪器设备，肯定效果与作用，使患者得到精神上的安慰和对医护人员的信任。在治疗护理过程中做到忙而不乱，紧张而有序，迅速而准确。

（4）给患者讲解抢救成功的例子，使其树立战胜疾病的信心。

（5）针对心理反应进行耐心解释，真诚坦率地为其排忧解难，做好生活护理，给他们创造一个安静、舒适、安全、整洁的休息环境。

（三）自理缺陷

1. 相关因素　与治疗性活动受限有关。

2. 主要表现　日常生活不能自理。
3. 护理措施

(1) 心肌梗死急性期卧床期间协助患者洗漱进食、大小便及个人卫生等生活护理。

(2) 将患者经常使用的物品放在易拿取的地方，以减少患者拿东西时的体力消耗。

(3) 将呼叫器放在患者手边，听到铃响立即给予答复。

(4) 提供患者有关疾病治疗及预后的确切消息，强调正面效果，以增加患者自我照顾的能力和信心，并向患者说明健康程序，不要允许患者延长卧床休息时间。

(5) 在患者活动耐力范围内，鼓励患者从事部分生活自理活动和运动，以增加患者的自我价值感。

(6) 让患者有足够的时间，缓慢地进行自理活动或者在活动过程中提供多次短暂的休息时间；或者给予较多的协助，以避免患者过度劳累。

（四）便秘

1. 相关因素　与长期卧床、不习惯床上排便、进食量减少有关。
2. 主要表现　大便干结，超过2d未排大便。
3. 护理措施

(1) 合理饮食：提醒患者饮食要节制，要选择清淡易消化、产气少、无刺激的食物。进食速度不宜过快、少食多餐。

(2) 遵医嘱给予大便软化药或缓泻药。

(3) 鼓励患者定时排便，安置患者于舒适体位排便。

(4) 不习惯于床上排便的患者，应向其讲明病情及需要在床上排便的理由并用屏风遮挡。

(5) 告知病患者排便时不要太用力，可用手掌在腹部按乙状结肠走行方向做环形按摩。

（五）潜在并发症：心力衰竭

1. 相关因素　与梗死面积过大、心肌收缩力减弱有关。
2. 主要表现　咳嗽、气短、心悸、发绀，严重者出现肺水肿表现。
3. 护理措施

(1) 避免诱发心力衰竭的因素：上感、劳累、情绪激动、感染、不适当的活动。

(2) 若突然出现急性左侧心力衰竭，应立即采取急救。

（六）潜在并发症：心源性休克

1. 相关因素　心肌梗死、心排血量减少。
2. 主要表现　血压下降，面色苍白、皮肤湿冷、脉细速、尿少。
3. 护理措施

(1) 严密观察神志、意识、血压、脉搏、呼吸、尿量等情况并做好记录。

(2) 观察患者末梢循环情况，如皮肤温度、湿度、色泽。

(3) 注意保暖。

(4) 保持输液通畅，并根据心率、血压、呼吸及用药情况随时调整滴速。

（七）潜在并发症：心律失常

1. 相关因素　与心肌缺血、缺氧、电解质失衡有关。
2. 主要表现　室性期前收缩、快速型心律失常、缓慢型心律失常。
3. 护理措施

(1) 给予心电监护，监测患者心律、心率、血压、脉搏、呼吸及心电图改变，并做好记录。

(2) 嘱患者尽量避免诱发心律失常的因素，如情绪激动、烟酒、浓茶、咖啡等。

(3) 向患者说明心律失常的临床表现及感受，若出现心悸、胸闷、胸痛、心前区不适等症状，应及时告诉医护人员。

(4) 遵医嘱应用抗心律失常药物，并观察药物疗效及不良反应。

（5）备好各种抢救药物和仪器。如除颤器、起搏器，抗心律失常药及复苏药。

五、健康教育

（一）心理指导

本病起病急，症状明显，患者因剧烈疼痛而有濒死感，又因担心病情及疾病预后而产生焦虑、紧张等情绪，护士应陪伴在患者身旁，允许患者表达出对死亡的恐惧如呻吟、易怒等，用亲切的态度回答患者提出的问题。解释先进的治疗方法及监护设备的作用。

（二）饮食指导

急性心梗2~3d时以流质为主，每天总热能500~800kcal；控制液体量，减轻心脏负担，口服液体量应控制在1 000mL/d；用低脂、低胆固醇、低盐、适量蛋白质、高食物纤维饮食，脂肪限制在40g/d以内，胆固醇应<300mg/d；选择容易消化吸收的食物，不宜过热过冷，保持大便通畅，排便时不可用力过猛；病情稳定3d后可逐渐改半流质、低脂饮食，总热能1 000kcal/d左右。避免食用辛辣或发酵食物，减少便秘和腹胀。康复期低糖、低胆固醇饮食，多吃富含维生素和钾的食物，伴有高血压病或心力衰竭者应限制钠盐摄入量。

在食物选择方面，心梗急性期主食可用藕粉、米汤、菜水、去油过筛肉汤、淡茶水、红枣泥汤；选低胆固醇及有降脂作用的食物，可食用的有鱼类、鸡蛋清、瘦肉末、嫩碎蔬菜及水果，降脂食物有山楂、香菇、大蒜、洋葱、海鱼、绿豆等。病情好转后改为半流质，可食用浓米汤、厚藕粉、枣泥汤、去油肉绒、鸡绒汤、薄面糊等。病情稳定后，可逐渐增加或进软食，如面条、面片、馄饨、面包、米粉、粥等。恢复期饮食治疗按冠心病饮食治疗。

禁忌食物：凡胀气、刺激性流质不宜吃，如豆浆、牛奶、浓茶、咖啡等；忌烟酒及刺激性食物和调味品，限制食盐和味精用量。

（三）作息指导

保证睡眠时间，2次活动间要有充分的休息。急性期后1~3d应绝对卧床，第4~6天可在床上做上下肢被动运动。1周后，无并发症的患者可床上坐起活动。每天3~5次，每次20min，动作宜慢。有并发症者，卧床时间延长。第2周起开始床边站立→床旁活动→室内活动→完成个人卫生。根据患者对运动的反应，逐渐增加活动量。第2周后室外走廊行走，第3~4周试着上下1层楼梯。

（四）用药指导

常见治疗及用药观察如下。

1. 止痛　使用吗啡或哌替啶止痛，配合观察镇静止痛的效果及有无呼吸抑制，脉搏加快。
2. 溶栓治疗　溶栓过程中应配合监测心率、心律、呼吸、血压，注意胸痛情况和皮肤、牙龈、呕吐物及尿液有无出血现象，发现异常应及时报告医护人员，及时处理。
3. 硝酸酯类药　配合用药时间及用药剂量，使用过程中要注意观察疼痛有无缓解，有无头晕、头痛、血压下降等不良反应。
4. 抑制血小板聚集药物　药物宜餐后服。用药期间注意有无胃部不适，有无皮下、牙龈出血，定期检查血小板数量。

（五）行为指导

（1）大便干结时忌用力排便，应用开塞露塞肛或服用缓泻药如口服酚酞等方法保持大便通畅。

（2）接受氧气吸入时，要保证氧气吸入的有效浓度以达到改善缺氧状态的效果，同时注意用氧安全，避免明火。

（3）病情未稳定时忌随意增加活动量，以免加重心脏负担，诱发或加重心肌梗死。

（4）在输液过程中，应遵循医护人员控制的静脉滴注速度，切忌随意加快输液速度。

（5）当患者严重气急，大汗，端坐呼吸，应取坐位或半坐卧位，两腿下垂，有条件者立即吸氧。

并应注意用氧的安全。

(6) 当患者出现心脏骤停时,应积极处理。

(7) 指导患者 3 个月后性生活技巧

1) 选择一天中休息最充分的时刻行房事(早晨最好)。避免温度过高或过低时,避免饭后或酒后进行房事。

2) 如需要,可在性生活时吸氧。

3) 如果出现胸部不舒适或呼吸困难,应立即终止。

(六) 病情观察指导

注意观察胸痛的性质、部位、程度、持续时间,有无向他处放射;配合监测体温、心率、心律、呼吸及血压及电解质情况,以便及时处理。

(七) 出院指导

(1) 养成良好的生活方式,生活规律,作息定时,保证充足的睡眠。病情稳定无并发症的急性心肌梗死,6 周后可每天步行、打太极拳。8～12 周可骑车、洗衣等。3～6 个月后可部分或完全恢复工作。但不应继续从事重体力劳动、驾驶员、高空作业或工作量过大。

(2) 注意保暖,适当添加衣服。

(3) 饮食宜清淡,避免饱餐,忌烟酒及减肥,防止便秘。

(4) 坚持按医嘱服药,随身备硝酸甘油,有多种剂型的药物,如片剂、喷雾剂,定期复诊。

(5) 心肌梗死最初 3 个月内不适宜坐飞机及单独外出,原则上不过性生活。

(彭旭玲)

第四节 心律失常

一、疾病概述

(一) 定义

心律失常是指各种原因引起的心脏冲动起源、频率、节律、传导速度或激动次序的异常。正常心脏在心脏内传导系统的作用下,以一定范围的频率有规律的收缩和舒张。心脏的传导系统包括窦房结、结间速、房室结、希氏束、左右束支及其分支和普肯耶纤维,收缩的冲动起源于窦房结,以一定顺序传导到心房与心室。如果心肌细胞的自律性、兴奋性、传导性改变,就会导致心脏的冲动形成和(或)传导异常而发生心律失常。

(二) 病因

1. 各种器质性心脏病　几乎所有的心血管疾病都可以并发心律失常,如缺血性心脏病、风湿性心脏病、心肌疾病、肺心病、先天性心脏病、甲亢腺功能亢进性心脏病等。

2. 药物和电解质影响　药物如洋地黄毒苷、抗心律失常药物、麻醉药、阿托品等,酸碱平衡失调如血钾改变等。

3. 心外因素影响　如低氧血症、触电、溺水、发热、休克、剧烈运动或过度劳累、情绪紧张或激动、过度饮茶及咖啡、饮酒及吸烟等。

4. 其他　迷走神经张力增高、心脏手术或心导管检查等可引发心律失常。

(三) 诊断及治疗要点

1. 诊断要点　心电图是诊断心律失常的最重要依据。

2. 治疗要点　心律失常的治疗原则是无症状者无需治疗,症状明显的心律失常应采取相应措施。积极治疗原发病,消除各种诱因;根据心律失常的类型应用抗心律失常药物如盐酸普萘洛尔、维拉帕米、胺碘酮、阿托品等，另外可采用非药物治疗如人工心脏起搏治疗、心脏电复律、射频消融术等。

二、疾病护理

（一）护理评估

1. 健康史

（1）评估心律失常的类型：按照心律失常发生的原理可分为冲动形成异常和冲动传导异常两大类。

1）冲动形成异常

A. 窦性心律失常：①窦性心动过速；②窦性心动过缓；③窦性心律不齐；④窦性停搏。

B. 异位心律：分为被动性异位心律和主动性异位心律。被动性异位心律又分为：①逸搏（房性、房室交界区性、室性）；②逸搏心律（房性、房室交界性、室性）；主动性异位心律分为：①期前收缩（房性、房室交界性、室性）；②阵发性心动过速（房性、房室交界性、室性）；③心房扑动和心房颤动；④心室扑动和心室颤动。

2）冲动传导异常

A. 生理性：干扰及房室分离。

B. 病理性：①窦房传导阻滞；②房内传导阻滞；③房室传导阻滞；④束支或分支阻滞或室内阻滞。

C. 房室间传导途径异常：预激综合征。

此外，临床上根据心律失常发作时心率的快慢分为快速性和缓慢性心律失常。前者包括期前收缩、心动过速、扑动与颤动等；后者包括窦性缓慢性心律失常、房室传导阻滞等。

（2）评估引起心律失常的病因和发作时的诱发因素，如咖啡、浓茶、过劳等。

（3）评估心律失常发作的频繁程度、起止方式、存在的症状及对患者造成的影响等。

（4）评估患者的诊疗经过。

2. 身体状况

（1）症状：心律失常的表现取决于其类型、发作持续时间的长短、心室率的快慢、对血流动力学的影响，也与引发心律失常的基础疾病的严重程度有关。

1）窦性心律失常：窦性心动过速患者可无症状或有心悸；窦性心动过缓患者多数无自觉症状，当心率过慢时心排血量不足，可出现头晕、乏力、胸闷、胸痛甚至猝死等症状。

2）期前收缩：偶发的期前收缩一般无症状，部分患者可有心悸或心跳漏跳感；频发的期前收缩可因心排血量降低可出现胸闷、乏力、心悸、气短、头晕等症状。

3）阵发性心动过速：①室上性阵发性心动过速的临床特点为突然发作、突然终止，可持续数秒、数小时甚至数日。患者症状的轻重与发作时心室率的快慢、持续时间的长短和原发病的轻重有关。有些患者发作时表现为心悸、胸闷、乏力，重者头晕、黑矇、晕厥、心绞痛和心力衰竭；②室性阵发性心动过速发作时如果持续时间超过30秒，常伴明显血流动力学障碍，引起心、脑、肾血流供应骤然减少而出现的一系列症状如心绞痛、呼吸困难、低血压、晕厥、抽搐、休克甚至猝死等。

4）扑动与颤动：①心房扑动与颤动。其症状轻重取决于心室率的快慢。心室率不快时多数患者无症状，心室率快多数患者出现心悸、胸闷、头晕、乏力等症状，严重者发生心力衰竭、休克、晕厥及心绞痛。心房纤颤还可诱发脑栓塞、肢体动脉栓塞等。②心室扑动与颤动。一旦发生，患者迅速出现意识丧失、抽搐、呼吸停顿甚至死亡。

5）房室传导阻滞：①一度房室传导阻滞除原发病症状外，常无其他症状。②二度Ⅰ型房室传导阻滞有心脏停搏感或心悸，二度Ⅱ型房室传导阻滞有乏力、头昏或活动后气急、短暂昏厥感。③三度房室传导阻滞的表现取决于心室率，若心室率过慢导致脑缺血而出现阿-斯综合征。另外也可因组织器官血流灌注不足出现乏力、心绞痛、心力衰竭等。

（2）体征

1）窦性心律失常：窦性心动过速时心率大于100次/分，特点是逐渐发生、逐渐停止；窦性心动过缓时心率小于60次/分,常伴有窦性心律不齐。

2) 期前收缩:听诊时心律不齐,心搏提前出现,第一心音常增强,而第二心音相对减弱或消失,期前收缩后有较长的代偿间歇,桡动脉触诊有脉搏缺如。

3) 阵发性心动过速:阵发性室上性心动过速心律规则,第一心音强度一致;阵发性室性心动过速心律可略不规则,第一心音强度不一致。

4) 扑动与颤动:心房扑动听诊心律可规则亦可不规则。心房颤动时第一心音强弱不等,心室律绝对不规则,出现脉搏短绌,脉率小于心率;心室扑动与心室颤动时患者意识丧失、听诊心音消失、脉搏触不到、血压测不到,继之呼吸停止、发绀、瞳孔散大。

5) 房室传导阻滞:一度房室传导阻滞听诊第一心音减弱;二度Ⅰ型听诊有第一心音逐渐减弱和心搏脱漏,二度Ⅱ型听诊第一心音强度不变,有心搏脱漏;三度房室传导阻滞听诊时心率慢而规则,第一心音强弱不等,可听到大炮音。血压偏低,收缩压升高,脉压增大。

3. 心理-社会状况　心律失常发作时患者因心悸、胸闷、乏力、气促等躯体不适而紧张不安,症状加重时恐惧,反复发作时悲观。当患者需要进行电复律、心血管介入治疗及人工心脏起搏时,由于对治疗方法及自我护理缺乏认识而疑虑、信心不足。患者可因病情的持续和可能出现的并发症而过度关注自己的脉搏、心跳,思虑过度、忧伤或情绪低落。

4. 辅助检查

(1) 心电图:是诊断心律失常最重要的一项无创性检查技术。

1) 窦性心动过速(图2-2):①窦性P波在Ⅰ、Ⅱ、aVF导联直立,在aVR导联倒置。②PP间期<1.06秒。③成人频率在100~150次/分。

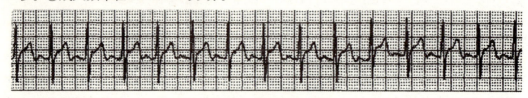

图2-2　窦性心动过速

2) 窦性心动过缓(图2-3):①窦性P波在Ⅰ、Ⅱ、aVF导联直立,在aVR导联倒置。②PP间期>1.0秒。③成人频率在为40~60次/分,常伴窦性心律不齐。

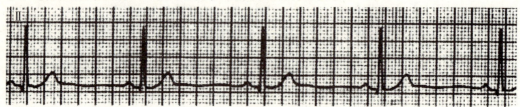

图2-3　窦性心动过缓

3) 窦性心律不齐(图2-4):①窦性P波。②同一导联上最长与最短的PP间期之差>0.12秒。

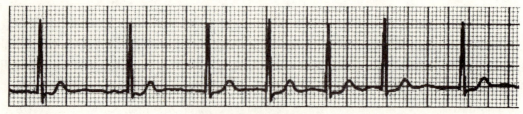

图2-4　窦性心律不齐

4) 期前收缩

A. 房性期前收缩(图2-5):①提前发生的P波,形态与窦性P波不同。②P-R间期>0.12秒。③P波后的QRS波群多数形态正常(无室内差异性传导时)。④期前收缩后代偿间歇多不完全。

B. 房室交界区性期前收缩(图2-6):①提前出现QRS波群形态正常,当发生室内差异性传导,

QRS 波群形态可有变化。②提前出现的逆行 P′波可位于 QRS 之前,P-R 间期 <0.12 秒;之中或之后者,R-P 间期 <0.20 秒。③期前收缩后多为完全性代偿间歇。

C. 室性期前收缩（图2-7）：①提前出现 QRS 波群，其前无 P 波。②提前出现的 QRS 波群宽大畸形，时限 >0.12 秒。③ST 段、T 波与 QRS 主波方向相反。④期前收缩后代偿间歇完全。

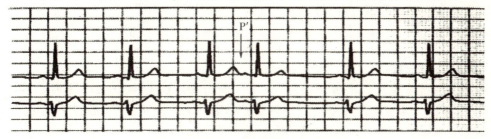

图2-5　房性期前收缩

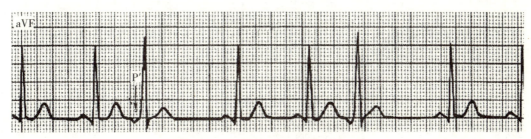

图2-6　房室交界性期前收缩

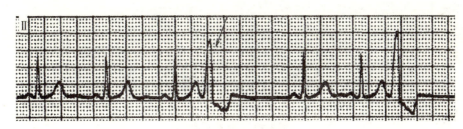

图2-7　室性期前收缩

5）阵发性心动过速心电图特点

A. 阵发性室上性心动过速（图2-8）：①连续3个或3个以上快速均匀的 QRS 波群，形态和时限正常。②心室率150~250次/分，节律规则。③P 波不易辨认，常埋于 QRS 波群内或无 P 波。④常伴有继发性 ST-T 改变。

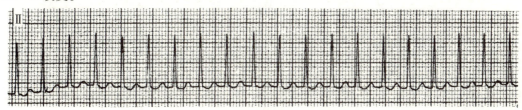

图2-8　阵发性室上速

B. 阵发性室性心动过速（图2-9）：①3个或3个以上室性期前收缩连续出现。②QRS波群宽大畸形，时限 >0.12 秒，ST-T 改变，T 波与 QRS 主波方向相反。③心室率140~200次/分，心律规则或略不规则。④如有 P 波，则与 QRS 波群无固定关系，房室分离；偶尔个别或所有心室激动逆传夺获心房。⑤突发突止，常可见心室夺获（室速发作时少数室上性冲动可下传心室，产生心室夺获，表现为在正常 P 波之后提前发生一次正常的 QRS 波群）和室性融合波，是确定室性心动过速诊断的最重要依据。

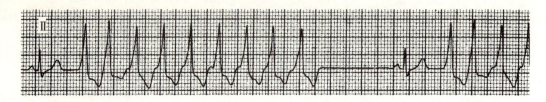

图 2-9 阵发性室性心动过速

6）扑动与颤动心电图特点

A. 心房扑动（图 2-10）：①P 波消失，代之以间隔均匀、形状相识的锯齿状扑动波（F 波），频率通常为 250~350 次/分。②F 波与 QRS 波群以某种固定的比例传导，若比例关系固定时，心室率规则，若比例关系不确定则心室率不规则。③QRS 波群正常。

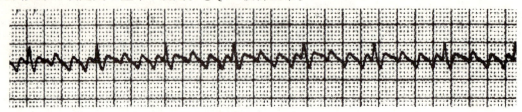

图 2-10 心房扑动

B. 心房颤动（图 2-11）：①P 波消失，代之以大小不等、形态不一、间期不等的心房颤动波（f 波），频率为 350~600 次/分。②心室律不规则，通常在 100~160 次/分。③QRS 形态正常，间隔不等，振幅不等。④R-R 间期绝对不等。

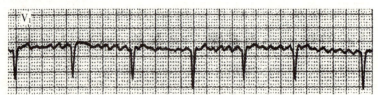

图 2-11 心房颤动

C. 心室扑动（图 2-12）：P-QRS-T 波群消失，代之以匀齐、连续的大波幅的正弦波（室扑波）图形，其频率为 150~300 次/分。

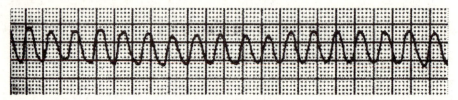

图 2-12 心室扑动

D. 心室颤动（图 2-13）：P-QRS-T 波群消失，代之以形态、频率、振幅绝对不规则的室颤波，其频率为 150~500 次/分。

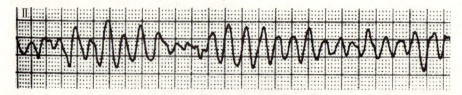

图 2-13 心室颤动

7）房室传导阻滞心电图特点

A. 一度房室传导阻滞（图2-14）：①每个心房冲动都能传导到心室，即每个P波后均有QRS波群。②P-R间期延长，成人>0.20秒。

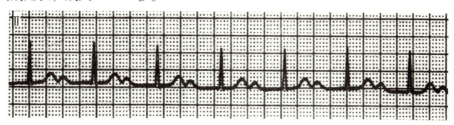

图2-14 一度房室传导阻滞

B. 二度房室传导阻滞：分为Ⅰ型和Ⅱ型。①Ⅰ型又称莫氏Ⅰ型，或称文氏现象（图2-15），P-R间期进行性延长，相邻R-R间期进行性缩短，直至P波后QRS波脱漏，如此周而复始。包含受阻P波在内的R-R间期小于正常窦性P-P间期的两倍；形成房室传导比例为3∶2或5∶4。②Ⅱ型又称莫氏Ⅱ型（图2-16）：P-R间期恒定不变，可正常也可延长；数个P波后就有1个QRS波群脱落，形成2∶1或3∶1不同比例的阻滞。

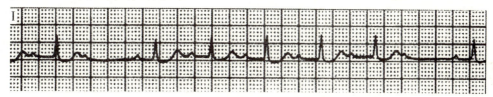

图2-15 二度Ⅰ型房室传导阻滞

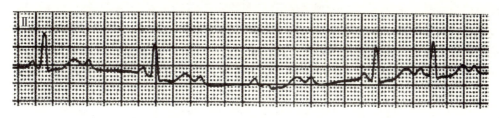

图2-16 二度Ⅱ型房室传导阻滞

C. 三度房室传导阻滞，又称完全性房室传导阻滞：①心房与心室活动各自独立，P波来自窦房结或异位心房节律，P-P间隔相等；QRS波群来自心室异位心律，R-R间隔相等，形态随心室起搏点位置而变化。阻滞部位高，QRS呈室上性（图2-17）；阻滞部位较低，QRS波群增宽（图2-18）。②P波频率（心房率）>QRS波群频率（心室率），P波与QRS波群无固定关系。

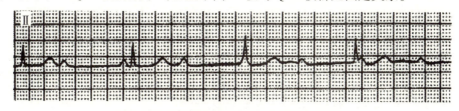

图2-17 三度房室传导阻滞（阻滞部位高）

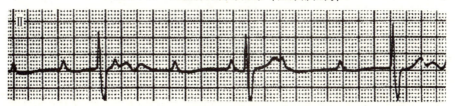

图2-18 三度房室传导阻滞（阻滞部位低）

(2) 其他检查：必要时可做动态心电图、临床电生理检查、影像学检查，对病因判断有一定的价值。

（二）护理诊断及合作性问题

1. 活动无耐力　与心律失常导致心输出量减少有关。
2. 焦虑　与心律不规则、有停顿感及心律失常反复发作、疗效不佳有关。
3. 有受伤的危险　与心律失常引起的头晕和晕厥有关。
4. 潜在并发症　猝死、脑栓塞、心脏骤停。

（三）护理措施

1. 一般护理

(1) 休息与活动：根据病情合理安排休息和活动，无症状或症状较轻的患者鼓励正常工作和生活，但要避免过度劳累；有明显症状时应嘱患者采取高枕卧位、半卧位等，但尽量避免左侧卧位，因左侧卧位可使患者感觉到心脏的搏动而加重不适感。对阵发性室性心动过速、二度Ⅱ型及三度房室传导阻滞等严重心律失常发作时，患者应绝对卧床休息。

(2) 饮食护理：选择低脂、富含维生素、清淡、易消化的食物，少食多餐，保持大便通畅，避免刺激性食物、浓茶、咖啡等。

2. 病情观察　严密观察病情，监测生命体征的变化，并做记录。注意观察患者的神志、皮肤黏膜颜色及温湿度、尿量等有无变化；对晕厥患者详细询问发作的诱因、时间及过程，注意心源性晕厥与排尿性晕厥、迷走血管性晕厥等的区别。

3. 配合治疗护理

(1) 吸氧：对伴有气促、发绀等缺氧症状的患者，遵医嘱给予吸氧，2～4L/min。

(2) 持续心电监护：向患者接受心电监护的目的和使用时的注意事项，严密观察心率、心律的变化，如发现频发室性期间收缩（大于5个/分）、阵发性室性心动过速、二度Ⅱ型或三度房室传导阻滞时，应立即报告医生，协助做好抢救。

(3) 治疗配合

1) 终止阵发性室上性心动过速发作：可首先使用机械刺激迷走神经的方法。①用压舌板刺激咽部，诱发恶心、呕吐反应；②深吸气后屏气，再用力做呼气动作；③进行颈动脉窦按摩，患者取仰卧位，先按摩右侧5～10秒钟，无效再按摩左侧，不能两侧同时进行，按摩的同时听诊心率，当心率减慢，立即停止；④压迫眼球，患者取平卧位，闭眼并眼球向下，用拇指在一侧眶下眼球上方向下向后压迫眼球，每次10秒钟，青光眼或高度近视者禁忌。

2) 用药护理：遵医嘱给予抗心律失常药物，观察药物的疗效及不良反应：①奎尼丁，是最早应用的抗心律失常药物，由于其有较强的心脏毒性反应，使用前需监测血压、心率与心律，如有血压低于90/60mmHg、心率慢于60次/分或心律不规则时，须暂停给药并与医生联系；②利多卡因，用于室性心律失常，用药过程中应密切观察有无意识模糊、血压降低、头晕、抽搐和呼吸抑制等毒性反应，静脉注射1h之内的总量不得超过300mg；③胺碘酮，是急性心肌缺血、梗死并发室性心动过速的首选药物，常见的不良反应有胃肠道反应、甲状腺功能障碍、眼部碘沉着和肺部纤维化等，所以长期服用该药的患者需定时检查甲状腺功能、肝功能、X线胸片等；④普罗帕酮，易致恶心、口干、头痛等，常饭后服用；⑤维拉帕米，静脉推注用于终止阵发性室上性心动过速，常见的不良反应有低血压、心动过缓和房室阻滞等。

3) 诊疗操作的配合：了解如经食管心脏调搏术、心脏电复律和人工心脏起搏等诊疗手段的目的、疗效及操作过程，能向患者解释其检查或治疗的作用及注意事项，使患者积极配合检查及治疗，并做好相应的护理。

4. 心理护理　护士应与患者多沟通，向患者介绍心律失常常见的病因、诱因及其可治性，解除患者的思想顾虑；评估其焦虑的程度，向患者解释焦虑可加重心脏负荷、诱发或加重心律失常，指导患者采取放松技巧，缓解焦虑情绪；鼓励家属多探视患者；在特殊护理操作及特殊治疗前向患者做必要的解释；鼓励患者参加力所能及的活动或适当的娱乐，如读书、看报、听音乐等，以分散注意力；经常巡视病房，了解患者的需要，解决其问题，让患者的情绪稳定，树立战胜疾病的信心。

（四）护理目标评价

患者心悸减轻或消失，活动耐力有所增加；能获得有关心律失常的检查和治疗的知识，心率、心律转为正常，焦虑减轻或消失；无受伤情况发生。评价是否达到以上护理目标。

三、健康指导

（1）向患者及家属介绍心律失常的常见原因、诱因及防治知识；指导患者合理安排休息与活动，注意劳逸结合、生活规律；无器质性心脏病者，应积极参加体育锻炼，调整自主神经功能；有器质性心脏病者，则根据心功能情况适当活动；有晕厥史的患者应避免从事有危险的工作如驾驶、高空作业等，头晕、黑矇时应平卧，以免晕厥发作时摔伤。

（2）指导患者进食低脂、易消化食物，少食多餐，避免饱餐，避免刺激性食物如咖啡、可乐、浓茶、烈酒等，戒烟；心动过缓者应避免屏气、用力的动作，如用力排便等，以免因兴奋迷走神经而加重心动过缓。

（3）遵医嘱按时按量服药，不可随意增减药量或撤换药物，教会患者观察药物疗效和不良反应，有异常时及时就医；教会患者及家属测量脉搏的方法，嘱患者每日至少测量脉搏1次，每次应在1分钟以上；教会患者及家属心肺复苏技术以备紧急需要时应用；对安装人工心脏起搏器的患者及家属做好相应的指导；定期随访，定期复查心电图，以及早发现病情变化。

（王烁瑶）

第五节　心绞痛

心绞痛（angina pectoris）是冠状动脉供血不足，心肌急剧的、暂时的缺血与缺氧引起的综合征。其特点为阵发性的前胸压榨性疼痛感觉，主要位于胸骨后部，可放射至左上肢，常发生于劳累或情绪激动时，持续数分钟，休息或服用硝酸酯制剂后消失。本病多见于男性，多数患者在40岁以上，劳累、情绪激动、饱食、受寒、阴雨天气、急性循环衰竭等为常见的诱因。

一、病因

1. 基本病因　对心脏予以机械性刺激并不引起疼痛，但心肌缺血、缺氧则引起疼痛。当冠状动脉的"供血"与心肌的"需氧"出现矛盾，冠状动脉血流量不能满足心肌代谢需要时，引起心肌急剧的、暂时的缺血、缺氧时，即产生心绞痛。

2. 其他病因　除冠状动脉粥样硬化外，主动脉瓣狭窄或关闭不全、梅毒性主动脉炎、肥厚性心肌病、先天性冠状动脉畸形、风湿性冠状动脉炎，都可引起冠状动脉在心室舒张期充盈障碍，引发心绞痛。

二、临床表现与诊断

（一）临床表现

1. 症状和体征　具体如下。

（1）部位：典型心绞痛主要在胸骨体上段或中段之后，可波及心前区，有手掌大小范围，可放射至左肩、左上肢前内侧，达无名指和小指；不典型心绞痛疼痛可位于胸骨下段、左心前区或上腹部，放射至颈、下颌、左肩胛部或右前胸。

（2）性质：胸痛为压迫、发闷，或紧缩性，也可有烧灼感。发作时，患者往往不自觉地停止原来的活动，直至症状缓解。

（3）诱因：典型的心绞痛常在相似的条件下发生。以体力劳累为主，其次为情绪激动。登楼、平地快步走、饱餐后步行、逆风行走，甚至用力大便或将臂举过头部的轻微动作，暴露于寒冷环境、进冷饮、身体其他部位的疼痛，以及恐怖、紧张、发怒、烦恼等情绪变化，都可诱发。晨间痛阈低，轻微劳力如刷牙、剃须、步行即可引起发作；上午及下午痛阈提高，则较重的劳力亦可不诱发。

（4）时间：疼痛出现后常逐步加重，然后在 3~5min 内逐渐消失，一般在停止原活动后缓解。一般为 1~15min，多数 3~5min，偶可达 30min 的，可数天或数星期发作 1 次，亦可 1d 内发作多次。

（5）硝酸甘油的效应：舌下含有硝酸甘油片如有效，心绞痛应于 1~2min 内缓解，对卧位型心绞痛，硝酸甘油可能无效。在评定硝酸甘油的效应时，还要注意患者所用的药物是否已经失效或接近失效。

2. 体征 平时无异常体征，心绞痛发作时常见心律增快、血压升高、表情焦虑、皮肤冷或出汗，有时出现第四或第三奔马律。可有暂时性心尖部收缩期杂音，是乳头肌缺血以致功能失调引起二尖瓣关闭不全所致。

（二）诊断

1. 冠心病诊断 具体如下。

（1）据典型的发作特点和体征，含用硝酸甘油后缓解，结合年龄和存在冠心病易患因素，除外其他原因所致的心绞痛，一般即可建立诊断。

（2）心绞痛发作时心电图：绝大多数患者 ST 段压低 0.1mV（1mm）以上，T 波平坦或倒置（变异型心绞痛者则有关导联 ST 段抬高），发作过后数分钟内逐渐恢复。

（3）心电图无改变的患者可考虑做负荷试验，发作不典型者，诊断要依靠观察硝酸甘油的疗效和发作时心电图的改变；如仍不能确诊，可多次复查心电图、心电图负荷试验或 24h 动态心电图连续监测，如心电图出现阳性变化或负荷试验诱发心绞痛发作亦可确诊。

（4）诊断有困难者可考虑行选择性冠状动脉造影或做冠状动脉 CT，考虑施行外科手术治疗者则必须行选择性冠状动脉造影。冠状动脉内超声检查可显示管壁的病变，对诊断可能更有帮助。

2. 近年对确诊心绞痛的患者主张进行仔细的分型诊断 根据世界卫生组织"缺血性心脏病的命名及诊断标准"，现将心绞痛作如下归类。

（1）劳累性心绞痛：是由运动或其他增加心肌需氧量的情况所诱发的心绞痛。包括 3 种类型。①稳定型劳累性心绞痛：简称稳定型心绞痛，亦称普通型心绞痛。是最常见的心绞痛。指由心肌缺血缺氧引起的典型心绞痛发作，其性质在 1~3 个月内并无改变。即每日和每周疼痛发作次数大致相同，诱发疼痛的劳累和情绪激动程度相同，每次发作疼痛的性质和疼痛部位无改变，用硝酸甘油后也在相同时间内发生疗效。②初发型劳累性心绞痛：简称初发型心绞痛。指患者过去未发生过心绞痛或心肌梗死，而现在发生由心肌缺血缺氧引起的心绞痛，时间尚在 1~2 个月内。有过稳定型心绞痛但已数月不发生心绞痛，再发生心绞痛未到 1 个月者也归入本型。③恶化型劳累性心绞痛：进行型心绞痛指原有稳定型心绞痛的患者，在 3 个月内疼痛的频率、程度、诱发因素经常变动，进行性恶化。可发展为心肌梗死与猝死。

（2）自发性心绞痛：心绞痛发作与心肌需氧量无明显关系，与劳累性心绞痛相比，疼痛持续时间一般较长，程度较重，且不易为硝酸甘油所缓解。包括四种类型：①卧位型心绞痛：在休息时或熟睡时发生的心绞痛，其发作时间较长，症状也较重，发作与体力活动或情绪激动无明显关系，常发生在半夜，偶尔在午睡或休息时发作。疼痛常剧烈难忍，患者烦躁不安、起床走动。硝酸甘油的疗效不明显或仅能暂时缓解。可能与夜梦、夜间血压降低或发生未被察觉的左心室衰竭，以致狭窄的冠状动脉远端心肌灌注不足；或平卧时静脉回流增加，心脏工作量增加，需氧增加等有关。②变异型心绞痛：本型患者心绞痛的性质、与卧位型心绞痛相似，也常在夜间发作，但发作时心电图表现不同，显示有关导联的 ST 段抬高而与之相对应的导联中则 ST 段压低。本型心绞痛是由于在冠状动脉狭窄的基础上，该支血管发生痉挛，引起一片心肌缺血所致。③中间综合征：亦称冠状动脉功能不全。指心肌缺血引起的心绞痛发作历时较长，达 30min 或 1h 以上，发作常在休息时或睡眠中发生，但心电图、放射性核素和血清学检查无心肌坏死的表现。本型疼痛其性质是介于心绞痛与心肌梗死之间，常是心肌梗死的前奏。④梗死后心绞痛：在急性心肌梗死后不久或数周后发生的心绞痛。由于供血的冠状动脉阻塞，发生心肌梗死，但心肌尚未完全坏死，一部分未坏死的心肌处于严重缺血状态下又发生疼痛，随时有再发生梗死的可能。

（3）混合性心绞痛：劳累性和自发性心绞痛混合出现，因冠状动脉的病变使冠状动脉血流储备固定地减少，同时又发生短暂的再减损所致，兼有劳累性和自发性心绞痛的临床表现。有人认为这种心绞痛在临床上实甚常见。

（4）不稳定型心绞痛：在临床上被广泛应用并被认为是稳定型劳累性心绞痛和心肌梗死和猝死之间的中间状态。它包括了除稳定型劳累性心绞痛外的上述所有了类型。其病理基础是在原有病变上发生冠状动脉内膜下出血、粥样硬化斑块破裂、血小板或纤维蛋白凝集、冠状动脉痉挛等除了没有诊断心肌梗死的明确的心电图和心肌酶谱变化外，目前应用的不稳定心绞痛的定义根据以下 3 个病史特征做出。①在相对稳定的劳累相关性心绞痛基础上出现逐渐增强的疼痛。②新出现的心绞痛（通常 1 个月内），由很轻度的劳力活动即可引起心绞痛。③在静息和很轻劳力时出现心绞痛。

三、治疗原则

预防：主要预防动脉粥样硬化的发生和发展。

治疗原则：改善冠状动脉的血供；减低心肌的耗氧；同时治疗动脉粥样硬化。

（一）发作时的治疗

（1）休息：发作时立刻休息，经休息后症状可缓解。
（2）药物治疗：应用作用较快硝酸酯制剂。
（3）在应用上述药物的同时，可考虑用镇静药。

（二）缓解期的治疗

系统治疗，清除诱因、注意休息、使用作用持久的抗动脉粥样硬化药物，以防心绞痛发作，可单独、交替或联合应用。宜尽量避免各种确知足以诱致发作的因素。调节饮食，特别是一次进食不应过饱；禁绝烟酒。调整日常生活与工作量；减轻精神负担；保持适当的体力活动，但以不致发生疼痛症状为度；一般不需卧床休息。

（三）其他治疗

低分子右旋糖酐或羟乙基淀粉注射液，作用为改善微循环的灌流，可用于心绞痛的频繁发作。抗凝药，如肝素；溶血栓药和抗血小板药可用于治疗不稳定型心绞痛。高压氧治疗增加全身的氧供应，可使顽固的心绞痛得到改善，但疗效不易巩固。体外反搏治疗可能增加冠状动脉的血供，也可考虑应用。兼有早期心力衰竭者，治疗心绞痛的同时宜用快速作用的洋地黄类制剂。

（四）外科手术治疗

主动脉-冠状动脉旁路移植手术（coronary artery bypass grafting，CABG）方法：取患者自身的大隐静脉或内乳动脉作为旁路移植材料。一端吻合在主动脉，另一端吻合在有病变的冠状动脉段的远端，引主动脉的血液以改善该冠状动脉所供血的心肌的血流量。

（五）经皮腔内冠状动脉成形术

经皮腔内冠状动脉成形术（percutaneous transluminal coronary angioplasty，PTCA）方法：冠状动脉造影后，针对相应病变，应用带球囊的心导管经周围动脉送到冠状动脉，在导引钢丝的指引下进入狭窄部位；向球囊内加压注入稀释的造影剂使之扩张，解除狭窄。

（六）其他冠状动脉介入性治疗

由于 PTCA 有较高的术后再狭窄发生率，近来采用一些其他成形方法如激光冠状动脉成形术（PT-

CLA)、冠状动脉斑块旋切术、冠状动脉斑块旋磨术、冠状动脉内支架安置等，期望降低再狭窄发生率。

（七）运动锻炼疗法

谨慎安排进度适宜的运动锻炼有助于促进侧支循环的发展，提高体力活动的耐受量，改善症状。

四、常见护理问题

（一）舒适的改变：心绞痛

1. 相关因素　与心肌急剧、短暂地缺血、缺氧，冠状动脉痉挛有关。
2. 临床表现　阵发性胸骨后疼痛。
3. 护理措施　如下所述。

（1）心绞痛发作时立即停止步行或工作，休息片刻即可缓解。根据疼痛发生的特点，评估心绞痛严重程度（表2-3），制定相应活动计划。频发者或严重心绞痛者，严格限制体力活动，并绝对卧床休息。

表2-3　劳累性心绞痛分级

心绞痛分级	表现
Ⅰ级：日常活动时无症状	较日常活动重的体力活动，如平地小跑步、快速或持重物上三楼、上陡坡等时引起心绞痛
Ⅱ级：日常活动稍受限制	一般体力活动，如常速步行1.5~2km、上三楼、上坡等即引起心绞痛
Ⅲ级：日常活动明显受损	较日常活动轻的体力活动，如常速步行0.5~1km、上二楼、上小坡等即引起心绞痛
Ⅳ级：任何体力活动均引起心绞痛	轻微体力活动（如在室内缓行）即引起心绞痛，严重者休息时亦发生心绞痛

（2）遵医嘱给予患者舌下含服硝酸甘油、吸氧，记录心电图，并通知医生。心绞痛频发或严重者遵医嘱使用硝酸甘油静脉微泵推注。由于此类药物能扩张头面部血管，有些患者使用后会出现颜面潮红、头痛等症状，应向患者说明。

（3）用药后动态观察患者胸痛变化情况，同时监测ECG，必要时进行心电监测。

（4）告知患者在心绞痛发作时的应对技巧：一是立即停止活动；另一是立即含服硝酸甘油。向患者讲解含服硝酸甘油是因为舌下有丰富的静脉丛，吸收见效比口服硝酸甘油快。若疼痛持续15min以上不缓解，则有可能发生心肌梗死，需立即急诊就医。

（二）焦虑

1. 相关因素　与心绞痛反复频繁发作、疗效不理想有关。
2. 临床表现　睡眠不佳，缺乏自信心、思维混乱。
3. 护理措施　如下所述。

（1）向患者讲解心绞痛的治疗是一个长期过程，需要有毅力，鼓励其说出内心想法，针对其具体心理情况给予指导与帮助。

（2）心绞痛发作时，尽量陪伴患者，多与患者沟通，指导患者掌握心绞痛发作的有效应对措施。

（3）及时向患者分析讲解疾病好转信息，增强患者治疗信心。

（4）告知患者不良心理状况对疾病的负面影响，鼓励患者进行舒展身心的活动（如听音乐、看报纸）等活动，转移患者注意力。

（三）知识缺乏

1. 相关因素　与缺乏知识来源，认识能力有限有关。
2. 临床表现　患者不能说出心绞痛相关知识，不知如何避免相关因素。
3. 护理措施　如下所述。

（1）避免诱发心绞痛的相关因素：如情绪激动、饱食、焦虑不安等不良心理状态。

（2）告知患者心绞痛的症状为胸骨后疼痛，可放射至左臂、颈、胸，常为压迫或紧缩感。

（3）指导患者硝酸甘油使用注意事项。

(4) 提供简单易懂的书面或影像资料，使患者了解自身疾病的相关知识。

五、健康教育

（一）心理指导

告知患者需保持良好心态，因精神紧张、情绪激动、饱食、焦虑不安等不良心理状态，可诱发和加重病情。患者常因不适而烦躁不安，且伴恐惧，此时鼓励患者表达感觉，告知尽量做深呼吸，放松情绪才能使疾病尽快消除。

（二）饮食指导

1. 减少饮食热能　控制体重少量多餐（每天 4～5 餐），晚餐尤应控制进食量，提倡饭后散步，切忌暴饮暴食，避免过饱；减少脂肪总量，限制饱和脂肪酸和胆固醇的摄入量，增加不饱和脂肪酸；限制单糖和双糖摄入量，供给适量的矿物质及维生素，戒烟戒酒。

2. 在食物选择方面，应适当控制主食和含糖零食　多吃粗粮、杂粮，如玉米、小米、荞麦等；禽肉、鱼类，以及核桃仁、花生、葵花子等硬果类含不饱和脂肪酸较多，可多食用；多食蔬菜和水果，不限量，尤其是超体重者，更应多选用带色蔬菜，如菠菜、油菜、番茄、茄子和带酸味的新鲜水果，如苹果、橘子、山楂，提倡吃新鲜泡菜；多用豆油、花生油、菜油及香油等植物油；蛋白质按劳动强度供给，冠心病患者蛋白质按 2g/kg 供给。尽量多食用黄豆及其制品，如豆腐、豆干、百叶等，其他如绿豆、赤豆也很好。

3. 禁忌食物　忌烟、酒、咖啡以及辛辣的刺激性食品；少用猪油、黄油等动物油烹调；禁用动物脂肪高的食物，如猪肉、牛肉、羊肉及含胆固醇高的动物内脏、动物脂肪、脑髓、贝类、乌贼鱼、蛋黄等；食盐不宜多用，每天 2～4g；含钠味精也应适量限用。

（三）作息指导

制定固定的日常活动计划，避免劳累。避免突发性的劳力动作，尤其在较长时间休息以后。如凌晨起来后活动动作宜慢。心绞痛发作时，应停止所有活动，卧床休息。频发或严重心绞痛患者，严格限制体力活动，应绝对卧床休息。

（四）用药指导

1. 硝酸酯类　硝酸甘油是缓解心绞痛的首选药。

（1）心绞痛发作时可用短效制剂 1 片舌下含化，1～2min 即开始起作用，持续半小时；勿吞服。如药物不易溶解，可轻轻嚼碎继续含化。

（2）应用硝酸酯类药物时可能出现头晕、头胀痛、头部跳动感、面红、心悸，继续用药数日后可自行消失。

（3）硝酸甘油应储存在棕褐色的密闭小玻璃瓶中，防止受热、受潮，使用时应注意有效期，每用 6 个月须更换药物。如果含服药物时无舌尖麻刺、烧灼感，说明药物已失效，不宜再使用。

（4）为避免直立性低血压所引起的晕厥，用药后患者应平卧片刻，必要时吸氧。长期反复应用会产生耐药性而效力降低，但停用 10d 以上，复用可恢复效力。

2. 长期服用 β 受体阻滞药者　如使用阿替洛尔（氨酰心安）、美托洛尔（倍他乐克）时，应指导患者用药。

（1）不能随意突然停药或漏服，否则会引起心绞痛加重或心肌梗死。

（2）应在饭前服用，因食物能延缓此类药物吸收。

（3）用药过程中注意监测心率、血压、心电图等。

3. 钙通道阻滞药　目前不主张使用短效制剂（如硝苯地平），以减少心肌耗氧量。

（五）特殊及行为指导

（1）寒冷刺激可诱发心绞痛发作，不宜用冷水洗脸，洗澡时注意水温及时间。外出应戴口罩或围巾。

(2) 患者应随身携带心绞痛急救盒（内装硝酸甘油片）：心绞痛发作时，立即停止活动并休息，保持安静。及时使用硝酸甘油制剂，如片剂舌下含服，喷雾剂喷舌底 1~2 下，贴剂粘贴在心前区。如果自行用药后，心绞痛未缓解。应请求协助救护。

(3) 有条件者可以氧气吸入，使用氧气时，避免明火。

(4) 患者洗澡时应告诉家属，不宜在饱餐或饥饿时进行，水温勿过冷过热，时间不宜过长，门不要上锁，以防发生意外。

(5) 与患者讨论引起心绞痛的发作诱因，确定需要的帮助，总结预防发作的方法。

（六）病情观察指导

注意观察胸痛的发作时间、部位、性质、有无放射性及伴随症状，定时监测心率、心律。若心绞痛发作次数增加，持续时间延长，疼痛程度加重，含服硝酸甘油无效者，有可能是心肌梗死先兆，应立即就诊。

（七）出院指导

(1) 减轻体重，肥胖者需限制饮食热量及适当增加体力活动，避免采用剧烈运动防治各种可加重病情的疾病，如高血压、糖尿病、贫血、甲状腺功能亢进等。特别要控制血压，使血压维持在正常水平。

(2) 慢性稳定型心绞痛患者大多数可继续正常性生活，为预防心绞痛发作，可在1h前含服硝酸甘油 1 片。

(3) 患者应随身携带硝酸甘油片以备急用，患者及家属应熟知药物的放置地点，以备急需。

（王烁瑶）

第六节　心脏瓣膜病

一、疾病概述

（一）定义

心脏瓣膜病是由于先天性畸形、黏液样变性、退行性改变、炎症、缺血性坏死和创伤等原因引起的单个或多个瓣膜结构（包括瓣叶、瓣环、腱索或乳头肌）和（或）功能出现异常，导致瓣口狭窄和（或）关闭不全，从而产生血流动力学显著改变的一组疾病。心脏瓣膜中最常受累的是二尖瓣，其次为主动脉瓣，三尖瓣和肺动脉瓣很少受累。病变可累及 1 个瓣膜，当累及 2 个或 2 个以上瓣膜时称为多瓣膜病，后者以二尖瓣狭窄并发主动脉瓣关闭不全最常见。

（二）病因及病理生理

1. 病因

(1) 风湿热：是引起心瓣膜病的主要病因，风湿炎症导致的瓣膜损害成为风湿性心脏病，简称风心病。反复的风湿炎症作用在瓣叶，导致瓣叶和腱索出现纤维化、钙化、僵硬和挛缩畸形，从而引起瓣膜的狭窄和痉挛。

(2) 结缔组织病：如系统性红斑狼疮心内膜炎可致二尖瓣狭窄。

(3) 感染性心内膜炎：炎症破坏瓣膜结构，使瓣膜穿孔或断裂。

(4) 先天性畸形：如先天性二尖瓣脱垂、先天性心脏病等导致二尖瓣关闭不全，主动脉瓣先天性二叶瓣畸形等。

(5) 退行性病变：与年龄相关的退行性主动脉瓣狭窄已成为成人最常见的主动脉瓣狭窄的原因。据统计，约2%的65岁以上的老年人患有此病。退行性病变以主动脉瓣狭窄最为常见，其次是二尖瓣病变。

(6) 创伤：胸部穿通或顿挫伤导致瓣叶、瓣膜附属结构及升主动脉根部损伤。

2. 病理生理

(1) 二尖瓣狭窄：正常成人二尖瓣口面积为 $4\sim 6cm^2$，当瓣口面积减少至 $2cm^2$ 时为轻度狭窄；减少至 $1cm^2$ 以下时，为重度狭窄。当二尖瓣狭窄时，左心房压升高，一开始，左心房可通过代偿性扩张和心肌肥厚来增强心肌收缩；随着瓣膜口狭窄程度加重，左心房超过代偿极限，使左心房压逐渐升到，导致肺淤血；长期的肺淤血使肺循环压力升高，右心室后负荷增加，导致右心室扩张、肥厚，最终出现心力衰竭。

(2) 二尖瓣关闭不全：当出现二尖瓣关闭不全，左心室收缩时血液从左心室反流入左心房，左心房的容量负荷增加，左心房通过代偿性的扩张和肥厚增加心肌收缩力，将左心房内增多的血液在舒张期又流入左心室，使左心室的容量负荷也增加，左心室也通过代偿增加心肌收缩力，使左心室的每搏量增加，心搏量增加，射血分数维持在正常范围。随着病程的延长，持久而严重的过度容量负荷导致左心房和左心室压力过大而出现失代偿，最终出现肺淤血和左心衰竭。晚期出现肺动脉高压，导致右心衰竭、全心衰竭。

(3) 主动脉瓣狭窄：正常成人主动脉瓣口面积 $3\sim 4cm^2$，当瓣膜口面积 $\leq 1.0cm^2$ 时，左心室收缩期的压力负荷增加，导致左心室进行性室壁向心性肥厚以维持正常收缩期室壁应力和左室排血量。左室肥厚使其顺应性降低，引起左室舒张末期压力进行性升高，从而使左房的后负荷增加，左房代偿性增厚。最终由于室壁应力增高、心肌缺血和纤维化等导致左室功能衰竭。同时舒张期心腔内压力升高，压迫心内膜下血管使冠状动脉灌注减少和脑供血不足的血流动力学改变特点为舒张期左心室不仅要容纳正常从左房流入的血液，还要接受因瓣膜关闭不全从主动脉反流的血液，使左室舒张期容量负荷逐渐增大，左室扩张、肥厚。另一有利代偿机制为运动时外周阻力降低和心率增快伴舒张期缩短，使反流减轻。当代偿到一定限度时，则心室收缩功能降低致左心衰竭。同时主动脉瓣关闭不全，使主动脉舒张压降低，影响冠状动脉和全身动脉供血。

(4) 主动脉瓣关闭不全：主动脉瓣关闭不全时舒张期左心室不仅要容纳正常从左心房流入的血液，还要接受因瓣膜关闭不全从主动脉反流的血液，使左心室舒张期容量负荷增大，左室扩张、肥厚。另一有利代偿机制为运动时外周阻力降低和心率增快伴舒张期缩短，使反流减轻。当代偿到一定限度时，则心室收缩功能降低致左心衰竭。同时主动脉瓣关闭不全，使主动脉舒张压降低，影响冠状动脉和全身动脉供血。

(三) 诊断及治疗要点

1. 诊断要点　结合病史、典型的症状、听诊心脏杂音的类别和超声心动图等辅助检查结果，即可做出诊断。

2. 治疗要点　采用内科治疗、介入和手术治疗方法。内科治疗的原则为防治风湿活动，改善心功能，减轻症状，防治并发症。介入和手术治疗是治疗瓣膜病的有效方法，常用方法有扩瓣术、瓣膜成形术（图 2-19）、瓣膜置换术（图 2-20）等。

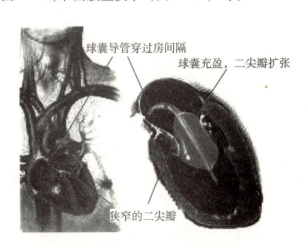

图 2-19　扩瓣术

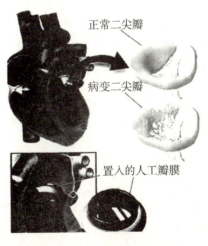

图 2-20　二尖瓣置换手术

二、疾病护理

（一）护理评估

1. 健康史　评估患者有无风湿热病史和慢性咽、扁桃体炎等反复链球菌感染病史；近期有无呼吸道感染、心律失常、过劳及情绪激动等加重病情的因素存在。

2. 身体状况

（1）二尖瓣狭窄

1）症状：一般需要达到中度狭窄（瓣口面积<1.5cm²）时开始出现临床症状，这时主要表现为肺淤血所致症状。

A. 呼吸困难：为最常见和最早期的症状。开始时呼吸困难发作常以运动、紧张、激动等为诱因，并多先有劳力性呼吸困难，随狭窄程度的加重，出现阵发性夜间呼吸困难甚至端坐呼吸。

B. 咳嗽：常见，多为干咳无痰或泡沫痰，在夜间睡眠时或劳动后出现。并发感染时咳黏液痰或脓痰。

C. 咯血：突然大量咯血是由于支气管静脉扩张破裂引起的；肺梗死时咯胶冻暗红色痰，是二尖瓣狭窄并发心力衰竭的晚期并发症；急性肺水肿时咳粉红色泡沫样痰。

D. 血栓栓塞：是二尖瓣狭窄的严重并发症，发生栓塞者有80%有心房颤动。

2）体征：①视诊，二尖瓣面容；②触诊，心尖区可触及舒张期震颤；③叩诊，心相对浊音界于胸骨左缘第3肋间向左扩大，呈现梨形心；④听诊，心尖区可闻及低调的舒张期隆隆样杂音；第一心音亢进和开瓣音；肺动脉瓣区第二音亢进、分裂等。在体征中最具有诊断意义的是心脏杂音的听诊。

（2）二尖瓣关闭不全

1）症状：早期无症状，左心功能失代偿时可出现疲乏无力、劳累后心悸、呼吸困难等。肺淤血症状出现较晚。

2）体征：心界向左下扩大，心尖搏动向左下移位。心尖区第一心音减弱，可闻及全收缩期粗糙高调的吹风样杂音，向左腋下、左肩胛下传导。

（3）主动脉瓣狭窄

1）症状：轻者多无明显症状。中、重度狭窄可有劳力性呼吸困难、晕厥和心绞痛，为主动脉瓣狭窄常见的三联征表现。

2）体征：心尖搏动呈抬举性；主动脉瓣可闻及响亮、粗糙的收缩期吹风样杂音，向颈部、心尖区传导，为主动脉瓣狭窄最重要的体征；主动脉瓣区第二音减弱。脉细弱，脉压减小，血压偏低。

（4）主动脉瓣关闭不全

1）症状：早期可无症状，或仅有心悸、头部动脉搏动感。病变严重时可出现劳力性呼吸困难等左心衰竭的表现。有时出现体位性头晕及心绞痛。

2）体征：心尖搏动向左下移位，搏动有力而弥散。胸骨左缘第3、4肋间可闻及舒张期高调叹气样递减型杂音，向心尖部传导，前倾坐位时听诊明显；收缩压升高、舒张压下降，脉压增大，出现水冲脉、股动脉枪击音及毛细血管搏动征等周围血管征。

3. 心理-社会状况　患者因病程长，反复发作，社会支持差，出现并发症，常有焦虑不安、神经过敏、压抑等心理反应。风湿病受社会因素和环境因素影响明显，好发于社会低收入的女性及寒冷潮湿的季节。

4. 辅助检查

（1）X线检查

1）中、重度二尖瓣狭窄时，左心房增大，肺动脉段突出，心影呈梨形（二尖瓣型心脏）（图2-21），有肺淤血征象。

2）二尖瓣关闭不全时左心房、左心室增大，肺淤血和肺间质水肿征，肺动脉段突出。

3）主动脉瓣关闭不全时心影呈靴形（主动脉型），即左心室增大伴升主动脉扩张、迂曲，主动脉弓突出（图2-22）。

4）主动脉瓣狭窄时心影可正常或轻度增大，主动脉根部有狭窄后扩张。

（2）心电图：二尖瓣狭窄时左心房明显扩大后可见宽大而有切迹的P波，称二尖瓣型P波（图2-23），并可见各类心律失常，以房颤最常见；二尖瓣关闭不全、主动脉瓣狭窄和主动脉瓣关闭不全可有左心室肥厚及继发性ST-T改变。

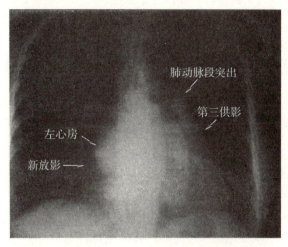

图2-21 二尖瓣型心脏，肺淤血

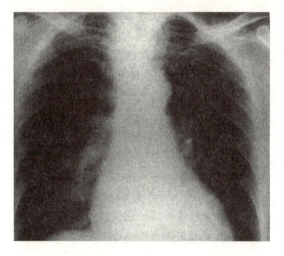

图2-22 主动脉型

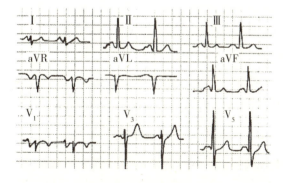

图2-23 二尖瓣型P波

（3）超声心动图：是确诊二尖瓣狭窄最敏感可靠的方法。M型超声心动图示二尖瓣前叶活动曲线双峰消失，呈"城墙样"改变；二尖瓣关闭不全时左心房增大，左心室扩大，脉冲多普勒超声和彩色多普勒血流显像可在左心房内探及明显收缩期高速反流；主动脉瓣狭窄时左室壁增厚，主动脉瓣开放幅度减低。多普勒超声可测出主动脉瓣口面积及跨瓣压差；主动脉瓣关闭不全时左室内径及左室流出道增宽，主动脉根部内经增大，二尖瓣前叶可见舒张期震颤。脉冲多普勒超声和彩色多普勒血流显像可在左心室探及全收缩期高速射流，为最敏感的确定主动脉瓣反流的方法。

（二）护理诊断及合作性问题

1. 活动无耐力　与心瓣膜病导致心排血量减少有关。
2. 有感染的危险　与长期肺淤血、风湿活动和呼吸道抵抗力下降有关。
3. 知识缺乏　缺乏疾病的预防保健知识。
4. 潜在并发症　肺部感染、充血性心力衰竭、心律失常、栓塞、感染性心内膜炎。

（三）护理措施

1. 一般护理

（1）休息与活动：根据心功能情况合理安排休息与活动，有风湿活动、并发症及心力衰竭者，须卧床休息；呼吸困难患者采取坐位或半卧位；左房内有巨大附壁血栓者应严格卧床休息，防止脱落造成其他部位栓塞；病情允许者应鼓励患者多翻身、进行肢体的主动与被动运动、温水泡脚或下床活动等，防止下肢静脉血栓的形成。

（2）饮食护理：给予高热量、高蛋白、低胆固醇、富含维生素、清淡易消化的饮食，少量多餐，促进机体的恢复。心力衰竭者应限制钠盐摄入，以减轻心脏负担。保持大便通畅。

2. 病情观察

（1）生命体征的观察：注意观察心率、心律、脉搏频率及节律的变化。

（2）风湿活动的观察：观察有无关节疼痛、皮肤环形红斑和皮下结节等风湿活动的表现。

（3）并发症的观察：观察患者有无栓塞、心力衰竭、肺部感染、感染性心内膜炎等并发症的发生。

3. 配合治疗护理

（1）用药护理：遵医嘱使用抗生素、抗风湿、抗心律失常和抗血小板聚集的药物治疗。长期甚至终生应用青霉素，120万U，1次/月；口服抗风湿药物如阿司匹林；积极治疗并发症，如并发心功能不全者应用强心剂、利尿剂和血管扩张剂等；并发感染者，给予足够疗程的抗感染治疗；并发心房纤颤者应控制心室率及抗凝治疗，以防诱发心功能不全或栓塞。观察药物疗效及不良反应。

（2）生活护理：做好口腔与皮肤护理，患者应勤换衣裤、被褥，防止受凉。积极预防和控制感染，纠正心律失常，避免劳累和情绪激动，以免诱发心力衰竭。

（3）手术配合护理：对准备实施扩瓣术、瓣膜成形术、瓣膜置换术及拟行经皮球囊瓣膜成形术的患者，应按医嘱做好术前准备。具体手术时间和手术类型应根据病情选择，病情进展快者应及早进行，进展慢、无症状者定期复查，适时进行。

4. 心理护理　向患者讲解疾病的发生发展过程、病因及诱因、并发症等，让患者了解瓣膜治疗的长期性和必要性，保持情绪稳定和乐观精神，树立战胜疾病的信心。

（四）护理目标及评价

患者活动耐力逐渐增加，生活能够自理；住院期间无感染发生；能说出相关疾病的预防保健知识。评价是否达到以上护理目标。

三、健康指导

（1）向患者及家属介绍本病的病因和病程进展特点，说明本病治疗的长期性、艰苦性，鼓励患者坚定治疗的信心，做好长期与疾病做斗争以控制病情进展的思想准备，适合手术者尽早择期手术治疗以提高生活质量。

（2）指导患者尽可能改善居住环境，保持室内空气流通、温暖、干燥，阳光充足，防止风湿活动。

（3）帮助患者安排好活动与休息，特别是女性患者要注意家务劳动要适量，教育家属分担家务并理解患者、支持患者，减轻劳动负担。

(4) 日常生活中适当锻炼，加强营养，提高机体抵抗力。注意防寒保暖，避免上呼吸道感染，避免与呼吸道感染患者接触，预防感染，一旦发生感染，应及时治疗。

(5) 在拔牙、内镜检查、导尿术、分娩、人工流产等手术前应向医生说明风湿热的病史，便于预防性地使用抗生素；扁桃体反复发炎者，在风湿活动控制后 2～4 个月手术摘除扁桃体。

(6) 育龄妇女要根据心功能情况在医生指导下控制好妊娠与分娩时机。

(7) 向患者解释坚持按医嘱服药的重要性，提供有关药物使用的书面材料，并定期门诊复查。

（王烁瑶）

第七节 心包炎

国内临床资料统计表明，心包疾病占心脏疾病住院患者的 1.5%～5.9%。心包炎按病因分类，分为感染性心包炎和非感染性心包炎。非感染性心包炎多由肿瘤、代谢性疾病、自身免疫性疾病、尿毒症等所致。按病情进展可分为急性心包炎（伴或不伴心包积液）、亚急性渗出性缩窄性心包炎、慢性心包积液、粘连性心包炎、慢性缩窄性心包炎等。临床上以急性心包炎和慢性缩窄性心包炎为最常见。

一、急性心包炎

急性心包炎是心包脏层与壁层间的急性炎症，可由细菌、病毒、自身免疫、物理、化学等因素引起。心包炎亦常是某种疾病的一部分表现或为某种疾病的并发症，为此常被原发病掩盖，但也可独立表现。根据急性心包炎病理变化，可以分为纤维蛋白性或渗出性两种。

（一）病因、病理、病理生理

1. 病因　急性心包炎的病因有：①原因不明者，称为急性非特异性。②病毒、细菌、真菌、寄生虫、立克次体等感染。③自身免疫反应：风湿热、结缔组织疾病如系统性红斑狼疮、类风湿关节炎、结节性多动脉炎、白塞病、艾滋病；心肌梗死后综合征、心包切开后综合征；某药物引发如普鲁卡因胺、青霉素等。④肿瘤性：原发性如间皮瘤、脂肪瘤、纤维肉瘤，继发性如乳腺癌、肺癌、白血病、淋巴瘤等。⑤内分泌、代谢性疾病：如尿毒症、痛风、甲状腺功能减低、淀粉样变。⑥物理因素：如放射性、外伤如心肺复苏后、穿透伤、钝伤、介入治疗操作相关等。⑦邻近器官疾病引发：如急性心肌梗死、胸膜炎、主动脉夹层、肺梗死等。

常见病因为风湿热、结核、细菌感染，近年来病毒感染、肿瘤、尿毒症性和心肌梗死性心包炎发病率显著增多。

2. 病理　在急性期心包壁层、脏层上有纤维蛋白、白细胞和少量内皮细胞的渗出，无明显液体积聚，此时称为纤维蛋白性心包炎。以后如果液体增加，则为渗出性心包炎，液体多为黄而清的，偶可混浊不清、化脓性或呈血性，量可由 100mL 至 3L，一般积液在数周至数月内吸收，可伴随发生壁层与脏层的粘连、增厚、缩窄。

液体也可较短时间内大量积聚引起心脏压塞。急性心包炎心外膜下心肌有炎性变化，如范围较广可称为心肌心包炎。炎症也可累及纵隔、横膈和胸膜。

3. 病理生理　心包腔正常时平均压力接近于零或低于大气压，吸气时呈轻度负压，呼气时近于正压。急性纤维蛋白性心包炎或积液少量不致引起心包内压力增高，故不影响血流动力学。如果液体迅速增多，心包无法伸展或来不及伸展以适应其容量的变化，造成心包内压力急剧上升，引起心脏受压，致使心室舒张期充盈受阻，周围静脉压亦升高，使心排血量降低，血压下降，导致急性心脏压塞临床表现发生。

（二）临床表现

1. 症状

(1) 胸痛：心前区疼痛是纤维蛋白性心包炎主要症状，如急性非特异性心包炎、感染性心包炎。

疼痛常位于心前区或胸骨后，可放射到颈部、左肩、左臂及左肩胛骨，也可达上腹部，疼痛性质呈压榨样或锐痛，也可闷痛，常与呼吸有关，常因咳嗽、深呼吸、变换体位或吞咽而加重。

（2）呼吸困难：呼吸困难是心包积液时最突出的症状。严重的呼吸困难患者可呈端坐呼吸，身躯前倾、呼吸浅速、面色苍白、发绀。

（3）全身症状：可有干咳、声音嘶哑及吞咽困难等症状，常因压迫气管、食管而产生。也可有发冷、发热、乏力、烦躁、心前区或上腹部闷胀等。大量渗液可影响静脉回流，出现体循环淤血表现如颈静脉怒张、肝大、腹腔积液及下肢水肿等。

（4）心脏压塞：心包积液快速增加可引起急性心脏压塞，出现气促、心动过速、血压下降、大汗淋漓、四肢冰凉，严重者可意识恍惚，发生急性循环衰竭、休克等。

如积液积聚较慢，可出现亚急性或慢性心脏压塞，表现为颈静脉怒张、静脉压升高、奇脉。

2. 体征

（1）心包摩擦音：心包摩擦音是纤维蛋白性心包炎的典型体征，多位于心前区，以胸骨左缘第3、4肋间、坐位时身体前倾、深吸气最为明显，心包摩擦音可持续数小时或持续数天、数周，当积液增多将二层心包分开时，摩擦音即消失，如有部分心包粘连仍可闻及。心前区听到心包摩擦音就可做出心包炎的诊断。

（2）心包积液：心浊音界向两侧增大，皆为绝对浊音区；心尖搏动弱，且位于心浊音界的内侧或不能扪及；心音低钝、遥远；积液大量时可出现心包积液征（Ewart征），即在左肩胛骨下叩诊浊音和闻及因左肺受压引起的支气管呼吸音。

（3）心脏压塞：除有体循环淤血体征外。按心脏压塞程度，脉搏可表现为正常、减弱或出现奇脉。奇脉是大量积液患者，触诊时桡动脉搏动呈吸气性显著减弱或消失，呼气时又复原的现象。也可通过血压测量来诊断，即吸气时动脉收缩压下降10mmHg或更多。急性心脏压塞可因动脉压极度降低，奇脉难察觉出来。

3. 并发症

（1）复发性心包炎：复发性心包炎是急性心包炎最难处理的并发症，在初次发病后数月至数年反复发病并伴严重的胸痛。发生率20%~30%，多见于急性非特异性心包炎、心脏损伤后综合征。

（2）缩窄性心包炎：缩窄性心包炎常见于结核性心包炎、化脓性心包炎、创伤性心包炎。

（三）实验室检查

1. 化验检查　由原发病决定，如感染性心包炎常有白细胞计数增加、血沉增快等。

2. X线检查　对渗出性心包炎有一定价值，可见心影向两侧增大，心脏搏动减弱或消失；尤其是肺部无明显充血而心影显著增大是心包积液的X线表现特征。但成人液体量少于250mL、儿童少于150mL时，X线难以检出。

3. 心电图　急性心包炎时来自心包下心肌的心电图异常表现为：①常有窦性心动过速。②ST段抬高，呈弓背向下，见于除aVR导联以外的所有导联，aVR导联中ST段压低。③一至数日后，ST段回到基线，T波低平或倒置，持续数周至数月后T波逐渐恢复正常。④心包积液时有QRS低电压。⑤包膜下心房肌受损时可有除aVR和V_1导联外P-R段压低。

4. 超声心动图　对诊断心包积液迅速可靠。M型或二维超声心动图中均可见液性暗区以确定诊断。心脏压塞的特征为：右心房及右心室舒张期塌陷；吸气时室间隔左移，右心室内径增大，左心室内径减小等。

5. 心包穿刺　抽取的积液做生物学、生化、细胞分类、查瘤细胞的检查等，确定病因；缓解心脏压塞症状；必要时在心包腔内给予抗菌或化疗药物等。

6. 心包镜及心包活检　有助于明确病因。

（四）治疗原则

1. 病因治疗　根据病因给予相应治疗，如结核性心包炎给予规范化抗结核治疗，化脓性心包炎应用敏感抗生素治疗等。

2. 非特异性心包炎的治疗

（1）应用非甾体类抗炎药物治疗：可应用数月的时间，缓慢减量直至停药。

（2）应用糖皮质激素药物治疗：如果应用非甾体类抗炎药物治疗无效，则可应用糖皮质激素治疗，常用泼尼松40~60mg/d，1~3周，症状严重者可静脉应用甲泼尼龙。须注意当激素减量时，症状常可反复。

3. 复发性心包炎的治疗　秋水仙碱0.5~1mg/d，至少1年，缓慢减量停药。但终止治疗后部分患者有复发倾向。对顽固性复发性心包炎伴严重胸痛患者，可考虑外科心包切除术治疗。

4. 心包积液、心脏压塞治疗　①结核性或化脓性心包炎要充分、彻底引流，提高治疗效果和减少心包缩窄发生率。②心包积液中、大量，将要发生心脏压塞的患者，行心包穿刺引流。③已发生心脏压塞患者，无论积液量多少都要紧急心包穿刺引流。④由于积液中有较多凝块、纤维条索状物，会影响引流效果或风险大的患者，可行心包开窗引流。

二、缩窄性心包炎

缩窄性心包炎是心脏被纤维化或钙化的心包致密厚实地包围，使心室舒张期充盈受限而引发一系列循环障碍的疾病。

（一）病因、病理、病理生理

1. 病因　缩窄性心包炎继发于急性心包炎，病因以结核性心包炎为最常见，其次为化脓或创伤性心包炎。少数患者与急性非特异性心包炎、心包肿瘤及放射性心包炎等有关，也有部分患者其病因不明。

2. 病理　急性心包炎随着渗液逐渐吸收，心包出现弥漫的或局部的纤维组织增生、增厚粘连、壁层与脏层融合钙化，使心脏及大血管根部受限。心包长期缩窄，心肌可萎缩。如心包显微病理示为透明样变性组织，提示为非特异性，如为结核性肉芽组织或干酪样病变，则提示为结核性。

3. 病理生理　纤维化、钙化的心包使心室舒张期扩张受阻，心室舒张期充盈减少，使心搏量下降。为维持心排血量，心率增快。上、下腔静脉也因心包缩窄而回流受阻，出现静脉压升高，颈静脉怒张、肝大、腹腔积液、下肢水肿，出现Kussmaul征。

Kussmaul征：吸气时周围静脉回流增多而已缩窄的心包使心室失去适应性扩张的能力，致静脉压增高，吸气时颈静脉更明显扩张。

（二）临床表现

1. 症状　常见症状为劳力性呼吸困难、疲乏、食欲缺乏、上腹胀满或疼痛。也可因肺静脉压高而导致症状如咳嗽、活动后气促。也可有心绞痛样胸痛。

2. 体征　有颈静脉怒张、肝大、腹腔积液、下肢水肿、心率增快，可见Kussmaul征。腹腔积液常较皮下水肿出现得早、明显得多，这情况与心力衰竭中所见相反。

窦性心律，有时可有房颤。脉搏细弱无力，动脉收缩压降低，脉压变小。心尖搏动不明显，心音减低，少数患者在胸骨左缘第3、4肋间可闻及心包叩击音。

（三）实验室检查

1. X线检查　心影偏小、正常或轻度增大；左右心缘变直，主动脉弓小而右上纵隔增宽（上腔静脉扩张），有时可见心包钙化。

2. 心电图　窦性心律，常有心动过速，有时可有房颤。QRS波群低电压、T波低平或倒置。

3. 超声心动图　对缩窄性心包炎的诊断价值远不如对心包积液诊断价值，可见心包增厚、僵硬、钙化、室壁活动减弱、舒张早期室间隔向左室侧移动等，但均非特异而恒定的征象。

4. 右心导管检查　右心导管检查的特征性表现：是肺毛细血管压力、肺动脉舒张压力、右心室舒张末期压力、右心房压力均升高且都在相同或相近高水平，右心房压力曲线呈M或W波形，右心室收缩压轻度升高，舒张早期下陷及高原形曲线。

（四）治疗原则

1. 外科治疗　应尽早施行心包剥离术。但通常在心包感染、结核被控制，即应手术并在术后继续用药1年。
2. 内科辅助治疗　应用利尿药和限盐缓解机体液体潴留，水肿症状；对于房颤伴心室率快的患者，可首选地高辛，之后再应用β受体阻滞药和钙拮抗药。

三、心包炎护理措施

（一）体位与休息

对于呼吸困难患者要根据病情帮助患者采取半卧位或前倾坐位，依靠床桌，保持舒适体位。协助患者满足生活需要。对于有胸痛的患者，要卧床休息，保持情绪稳定，不要用力咳嗽、深呼吸或突然改变体位，以免使疼痛加重。

（二）呼吸观察与给氧

观察呼吸困难的程度，有无呼吸浅快、发绀，观察血气变化。根据缺氧程度调节氧流量，观察吸氧效果。

（三）预防感染

嘱患者加强营养，给予高热量、高蛋白、高维生素的易消化饮食，限制钠盐摄入，增强机体抵抗力。避免受凉，防止呼吸道感染，以免加重呼吸困难症状。

（四）输液护理

控制输液速度，防止加重心脏负担。

（五）用药护理

遵医嘱给予非甾体抗炎药，注意有无胃肠道反应、出血等不良反应。遵医嘱给予糖皮质激素、抗生素、抗结核、抗肿瘤等药物治疗。

（六）健康教育

1. 增强抵抗力　告诉患者注意充分休息，加强营养，给予高热量、高蛋白、高维生素的易消化饮食，限制钠盐摄入。注意防寒保暖，预防呼吸道感染。
2. 坚持药物治疗　指导患者必须坚持足够疗程的药物治疗，不能擅自停药，防止复发。注意药物不良反应，定期随访。
3. 积极治疗　对缩窄性心包炎的患者，讲明行心包剥离术的重要性，解除心理障碍，尽早接受手术治疗。

（王烁瑶）

第八节　心肌炎

一、概述

心肌炎是指心肌实质或间质局限性或弥漫性病变，由多种病因所致。小儿时期心肌炎主要由病毒及细菌感染或急性风湿热引起。病情轻重不一，轻者可无症状，重者出现疲乏无力、恶心、呕吐、胸闷、呼吸困难等症状。可因心源性休克或严重心律失常而猝死。按发病原因可分为3种类型。

(1) 感染性心肌炎：由细菌、病毒、真菌、螺旋体和原虫等感染所致。
(2) 反应性心肌炎：为变态反应及某些全身性疾病在心肌的反应。
(3) 中毒性心肌炎：由药物、毒物反应或中毒而引起的心肌炎性病变。

其中病毒性心肌炎最常见。病毒性心肌炎是指人体感染嗜心性病毒（肠道病毒、黏病毒、腺病毒、巨细胞病毒及麻疹、腮腺炎、乙型脑炎、肝炎病毒等），引起心肌非特异间质性炎症。该炎症可呈局限性或弥漫性，病程可以是急性、亚急性或慢性。急性病毒性心肌炎患者多数可完全恢复正常，很少发生猝死，一些慢性发展的病毒性心肌炎可以演变为心肌病。

目前，全球对病毒性心肌炎发病机制尚未完全明了，但是随着病毒性心肌炎实验动物模型和培养搏动心肌细胞感染柯萨奇 B 组病毒致心肌病变模型的建立，对病毒性心肌炎发生机制的阐明已有了很大的发展。以往认为该病过程有两个阶段：①病毒复制期。②免疫变态反应期。但是近来研究结果表明，第一阶段除有病毒复制直接损伤心肌外，也存在有细胞免疫损伤过程。

第一阶段：病毒复制期，该阶段是病毒经血液直接侵犯心肌，病毒直接作用，产生心肌细胞溶解作用。第二阶段：免疫变态反应期，对于大多数病毒性心肌炎（尤其是慢性期者），病毒在该时期内可能已不存在，但心肌仍持续受损。目前认为该期发病机制是通过免疫变态反应，主要是 T 细胞免疫损伤致病。

二、临床表现

病毒性心肌炎的临床症状具有轻重程度差异大，症状表现常缺少特异典型性的特点。约有半数患者在发病前（1~3周）有上呼吸道感染和消化道感染史。但他们的原发病症状常轻重不同，有时症状轻，易被患者忽视，须仔细询问才能被注意到。

（一）症状

（1）心脏受累的症状：可表现为胸闷、心前区隐痛、心悸、气促等。

（2）有一些病毒性心肌炎是以一种与心脏有关或无关的症状为主要或首发症状就诊的

1）以心律失常为主诉和首发症状就诊者。

2）少数以突然剧烈的胸痛为主诉者，而全身症状很轻。此类情况多见于病毒性心肌炎累及心包或胸膜者。

3）少数以急性或严重心功能不全症状为主就诊。

4）少数以身痛、发热、少尿、昏厥等严重全身症状为主，心脏症状不明显而就诊。

（二）体征

1. 心率改变　或心率增快，但与体温升高不相称；或为心率减缓。

2. 心律失常　节律常呈不整齐，期前收缩最为常见，表现为房性或为室性期前收缩。其他缓慢性心律失常如房室传导阻滞、病态窦房结综合征也可出现。

3. 心界扩大　病情轻者心脏无扩大，一般可有暂时性扩大，可以恢复。

4. 心音及心脏杂音　心尖区第一心音可有减低或分裂或呈胎心音样。发生心包炎时有心包摩擦音出现。心尖区可闻及收缩期吹风样杂音，系发热、心腔扩大所致；也可闻及心尖部舒张期杂音，也为心室腔扩大、相对二尖瓣狭窄所产生。

5. 心力衰竭体征　较重病例可出现左侧心力衰竭或右侧心力衰竭的体征，甚至极少数出现心源性休克的一系列体征。

（三）分期

病毒性心肌炎根据病情变化和病程长短可分为四期。

1. 急性期　新发病者临床症状和体征明显而多变，病程多在 6 个月以内。

2. 恢复期　临床症状和客观检查好转，但尚未痊愈，病程一般在 6 个月以上。

3. 慢性期　部分患者临床症状、客观检查呈反复变化或迁延不愈，病程多在 1 年以上。

4. 后遗症期　患心肌炎时间已久，临床已无明显症状，但遗留较稳定的心电图异常，如室性期前收缩、房室或束支传导阻滞、交界区性心律等。

三、诊断标准

（1）在上呼吸道感染、腹泻等病毒感染后1~3周或急性期中出现心脏表现（如舒张期奔马律、心包摩擦音、心脏扩大等）和（或）充血性心力衰竭或阿-斯综合征者。

（2）上述感染后1~3周或发病同时新出现的各种心律失常而在未服抗心律失常药物前出现下列心电图改变者

1) 房室传导阻滞或窦房阻滞、束支传导阻滞。

2) 2个以上导联ST段呈不平型或下斜型下移≥0.05mV，或多个导联ST段异常抬高或有异常Q波者。

3) 频发多形、多源成对或并行性期前收缩；短阵室速、阵发性室上速或室速，扑动或颤动等。

4) 2个以上以R波为主波的导联T波倒置、平坦或降低＜R波的1/10。

5) 频发房性期前收缩或室性期前收缩。

注：具有（1）至（3）任何一项即可诊断。具有（4）或（5）或无明显病毒感染史者要补充下列指标以助诊断：①左室收缩功能（减弱经无创或有创检查证实）。②病程早期有CPK、CPK-MB、GOT、LDH增高。

（3）如有条件应进行以下病原学检查

1) 粪便、咽拭子分离出柯萨奇病毒或其他病毒和（或）恢复期血清中同型病毒抗体滴度较第一份血清升高4倍（双份血清应相隔2周以上），或首次滴度＞1：640者为阳性，1：320者为可疑。

2) 心包穿刺液分离出柯萨奇病毒或其他病毒等。

3) 心内膜、心肌或心包分离出病毒或特异性荧光素标记抗体检查阳性。

4) 对尚难明确诊断者可长期随访。在有条件时可做心肌活检以帮助诊断。

5) 在考虑病毒性心肌炎诊断时，应除外甲状腺功能亢进症、β受体功能亢进症及影响心肌的其他疾患，如风湿性心肌炎、中毒性心肌炎、冠心病、结缔组织病及代谢性疾病等。

四、治疗原则

目前病毒性心肌炎尚无特效治疗方法。一般治疗原则以休息、对症处理为主。本病多数患者经休息和治疗后可以痊愈。

（一）休息

休息对本病的治疗意义是减轻心脏负担，防止心脏扩大、发生心力衰竭和心律失常。即使是已有心脏扩大者，经严格休息一个相当长的时间后，大多数也可使心脏恢复正常。具体做法是：卧床休息，一般卧床休息需3个月左右，直至症状消失、心电图正常。如果心脏已扩大或有心功能不全者，卧床时间还应延长到半年，直至心脏不能继续缩小、心力衰竭症状消失。其后在严密观察下，逐渐增加活动量。在病毒性心肌炎的恢复期中，应适当限制活动3~6个月。

（二）对症处理

1. 改善心肌营养和代谢　具有改善心肌营养和代谢作用的药物有维生素C、维生素B_6、维生素B_{12}、辅酶A、肌苷、细胞色素C、三磷腺苷（ATP）、三磷腺苷（CTP）、辅酶Q_{10}等。

2. 调节细胞免疫功能　目前常用的有人白细胞干扰素、胸腺素、免疫核糖核酸等。目前由于各地在这类药物生产中质量、含量的不一致，在使用时需对一些不良反应、变态反应注意。中药黄芪已在调节细胞免疫功能方面显示出良好作用。

3. 治疗心律失常和心力衰竭　详见心律失常和心力衰竭有关内容。需注意的是：心肌炎患者对洋地黄类药物耐受性低，敏感性高，用药量需减至常规用药量的1/2~2/3，以防止发生洋地黄类药物中毒。

4. 治疗重症病毒性心肌炎　重症病毒性心肌炎表现为短期内心脏急剧增大、高热不退、急性心力衰竭、休克，高度房室传导阻滞等。

（1）肾上腺皮质激素：肾上腺皮质激素可以抑制抗原抗体，减少变态反应，有利于保护心肌细胞、消除局部的炎症和水肿，有利于挽救生命，安度危险期。但是地塞米松等肾上腺皮质激素对于一般急性病毒感染性疾病属于禁用药。病毒性心肌炎是否可以应用此类激素治疗，现也意见不一。因为肾上腺皮质激素有抑制干扰素的合成，促进病毒繁殖和炎症扩散的作用，有加重病毒性心肌炎心肌损害的可能，所以现在一般认为病毒性心肌炎在急性期，尤其是前2周内，除重症病毒性心肌炎患者外，一般是禁用肾上腺皮质激素的。

（2）治疗重症病毒性心肌炎高度房室传导阻滞或窦房结损害应首先及时应用人工心脏起搏器度过急性期。

（3）对于重症病毒性心肌炎患者，特别是并发心力衰竭或心源性休克者，近期有人提出应用1,6-二磷酸果糖（FDP）5g 静脉滴注。1,6-二磷酸果糖是糖代谢过程的底物，具有增加能量的作用，有利于心肌细胞能量的代谢。

五、常见护理问题

（一）活动无耐力

1. 相关因素　①头痛、不适。②虚弱、疲劳。③缺乏动机、沮丧。
2. 预期目标　①患者活动耐力增加了。②患者进行活动时，虚弱、疲劳感减轻或消失。③患者能说出影响其活动耐力的因素。④患者能参与所要求的身体活动。
3. 措施

（1）心肌炎急性期，有并发症者，需卧床休息，待体温、心电图及X线检查恢复正常后逐渐增加活动量。

（2）进行必要的解释和鼓励，解除心理紧张和顾虑，使能积极配合治疗和得到充分休息。不要过度限制活动及延长患者卧床休息时间，鼓励患者白天坐在椅子上休息。下床活动前患者要做充分的活动准备，并为患者自理活动提供方便，如抬高床头，使患者便于起身下床。

（3）鼓励采取缓慢的重复性的活动，保持肌肉的张力，如上下肢的循环运动等。为患者提供安全的活动场所，把障碍物移开。

（4）合理安排每日的活动计划，在2次活动之间给予休息时间，不要急于求成。若患者在活动后出现心悸、气促、呼吸困难、胸闷、胸痛、心律失常、血压升高、脉搏加快等反应，则应停止活动，并以此作为限制最大活动量的指征。

（二）舒适的改变：心悸、气促

1. 相关因素　①心肌损伤。②心律失常。③心功能不全。
2. 预期目标　①患者主诉不适感减轻。②患者能够运用有效的方法缓解不适。
3. 措施

（1）心肌炎并发心律失常或心功能不全时应增加卧床时间，协助生活护理，避免劳累。保持室内空气新鲜，呼吸困难者给予吸氧，半卧位。

（2）遵医嘱给药控制原发疾病，补充心肌营养。

（3）给予高蛋白、高维生素、易消化的低盐饮食；少量多餐。避免刺激性食物。高热者给予营养丰富的流质或半流质饮食。

（4）安慰患者，消除其紧张情绪，鼓励患者保持最佳的心理状态。指导患者使用放松技术，如：缓慢地深呼吸，全身肌肉放松等。

（5）戒烟、酒。

（三）心排血量减少

1. 相关因素　心肌收缩力减弱。

2. 预期目标　患者保持充足的心排血量，表现为生命体征正常。
3. 措施

（1）尽可能减少或排除增加心脏负荷的原因及诱发因素，如有计划地护理患者，减少不必要的干扰，以保证充足的休息及睡眠时间；嘱患者卧床休息，协助患者满足生活需要；减少用餐时的疲劳，给予易消化、易咀嚼的食物，嘱患者晚餐要少吃一点。

（2）为患者提供一个安静、舒适的环境，限制探视，保证患者充分休息。根据病情给予适当的体位。保持室内空气新鲜，定时翻身拍背，预防呼吸道感染。

（3）持续吸氧，流量根据病情调节。输液速度不超过20~30滴/分。准备好抢救用物品和药物。

（四）潜在并发症：心律失常

1. 评估

（1）加强床旁巡视，观察并询问患者有无不适。

（2）严密心电监护，记录心律失常的性质、每分钟次数等。

2. 措施

（1）心肌炎并发轻度心律失常者应适当增加休息，避免劳累及感染，心律失常如影响心肌排血功能或有可能导致心功能不全者，应卧床休息。

（2）给予易消化饮食，少量多餐，禁烟、酒，禁饮浓茶、咖啡。

（3）准备好抢救药品及物品。

（五）潜在并发症：充血性心力衰竭

1. 评估

（1）观察神志及末梢循环情况：意识状态、面色、唇色、甲床颜色等。

（2）测量生命体征变化。

（3）了解心力衰竭的体征变化，如水肿轻重、颈静脉怒张程度等。

（4）准确记录液体出入量，注意日夜尿量情况，夜尿量增多考虑有无早期心力衰竭和隐性水肿的可能。病情允许可每周测量体重，如体重增加，一般情况较差，要警惕早期心力衰竭所致水钠潴留。

（5）应用洋地黄类药物时，严密观察洋地黄的中毒表现。

2. 措施

（1）心肌炎并发心力衰竭者需绝对卧床休息，抬高床头使患者半卧位。待心力衰竭症状消除后可逐步增加活动量。

（2）合理使用利尿药，严格控制输液量及每分钟滴速。间断或持续给氧，氧流量2~3L/min，严重缺氧时4~6L/min为宜。

（3）给患者高蛋白、高维生素、易消化的低盐饮食，少量多餐。避免刺激性食物。补充钾盐及含钾丰富的食物，如香蕉、橘子。

（4）做好基础护理：注意保暖，多汗者及时更衣，防止受凉，预防呼吸道感染；长期卧床，尤其是水肿患者，要定时协助翻身，预防压疮；做好口腔及皮肤护理。保持大便通畅，便秘时使用开塞露。习惯性便秘者，每日给通便药物。

（5）预防细菌、病毒感染；防止再次发生药物中毒及物理性作用对心肌的损害。

（六）潜在并发症：猝死

1. 评估

（1）密切观察病情变化，了解猝死征兆：心前区痛、胸闷、气急、心悸、乏力、室性期前收缩及心肌梗死症状。

（2）对心电图出现缺血性改变及双束支传导阻滞的患者应加强巡视，准备好抢救药品及物品。

2. 措施

（1）病情平稳时做好健康指导，使患者自觉避免危险因素，包括情绪激动、劳累、饱餐、寒冷、吸烟等。

（2）掌握猝死的临床表现：神志不清、抽搐、呼吸减慢或变浅甚至停滞、发绀、脉搏触不到、血压测不到、瞳孔散大、对光反射消失。

（3）一旦发生猝死立即进行心肺复苏、建立静脉通道，遵医嘱给药、必要时予以电除颤或心脏起搏。

（4）心跳恢复后，严密观察病情变化，包括神志、呼吸、心电图、血压、瞳孔等，并做详细记录。

六、健康教育

（一）预防感染

病毒性心肌炎是感染病毒引起的。防止病毒的侵入是十分重要的。尤其应预防呼吸道感染和肠道感染。对易感冒者平时应注意营养，避免过劳，选择适当的体育活动以增强体质。避免不必要的外出，必须外出时应注意防寒保暖，饮食卫生。感冒流行期间应戴口罩，避免去人口拥挤的公共场所活动。

1. 预防呼吸道和消化道感染　多数病毒性心肌炎患者在发病前 1~3 周内或发病同时有呼吸道或消化道感染的前驱表现，因此积极采取措施加以预防，可以减少病毒性心肌炎的发生。

2. 预防病毒性传染病　麻疹、脊髓灰质炎、肠道病毒感染、风疹、水痘、流行性腮腺炎等病毒性传染病均可累及心肌而形成病毒性心肌炎，因此积极有效地预防这些传染病，可以降低心肌炎的发病率。

3. 及时治疗各种病毒性疾病　及时治疗呼吸道感染、消化道感染及其他病毒性疾病。在病毒血症阶段即采用抗病毒药物治疗，便可直接杀灭病毒，减少病毒侵入心肌的机会或数量，降低心肌炎的发病率或减轻病情。

4. 避免条件致病因数的影响　在感染病毒之后机体是否发生心肌炎，除了与受感染者的性别、年龄、易感性以及所感染的病毒是否具有嗜心性、感染的数量等有关之外，还与受到细菌感染、发热、精神创伤、剧烈运动、过劳、缺氧、接受放射线或辐射、受冷、过热、使用激素、营养不良、接受外科手术、外伤、妊娠、心肌梗死等条件因子影响有关。这些条件因子不仅容易引起心肌炎发病，而且在病后易使病情反复、迁延或加重，因此必须积极防治。

（二）适当休息

急性发作期，一般应卧床休息 2~4 周，急性期后仍应休息 2~3 个月。严重心肌炎伴心界扩大者，应休息 6~12 个月，直到症状消失，心界恢复正常。如出现胸闷、胸痛、烦躁不安时，应在医生指导下用镇静、止痛药。心肌炎后遗症者，可尽量与正常人一样地生活工作，但不宜长时间看书、工作甚至熬夜。应避免情绪激动及过度体力活动而引起身体疲劳，使机体免疫抗病能力降低。

（三）饮食调摄

饮食宜高蛋白、高热量、高维生素，尤其是含维生素 C 多的食物，如山楂、苹果、橘子、西红柿等。多食葡萄糖、蔬菜、水果。忌暴饮暴食，忌食辛辣、熏烤、煎炸之品。吸烟时烟草中的尼古丁可促进冠状动脉痉挛收缩，影响心肌供血，饮酒会造成血管功能失调，故应戒烟、忌酒。食疗上可服用菊花粥、人参粥等，可遵医嘱服用生晒参、西洋参等，有利于心肌炎的恢复。

（四）体育锻炼

在恢复期时，根据自己的体力参加适当的锻炼，如散步、保健操、气功等，可早日康复及避免后遗症。心肌炎后遗症只要没有严重心律失常，可参加一般性的体育锻炼，如慢跑、跳舞、气功、太极拳等，持之以恒，以利于疾病的康复。

（五）监测生命体征

每日注意测量体温、脉搏、呼吸等生命体征。高热的患者给予降温、口腔护理及皮肤护理。由于心肌收缩无力、心排血量急剧下降易导致心源性休克，应及时测血压、脉搏。如患者出现脉搏微弱、血压下降、烦躁不安、面色灰白等症状，应立即送往医院进行救治。

（六）不良反应

心肌炎反复发作的患者，长期服用激素，要注意观察不良反应和毒性反应，如高血压、胃肠道消化性溃疡及穿孔、出血等。心肌炎的患者对洋地黄制剂极为敏感，易出现中毒现象，应严格掌握用药剂量。急性患者应用大剂量维生素 C 及能量合剂，静脉滴注或静脉推注时要注意保护血管，控制速度，以防肺水肿。

（七）居室应保持空气新鲜、流通

定期通风换气，但要避免患者直接吹风，防止感冒加重病情。冬季注意保暖。平素应加强身体锻炼，运动量不宜过大，可由小量到大量，以患者能承受不感劳累为度，可做些气功、太极拳、散步等活动。

（唐慧莉）

第九节 感染性心内膜炎

感染性心内膜炎是心内膜表面的微生物感染，伴赘生物形成。生物是大小不等、形状不一的血小板和纤维素团块，内有微生物和炎症细胞。瓣膜是最常受累部位，间隔缺损部位、腱索或心壁内膜也可发生感染。而动静脉瘘、动脉瘘（如动脉导管未闭）、主动脉缩窄部位的感染虽然属于动脉内膜炎，但临床与病理均类似于感染性心膜炎。

感染性心内膜炎根据病程可分为急性和亚急性。急性感染性心内膜炎特点是：中毒症状明显；病情发展迅速，数天或数周引起瓣膜损害；迁移性感染多见；病原体主要是金黄色葡萄球菌。亚急性感染性心内膜炎特点是：中毒症状轻；病程长，可数周至数月；迁移性感染少见；病原体多见草绿色链球菌，其次为肠球菌。

感染性心内膜炎又可分为自体瓣膜心内膜炎、人工瓣膜心内膜炎和静脉药瘾者的心内膜炎。本章主要阐述自体瓣膜心内膜炎。

一、病因与发病机制

（一）病因

感染性心内膜炎主要是由链球菌和葡萄球菌感染。急性感染性心内膜炎主要由金黄色葡萄球菌引起，少数患者由肺炎球菌、淋球菌、A 族链球菌和流感杆菌等所致。亚急性感染性心内膜炎由草绿色链球菌感染最常见，其次为 D 族链球菌（牛链球菌和肠球菌）、表皮葡萄球菌，其他细菌较少见。真菌、立克次体和衣原体等是感染性心内膜炎少见的致病微生物。

（二）发病机制

1. 急性感染性心内膜炎　目前尚不明确，由来自皮肤、肌肉、骨骼、肺等部位的活动性感染灶的病原菌，细菌量大，细菌毒力强，具有很强的侵袭性和黏附于心内膜的能力。主要累及正常心瓣膜，主动脉瓣常受累。

2. 亚急性感染性心内膜炎　亚急性感染性心内膜炎临床上至少占据病例的 2/3，其发病与以下因素有关。

（1）血流动力学因素：亚急性感染性心内膜炎患者约有 3/4 主要发生于器质性心脏病，多为心脏瓣膜病，主要是二尖瓣和主动脉瓣，其次是先天性心血管病，如室间隔缺损、动脉导管未闭、法洛四联症和主动脉狭窄。赘生物常位于二尖瓣关闭不全的瓣叶心房面、主动脉瓣关闭不全的瓣叶心室面和室间隔缺损的间隔右心室侧，可能与这些部位的压力下降和内膜灌注减少，利于微生物沉积和生长有关。高速射流冲击心脏或大血管内膜处可使局部损伤，如二尖瓣反流面对的左心房壁、主动脉反流面对的二尖瓣前叶有关腱索和乳头肌，未闭动脉导管射流面对的肺动脉壁的内皮损伤，并容易感染。在压差小的部位，发生亚急性感染性心内膜炎少见，如房间隔缺损和大室间隔缺损或血流缓慢时，如房颤和心力衰竭时少见，瓣膜狭窄时比关闭不全少见。

近年来，随着风湿性心脏病发病率的下降，风湿性瓣膜心内膜炎发生率也随之下降。由于超声心动图诊断技术的普遍应用，主动脉瓣二叶瓣畸形、二尖瓣脱垂和老年性退行性瓣膜病的诊断率提高和风湿性瓣膜病心内膜炎发病率的下降，而非风湿性瓣膜病的心内膜炎发病率有所升高。

（2）非细菌性血栓性心内膜病变：研究证实，当内膜的内皮受损暴露内皮下结缔组织的胶原纤维时，血小板聚集，形成血小板微血栓和纤维蛋白沉积，成为结节样无菌性赘生物，称其为非细菌性血栓性心内膜病变，是细菌定居瓣膜表面的重要因素。无菌性赘生物最常见于湍流区域、瘢痕处（如感染性心内膜炎后）和心脏外因素所致内膜受损。正常瓣膜可偶见。

（3）短暂性菌血症感染无菌性赘生物：各种感染或细菌寄居的皮肤黏膜的创伤（如手术、器械操作等）导致暂时性菌血症。皮肤和心脏外其他部位葡萄球菌感染的菌血症；口腔创伤常致草绿色链球菌菌血症；消化道和泌尿生殖道创伤或感染常引起肠球菌和革兰阴性杆菌菌血症，循环中的细菌如定居在无菌性赘生物上。细菌定居后，迅速繁殖，促使血小板进一步聚集和纤维蛋白沉积，感染性赘生物增大。纤维蛋白层覆盖在赘生物外，阻止吞噬细胞进入，为细菌生存繁殖提供良好的庇护所，即发生感染性心内膜炎。

细菌感染无菌性赘生物需要有几个因素：①发生菌血症的频度。②循环中细菌的数量，这与感染程度和局部寄居细菌的数量有关。③细菌黏附于无菌性赘生物的能力。草绿色链球菌从口腔进入血流的机会频繁，黏附性强，因而成为亚急性感染性心内膜炎最常见致病菌；虽然大肠埃希菌的菌血症常见，但黏附性差，极少引起心内膜炎。

二、临床表现

从短暂性菌血症的发生至症状出现之间的时间多在2周以内，但有不少患者无明确的细菌进入途径可寻。

（一）症状

1. 发热 发热是感染性心内膜炎最常见的症状，除有些老年或心、肾衰竭重症患者外，几乎均有发热，常伴有头痛、背痛和肌肉关节痛的症状。亚急性感染性心内膜炎起病隐匿，可伴有全身不适、乏力、食欲缺乏和体重减轻等症状，可有弛张性低热，一般<39℃，午后和晚上高。急性感染性心内膜炎常有急性化脓性感染，呈暴发性败血症过程，有高热、寒战。常可突发心力衰竭。

2. 非特异性症状
（1）脾大：有15%~50%，病程>6周的患者可出现。急性感染性心内膜炎少见。
（2）贫血：贫血较为常见，尤其多见于亚急性感染性心内膜炎，伴有苍白无力和多汗。多为轻、中度贫血，晚期患者有重度贫血。主要由于感染骨髓抑制所致。
（3）杵状指（趾）：部分患者可见。

3. 动脉栓塞 多发生于病程后期，但也有少部分患者为首发症状。赘生物引起动脉栓塞可发生在机体的任何部位，如脑、心脏、脾、肾、肠系膜及四肢。脑栓塞的发生率最高。在由左向右分流的先天性心血管病或右心内膜炎时，肺循环栓塞常见。如三尖瓣赘生物脱落引起肺栓塞，表现为突然咳嗽、呼吸困难、咯血或胸痛等症状。肺栓塞还可发展为肺坏死、空洞，甚至脓气胸。

（二）体征

1. 心脏杂音 80%~85%的患者可闻心脏杂音，是基础心脏病和（或）心内膜炎导致瓣膜损害所致。

2. 周围体征 可能是微血管炎或微栓塞所致，多为非特异性，包括：①瘀点：多见病程长者，可出现于任何部位，以锁骨、皮肤、口腔黏膜和睑结膜常见。②指、趾甲下线状出血。③Roth斑：多见于亚急性感染性心内膜炎，表现为视网膜的卵圆形出血斑，其中心呈白色。④Osler结节：为指和趾垫出现豌豆大的红或紫色痛性结节，较常见于亚急性感染性心内膜炎。⑤Janeway 损害：是手掌和足底处直径 1～4mm，无痛性出血红斑，主要见于急性感染性心内膜炎。

（三）并发症

1. 心脏

（1）心力衰竭：是最常见并发症，主要由瓣膜关闭不全所致，以主动脉瓣受损患者最多见。其次为二尖瓣受损的患者，三尖瓣受损的患者也可发生。各种原因的瓣膜穿孔或腱索断裂导致急性瓣膜关闭不全时，均可诱发急性左心衰竭。

（2）心肌脓肿：常见于急性感染性心内膜炎患者，可发生于心脏任何部位，以瓣膜周围特别在主动脉瓣环多见，可导致房室和室内传导阻滞。可偶见心肌脓肿穿破。

（3）急性心肌梗死：多见于主动脉瓣感染时，出现冠状动脉细菌性动脉瘤，引起冠状动脉栓塞，发生急性心肌梗死。

（4）化脓性心包炎：主要发生于急性感染性心内膜炎患者，但不多见。

（5）心肌炎。

2. 细菌性动脉瘤　多见于亚急性感染性心内膜炎患者，发生率为 3%～5%。一般见于病程晚期，多无自觉症状。受累动脉多为近端主动脉及主动脉窦、脑、内脏和四肢，可扪及的搏动性肿块，发生周围血管时易诊断。如果发生在脑、肠系膜动脉或其他深部组织的动脉时，常到动脉瘤出血时才可确诊。

3. 迁移性脓肿　多见于急性感染性心内膜炎患者，亚急性感染性心内膜炎患者少见，多发生在肝、脾、骨髓和神经系统。

4. 神经系统　神经系统受累表现，约有 1/3 患者发生。

（1）脑栓塞：占其中 1/2。最常受累的是大脑中动脉及其分支。

（2）脑细菌性动脉瘤：除非破裂出血，多无症状。

（3）脑出血：由脑栓塞或细菌性动脉瘤破裂所致。

（4）中毒性脑病：可有脑膜刺激征。

（5）化脓性脑膜炎：不常见，主要见于急性感染性心内膜炎患者，尤其是金黄色葡萄球菌性心内膜炎。

（6）脑脓肿。

5. 肾　大多数患者有肾损害：①肾动脉栓塞和肾梗死：多见于急性感染性心内膜炎患者。②局灶性或弥漫性肾小球肾炎：常见于亚急性感染性心内膜炎患者。③肾脓肿：但少见。

三、实验室检查

（一）常规项目

1. 尿常规　显微镜下常有血尿和轻度蛋白尿。肉眼血尿提示肾梗死。红细胞管型和大量蛋白尿提示弥漫性肾小球性肾炎。

2. 血常规　白细胞计数正常或轻度升高，分类计数轻度左移。可有"耳垂组织细胞"现象，即揉耳垂后穿刺的第一滴血液涂片时可见大单核细胞，是单核-吞噬细胞系统过度受刺激的表现。急性感染性心内膜炎常有血白细胞计数增高，并核左移。红细胞沉降率升高。亚急性感染性心内膜炎患者常见正常色素型正常细胞性贫血。

（二）免疫学检查

80% 的患者血清出现免疫复合物，25% 的患者有高丙种球蛋白血症。亚急性感染性心内膜炎在病程 6 周以上的患者中有 50% 类风湿因子阳性。当并发弥漫性肾小球肾炎的患者，血清补体可降低。免疫学异常表现在感染治愈后可消失。

（三）血培养

血培养是诊断菌血症和感染性心内膜炎的最有价值重要方法。近期未接受过抗生素治疗的患者血培养阳性率可高达95%以上。血培养的阳性率降低，常由于2周内用过抗生素或采血、培养技术不当所致。

（四）X线检查

肺部多处小片状浸润阴影，提示脓毒性肺栓塞所致的肺炎。左心衰竭时可有肺淤血或肺水肿征。主动脉增宽可是主动脉细菌性动脉瘤所致。

细菌性动脉瘤有时需经血管造影协助诊断。

CT扫描有助于脑梗死、脓肿和出血的诊断。

（五）心电图

心肌梗死心电图表现可见于急性感染性心内膜炎患者。主动脉瓣环或室间隔脓肿的患者可出现房室、室内传导阻滞的情况。

（六）超声心动图

超声心动图发现赘生物、瓣周并发症等支持心内膜炎的证据，对明确感染性心内膜炎诊断有重要价值。经食管超声（TTE）可以检出<5mm的赘生物，敏感性高达95%以上。

四、治疗原则

（一）抗微生物药物治疗

抗微生物药物治疗是治疗本病最重要的措施。用药原则为：①早期应用。②充分用药，选用灭菌性抗微生物药物，大剂量和长疗程。③静脉用药为主，保持稳定、高的血药浓度。④病原微生物不明时，急性感染性心内膜炎应选用针对金黄色葡萄球菌、链球菌和革兰阴性杆菌均有效的广谱抗生素，亚急性感染性心内膜炎应用针对链球菌、肠球菌的抗生素。⑤培养出病原微生物时，应根据致病菌对药物的敏感程度选择抗微生物药物。

1. 经验治疗　病原菌尚未培养出时，对急性感染性心内膜炎患者，采用萘夫西林、氨苄西林和庆大霉素，静脉注射或滴注。亚急性感染性心内膜炎患者，按常见的致病菌链球菌的用药方案，以青霉素为主或加庆大霉素静脉滴注。

2. 已知致病微生物时的治疗

（1）青霉素敏感的细菌治疗：至少用药4周。对青霉素敏感的细菌如草绿色链球菌、牛链球菌、肺炎球菌等。①首选大剂量青霉素分次静脉滴注。②青霉素加庆大霉素静脉滴注或肌内注射。③青霉素过敏时可选择头孢曲松或万古霉素静脉滴注。

（2）青霉素耐药的链球菌治疗：①青霉素加庆大霉素，青霉素应用4周，庆大霉素应用2周。②万古霉素剂量同前，疗程4周。

（3）肠球菌心内膜炎治疗：①大剂量青霉素加庆大霉素静脉滴注。②氨苄西林加庆大霉素，用药4~6周，治疗过程中酌减或撤除庆大霉素，防其不良反应。③治疗效果不佳或不能耐受者可改用万古霉素，静脉滴注，疗程4~6周。

（4）对金黄色葡萄球菌和表皮葡萄球菌的治疗：①萘夫西林或苯唑西林，静脉滴注，用药4~6周，治疗开始3~5d加用庆大霉素，剂量同前。②青霉素过敏或无效患者，可用头孢唑林，静脉滴注，用药4~6周，治疗开始3~5d，加用庆大霉素。③如青霉素和头孢菌素无效时，可用万古霉素4~6周。

（5）耐药的金黄色葡萄球菌和表皮葡萄球菌治疗：应用万古霉素治疗4周。

（6）对其他细菌治疗：用青霉素、头孢菌素或万古霉素，加或不加氨基糖苷类，疗程4~6周。革兰阴性杆菌感染，可用氨苄西林、哌拉西林、头孢噻肟或头孢拉定，静脉滴注。加庆大霉素，静脉滴注。环丙沙星，静脉滴注也可有效。

（7）真菌感染治疗：用两性霉素B，静脉滴注。首日1mg，之后每日递增3~5mg，总量3~5g。在用药过程中，应注意两性霉素的不良反应。完成两性霉素疗程后，可口服氟胞嘧啶，用药需数月。

（二）外科治疗

有严重心脏并发症或抗生素治疗无效的患者，应考虑手术治疗。

五、护理措施

（一）一般护理

要保持室内环境清洁整齐，定时开窗通风，保持空气新鲜。注意防寒保暖，保持口腔、皮肤清洁，预防呼吸道、皮肤感染。

（二）饮食护理

给予高热量、高蛋白、高维生素、易消化的半流食或软食，注意补充蔬菜、水果，变换膳食花样和口味，促进食欲，补充高热引起的机体消耗。

（三）发热护理

观察体温和皮肤黏膜，每4~6h测量1次，并准确记录，以判断病情进展和治疗效果。观察患者皮肤情况，检查有无指、趾甲下线状出血、指和趾垫出现豌豆大的红或紫色痛性结节、手掌和足底无痛性出血红斑等周围体征。

高热患者应卧床休息，给予物理降温如温水擦浴、冰袋等，及时记录降温后体温变化。及时更换被汗浸湿的床单、被套，为避免患者因大汗频繁更换衣服而受凉，可在患者出汗多的时候，在衣服与皮肤之间衬以柔软的毛巾，便于及时更换，增加舒适感。

患者高热、大汗要及时补充水分，必要时注意补充电解质，记录出入量，保证水及电解质的平衡。注意口腔护理，防止感染，增加食欲。

（四）正确采集血标本

正确留取合格的血培养标本，对于本病的诊断、治疗十分重要，而采血方法、培养技术及应用抗生素的时间，都可影响血培养阳性率。告诉患者暂时停用抗生素和反复多次抽取血的必要性，以取得患者的理解和配合。留取血培养标本方法如下：

对于未开始治疗的亚急性感染性心内膜炎患者应在第1d每间隔1h采血1次，共3次。如次日未见细菌生长，重复采血3次后，开始抗生素治疗。

已用过抗生素患者，应停药2~7d后采血。急性感染心内膜炎患者应在入院后3h内，每隔1h 1次共取3个血标本后开始治疗。

每次取静脉血10~20mL，做需氧和厌氧培养，至少应培养3周，并周期性做革兰染色涂片和次代培养。必要时培养基需补充特殊营养或采用特殊培养技术。

（五）病情观察

严密观察体温及生命体征的变化；观察心脏杂音的部位、强度、性质有无变化，如有新杂音出现、杂音性质的改变往往与赘生物导致瓣叶破损、穿孔或腱索断裂有关；注意观察脏器动脉栓塞有关症状，当患者发生可疑征象，尽早报告医师及时处理。

（六）用药护理

遵医嘱给予抗生素治疗，告诉患者病原菌隐藏在赘生物内和内皮下，需要坚持大剂量、全疗程、时间长的抗生素治疗才能杀灭，要严格按时间、剂量准确地用药，以确保维持有效的血药浓度。注意保护患者静脉血管，有计划地使用，以保证完成长时间的治疗。在用药过程中要注意观察用药效果和可能出现的不良反应，如有发生及时报告医师，调整抗生素应用方案。

（七）健康教育

1. 提高患者依从性　帮助患者及家属认识本病的病因、发病机制，坚持足够疗程的治疗意义。
2. 就诊注意事项　告诉患者在就诊时应向医师讲明本人有心内膜炎病史，在实施口腔内手术如拔牙、扁桃体摘除，上呼吸道手术或操作及生殖、泌尿、消化道侵入性检查或其他外科手术前，应预防性使用抗生素。

3. 预防感染　嘱咐患者平时要注意防寒、保暖，保持口腔及皮肤清洁，不要挤压痤疮、疖、痈等感染病灶，减少病原菌侵入机会。

4. 病情观察　帮助患者掌握病情自我观察方法，如自测体温，观察体温变化，观察有无栓塞表现等，定期门诊随诊，有病情变化及时就诊。

5. 家属支持　教育患者家属要在长时间疾病诊治过程中，注意给患者生活照顾，心理支持，鼓励协助患者积极治疗。

（唐慧莉）

第十节　急性心功能不全

一、护理评估

（一）疾病相关因素

（1）急性弥漫性心肌损害引起心肌收缩无力，如急性心肌炎、广泛性心肌梗死等。

（2）急起的机械性阻塞引起心脏阻力负荷加重，排血受阻，如严重的瓣膜狭窄、心室流出道梗阻、心房内球瓣样血栓或黏液瘤嵌顿，动脉总干或大分支栓塞等。

（3）急起的心脏容量负荷加重，如外伤、急性心肌梗死或感染性心内膜炎引起的瓣膜损害，腱索断裂，心室乳头肌功能不全，间隔穿孔，主动脉窦动脉瘤破裂入心腔，以及静脉输血或输入含钠液体过快或过多。

（4）急起的心室舒张受限制，如急性大量心包积液或积血、快速的异位心律等。

（5）严重的心律失常，如心室颤动（简称室颤）和其他严重的室性心律失常、心室暂停、显著的心动过缓等，使心脏暂停排血或排血量显著减少。

（二）身体评估

（1）突发严重的呼吸困难，呼吸频率常达每分钟30～40次。

（2）强迫体位，面色灰白、发绀、大汗、烦躁，同时频繁咳嗽，咳粉红色泡沫样痰。

（3）极重者可因脑缺氧而致神志模糊。

（4）听诊时两肺满布湿性啰音和哮鸣音，心尖部第一心音减弱，频率快，同时有舒张早期第三心音而构成奔马律。肺动脉瓣第二心音亢进。

（5）血压测定可发现患者可有一过性的高血压，病情如不缓解，血压可持续下降直至休克。

（三）辅助检查

（1）体格检查：呼吸频率常达每分钟30～40次。听诊时两肺满布湿性啰音和哮鸣音，心尖部第一心音减弱，频率快，同时有舒张早期第三心音而构成奔马律。肺动脉瓣第二心音亢进。血压测定可发现患者可有一过性的高血压，病情如不缓解，血压可持续下降直至休克。

（2）心电图：可显示出患者有心律失常的表现。

（3）X线检查：可显示出心影的大小及外形，根据心脏扩大的程度和动态变化可间接反映心脏的功能，也可以诊断有无肺淤血。

（4）超声心动图检查：可比X线检查提供更准确的各心腔大小变化、心瓣膜结构及功能情况，还可以用于估计心脏的收缩和舒张功能。

（四）心理-社会方面

评估患者的精神状态，评估患者对疾病的认识能力，评估患者的社会支持系统及利用情况。

二、护理措施

（1）安置于危重监护病房，立即予持续心电、呼吸、血压等监护，关注心率、心律、心音强弱变化，详细记录护理内容。

（2）高流量鼻管吸氧，对病情严重者予面罩或麻醉机吸氧，湿化瓶中可加入50%酒精，以利用酒精的作用消除泡沫。

（3）取坐位，双腿下垂，可采用四肢轮扎，减少回心血量，改善肺充血，同时注意患者安全，防止坠床。

（4）迅速建立静脉通道：保证静脉给药和采集电解质、肾功能等血标本，尽快送检血气标本。

（5）观察患者神志、尿量、出汗等变化。

（6）协助患者咳嗽，保持呼吸道的通畅。

（7）遵医嘱予快速、强效的强心、利尿、镇静剂，准确记录出入量。

（8）严格控制输液速度。

（9）加强皮肤及口腔的护理。

（10）心理护理：护士应保持良好工作情绪，关心、体贴、鼓励患者，做好充分的解释、安慰工作，避免他人谈论任何令患者烦恼、激动的事情，协助患者克服各种不利于疾病治疗的生活习惯和嗜好。

三、健康指导

（1）心理指导：解释精神应激可加重心理负担，有时甚至诱发肺水肿，因此，需要保持情绪稳定，避免持续紧张和过度兴奋。

（2）休息：需要绝对卧床休息，注意保暖，避免感冒。

（3）饮食指导：控制钠盐的摄入，低胆固醇、低动物脂肪、高热量、高维生素、清淡易消化的饮食。

（4）限制水分摄入：准确记录出入量，根据患者情况保持出入量平衡。

（5）用药指导

1）强心药物：如洋地黄等，其作用是增强心肌收缩力，减慢心率，但急性心肌梗死、心肌炎、肺心病引起的心衰，因心肌缺血严重，对洋地黄耐受性低，应谨慎且小剂量用药。严重低钾、室上性心动过速、房室传导阻滞忌用或慎用。洋地黄毒性反应最常见的是恶心、呕吐、黄视、心率加快或减慢等，应用洋地黄期间，应严密观察心率、心律、尿量变化及胃肠道症状。

2）血管扩张剂：如硝普钠、硝酸酯类等，是通过扩张周围血管而轻心脏前或后负荷，减少心肌耗氧量，改善心脏功能。静脉滴注硝普钠时应用避光纸包裹，其扩张血管作用强而快，静脉滴注2~3分钟即发生作用，有恶心、不安、头痛及低血压等不良反应。因此，在输液过程中，要严格控制输液速度，切忌自行调节滴数，持续用药超24小时，应重新配制，以防药物分解物产生，影响治疗效果。

3）输液过程中不能突然坐起或站立，以防出现低血压而晕倒；如果出现低血压表现时，应立即平卧，减慢或停止输液。硝普钠在体内代谢较快，所以，休息片刻可迅速缓解。当停止使用硝普钠时，应更换输液装置，以免输入其他液体后，遗留在管道内的硝普钠残液再次输入，引起低血压及心跳骤停。

4）快速利尿：静脉注射呋塞米。一方面呋塞米的高效能利尿作用使血容量及细胞外液明显减少，足以降低回心血量，减少左心室充盈压；另一方面，它还能舒张小动脉，降低外周阻力，进一步减轻左心负荷，因而解除急性肺水肿。

（6）注意保护皮肤，穿柔软衣裤，定时更换体位，预防压疮发生。

（7）告知家属与之相关知识，取得配合治疗患者的工作。

(8) 告知患者配合医务人员治疗的重要性，有利于自身健康的恢复。

（唐慧莉）

第十一节　慢性心功能不全

一、护理评估

（一）疾病相关因素

(1) 心肌损害：冠心病心肌缺血、心肌梗死、心肌炎、心肌病（主要以病毒性心肌炎和原发性扩张性心肌病最为常见）、心肌代谢障碍性疾病如糖尿病性心肌病、维生素 B_1 缺乏及心肌淀粉样变性等。

(2) 心脏压力负荷（后负荷）过重：高血压、主动脉瓣膜狭窄、肺动脉高压及肺动脉瓣狭窄。

(3) 心脏容量负荷（前负荷）过重：心脏瓣膜关闭不全、间隔缺损、动脉导管未闭、慢性贫血及甲状腺功能亢进。

(4) 感染：尤其呼吸道感染是心力衰竭最常见的诱因，其次是风湿活动、泌尿系统感染及消化系统感染。感染性心内膜炎是导致心脏病病情迅速恶化的重要原因。

(5) 过度体力活动导致的疲劳、情绪激动和紧张。

(6) 妊娠和分娩。

(7) 心律失常：特别是快速心律失常，如阵发性房颤、阵发性室性或室上性心动过速严重心动过缓，如完全性房室传导阻滞等。

(8) 输血或输液（尤其含钠液体）过多、过快。

(9) 电解质紊乱和酸碱失衡。

(10) 药物作用：如使用负性肌力药或抑制心肌收缩力药、水钠制剂潴留，以及洋地黄类正性肌力药用量不足或应用不当等。

（二）身体评估

1. 左心衰竭的症状　主要表现为肺循环淤血。
(1) 疲劳、乏力。
(2) 劳力性呼吸困难：是左心衰竭时较早出现和最常见的症状。
(3) 端坐呼吸。
(4) 夜间阵发性呼吸困难。
(5) 急性肺水肿。
(6) 咳嗽、咳痰、咯血。
(7) 少尿。
(8) 肺部湿性啰音。
(9) 心脏扩大、肺动脉瓣区第二心音亢进、舒张期奔马律。

2. 右心衰竭症状体征
(1) 消化道症状：胃肠道及肝淤血引起食欲不振、恶心、呕吐、腹胀等是最常见的症状。
(2) 呼吸困难。
(3) 下垂性水肿。
(4) 肝-颈回流征：平卧触压肝脏，颈静脉充盈搏动明显。
(5) 肝大：常伴压痛，晚期可出现黄疸和大量腹腔积液。
(6) 心脏体征：若有三尖瓣关闭不全时在三尖瓣听诊区可闻及收缩期吹风样杂音。若有相对性三尖瓣狭窄时，在三尖瓣听诊区可闻及舒张早期杂音。

（三）辅助检查

1. X 线检查

（1）左心衰竭时可发现左心室或左心房扩大，可见肺叶间胸膜增厚，或有少量胸腔积液。

（2）右心衰竭继发于左心衰竭者，X 线检查显示心脏向两侧扩大；单纯右心衰竭者，可见右心房及右心室扩大，肺野清晰。

（3）上腔静脉阴影增宽，可伴有两侧或单侧胸腔积液由慢性肺心病引起的右心衰竭，有肺气肿、肺纹理粗乱及支气管感染征象。

2. 超声心动图　比 X 线更准确地提供各心脏大小的变化与心脏瓣膜结构及功能情况。

3. 放射性核素检查　判断心脏大小、EF 值及反映心脏舒张功能。

4. 有创性血流动力学检查　漂浮导管，直接反映左心功能。

（四）心理–社会方面

评估患者的精神状态。评估患者对疾病的认识能力。评估患者的社会支持系统及利用情况。

二、护理措施

（1）环境：尽量安排住单人房间，床上加护栏，并保持室内空气新鲜及适宜的温湿度，以利患者休息。

（2）体位：半卧位或端坐位，注意患者安全，防止坠床。

（3）皮肤情况：要保持床铺整洁，无渣滓，骨隆凸处垫褥疮垫，每 2 小时翻身 1 次，水肿部位应轻握轻碰。

（4）病情观察：随时观察病情变化，及时处理，并做好记录。

（5）出入量：严格记录 24 小时出入量。摄入量包括由口服液、静脉输液；排出量包括尿量、呕吐物与引流液，必要时限制入量，输液可采用混合浓缩法以减少摄入量。并可每日测量腹围及定时测体重，以了解体内液体滞留情况，摄入量过多或过少均应通知医生。

（6）镇静：心力衰竭患者多有烦躁不安，要经常巡视患者，安慰患者，减轻患者的焦虑。必要时遵医嘱予地西泮或吗啡等镇静剂，以减少心肌耗氧量，缓解症状（但应注意吗啡会引起呼吸抑制，应监测患者呼吸状况）。

（7）用药护理

1）利尿剂：尽量在白天用，防止夜尿过多，影响睡眠。用强利尿剂时注意电解质情况，并定期复查，防止低钾等电解质紊乱的发生。肌内注射应避开水肿部位。

2）洋地黄类：定期复查药物浓度，用药前先数心率，少于 60 次/分时应停药并通知医生。静脉推注去乙酰毛花苷注射液时，速度要慢，并有第二人听心率，观察用药反应。

3）血管扩张剂：应用硝普钠时应避光，每 4~6 小时换药 1 次，以免影响疗效。同时监测血压变化，防止低血压的发生。

（8）吸氧：用鼻导管或面罩给氧，急性期 4~6L/min，在湿化瓶中加入 50% 酒精，以利用酒精的作用消除泡沫。慢性心力衰竭 2~3L/min，以改善缺氧，并监测血氧浓度及血气变化。

（9）输液速度：注意输液时速度不可过快（20~30 滴/分），不可过多。防止发生急性肺水肿。

（10）饮食：饮食宜清淡、低盐（每日限盐 2g）、低热量、易消化、高维生素、富含钾、镁及适量纤维素的食物，少食多餐，避免进食腌渍类、罐头、乳酪、刺激性等食品。

（11）休息：卧床期间应协助并满足患者的生活需要。

（12）活动：每日进行适量的活动，开始在室内活动，逐渐到病房内活动，循序渐进，以不引起心率加快、血压升高、呼吸困难、疲乏等不适为准。

（13）心理护理：患者常因病情反复而表现烦躁不安、紧张恐惧、悲观、失望等以致病情加重，因此要给予患者鼓励、支持，讲明心理因素对疾病的影响，增强治疗信心。

三、健康指导

（1）积极治疗各种原发病，避免各种诱因，如感染、心律失常、体力过劳、情绪激动、饮食不当等，以免诱发或加重心衰，保持稳定的情绪，注意保暖，避免感冒。

（2）活动指导：合理休息与活动，心功能1级患者应适当休息，保证睡眠，注意劳逸结合；心功能2级患者应增加休息，但能起床活动；心功能3级患者应限制活动，增加卧床休息时间；心功能4级患者绝对卧床休息。

（3）给予患者及家属饮食指导：低盐、低热量、高维生素易消化饮食，避免产气的食物及浓茶、咖啡机辛辣等刺激性食物，戒烟酒，少食多餐，不易过饱。

（4）适当限制水分，控制食盐量，心功能2级患者食盐量<4g/d，心功能3级患者<2.5g/d，心功能4级患者<1g/d或忌盐，但应用强效利尿剂时不应严格限盐，以免引起低钠血症。

（5）长期卧床易引起静脉血栓、体位性低血压，在恢复时鼓励适当活动。

（6）养成每天排便习惯，预防便秘，排便时不要过度用力，以免加重心脏负担。

（7）指导自我检测脉搏，观察病情变化，如足部出现水肿，突然气急，夜尿增加，体重增加，厌食等提示心力衰竭复发，及时就诊。

（唐慧莉）

第十二节　冠状动脉粥样硬化性心脏病介入治疗的护理

一、选择性冠状动脉造影术

（一）概述

冠状动脉造影术（coronary arteriography，CAG）即向冠状动脉内注入对比剂，使心脏表浅大的冠状动脉显影的方法。临床上可分为非选择性CAG和选择性CAG。非选择性CAG即将对比剂高压注入左心室或主动脉根部，使对比剂随血流同时进入左、右冠状动脉，左、右冠状动脉同时显影。但它常常难以提供清晰的冠状动脉影像。而选择性CAG克服了此缺点，能够对冠状动脉解剖情况提供较满意效果，目前临床上已被广泛采用。

（二）冠状动脉解剖

冠状动脉是供给心脏的唯一动脉，分为左冠脉和右冠脉。

1. 左冠状动脉（left coronary artery，LCA）　起源于升主动脉左后方的左主动脉窦，其开口位于左窦外侧中上部、窦嵴下1cm处。LCA发出后称左主干（left main，LM），而后分为左前降支（left anterior descending，LAD）和左回旋支（left circumflex，LCX），LAD沿前室间沟下行至心尖部或再向后终止在后室间沟近心尖部。沿途分出对角支（diagonal，D）及向室间隔垂直发出多个前穿隔支（septal，S）。LCX沿左房室沟由心脏左前向左后绕行，沿途发出钝缘支（obtuse marginal，OM），左房支（left auricular branch），有些左主干还直接发出一支粗大的中间支（intermediate artery，或Ramus），位于LAD和LCX夹角中央，因此左主干发出三大支，亦称"三叉型"。

2. 右冠状动脉（right coronary artery，RCA）　起源于升主动脉右前方的右主动脉窦，其开口位于右窦外侧中上部、窦嵴下1cm处，沿右房室沟由心脏右前方向右后绕行，沿途发出分支有：①圆锥支（conus branch，CB）。②窦房结支（sinus node，SN）。③右室支（right Ventricular，RV）。④锐缘支（acute marginal，AM）。⑤房室结支（A-V Node，AVN）。⑥后降支（posterior descending artery，PD亦称posterior interventricular artery），在后室间沟内向下延伸到心尖，沿途向心脏后室间沟垂直发出多个后穿隔支。⑦左室后侧支（posterior lateral，PL，亦称retroventricular artery）。

(三) 适应证和禁忌证

1. 适应证

（1）不典型心绞痛，或原因不明的胸痛为明确诊断者。

（2）内科治疗无效，活动能力受限（Ⅲ、Ⅳ级）的稳定型心绞痛为了手术者。

（3）不稳定型心绞痛而无心律失常、严重高血压等其他原因，为了手术需了解冠状动脉病变性质者。

（4）梗死前综合征准备紧急 PTCA 或冠状动脉旁路移植手术（CABG）者，可做急诊冠状动脉造影。

（5）陈旧性心肌梗死并发室壁瘤准备手术切除者。

（6）PTCA 或 CABG 后仍有心绞痛症状，需了解冠状动脉残余狭窄情况或移植血管通畅程度者。

（7）急性心肌梗死准备做冠状动脉内给药溶栓治疗或准备做 PTCA 者，术前了解冠状动脉病变情况。

（8）急性心肌梗死合并心源性休克，在主动脉内气囊泵反搏支持下冠状动脉造影，以便紧急冠状动脉搭桥者。

（9）年龄 40 岁以上瓣膜置换术前，需了解是否有冠状动脉病变者。

2. 禁忌证

（1）各种急性感染期。

（2）严重心律失常及严重的高血压未加控制者。

（3）电解质紊乱，洋地黄中毒。

（4）有出血倾向者，现有出血疾病者或正在抗凝治疗者。

（5）对比剂过敏者。

（6）其他脏器功能衰竭者或严重营养不良，难以忍受者。

（7）严重肝肾功能不全。

（8）活动性心肌炎。

(四) 术前护理

（1）术前宣教：向患者及家属介绍冠心病的概念，冠状动脉造影术的目的、意义、手术方法、手术环境。介绍咳嗽的目的，教患者练习床上排便。请手术成功的患者亲自介绍体会，使患者了解手术的必要性、安全性及注意事项。同时，根据患者提出的问题和引起焦虑的原因进行有针对性的心理疏导，以减轻其心理压力，满足其心理需求，以便手术顺利进行。

（2）详问过敏史：包括食物、药物和碘过敏史，麻疹和支气管哮喘病史等。

（3）检查双侧股动脉和足背动脉搏动情况。

（4）做碘过敏试验，行凝血酶原时间、肝功能、电解质等检查，停用活血及影响造影结果的药物。

（5）完善各种检查，了解各脏器的功能。

（6）双侧腹股沟、会阴部备皮。

（7）训练患者深呼吸、憋气和咳嗽动作。

（8）指导患者床上排便。

（9）手术日清晨禁食、禁水（药物除外），术前 30min 排空膀胱。

(五) 术中配合

1. 麻醉及手术体位

（1）麻醉方式：局部麻醉。

（2）手术体位：采用平卧位，双下肢分开并外展。

2. 常用器材和物品

(1) 心导管造影手术包（表2-4）。

表2-4 心导管造影手术包

物品	数量	物品	数量
小治疗巾	4块	大号不锈钢盆	1个
中单	2块	不锈钢碗	2个
大单	2块	换药碗	1个
小药杯	1个	三角刀柄	1个
弯盘	1个	刀片	2个
持物钳	1把	小纱布	10块

(2) 冠状动脉造影术器材（表2-5）。

表2-5 冠状动脉造影术器材

器材	数量	器材	数量
7F 动脉鞘	1套	肝素	2支
0.035 英寸超滑导丝	1根	非离子对比剂	200～300ml
6F 左冠状动脉造影管	1根	利多卡因	10ml
6F 右冠状动脉造影管	1根	硝酸甘油	5mg
三联三通开关	1副	手套	2副
动脉造影连接管	1根	生理盐水	1 500ml
带有创压力的心电监护仪	1台	注射器 10ml	2副
除颤器	1台	注射器 20ml	1副

(3) 手术步骤及护理配合（表2-6）。

表2-6 手术步骤与护理配合

手术步骤	护理配合
1. 常规消毒双侧腹股沟上至脐部，下至大腿中部	连接心电监护仪、除颤仪呈备用状态，协助铺无菌手术单，同时做好心理护理
2. 腹股沟股动脉搏动处皮肤切开1～2cm	递大号圆刀片切开皮肤及皮下组织，纱垫拭血
3. 采用seldinger法常规经股动脉穿刺插管	递动脉鞘、导丝、左右冠脉造影管、三连三通开关
4. 选择暴露狭窄病变最佳的方位进行冠状动脉造影	连接测压仪，调整零点，倒对比剂50ml
5. 确定造影成功后，撤出导丝及导引导管，保留动鞘，包扎穿刺部位	协助包扎伤口，护送患者至病房

（六）术后护理

1. 心理护理　冠状动脉造影术后由于患者肢体制动时间、卧床时间均较长，容易使患者产生不舒适感，护理人员应加强沟通，做好健康教育，缓解患者的紧张心理。

2. 并发症的观察与护理

(1) 心律失常：常见有心动过缓、P-R间期传导延长、房室传导阻滞、多发性室性期前收缩，严重可发生室性心动过速和心室颤动。大多是因为对比剂影响，可经患者用力咳嗽后缓解，个别严重者可静脉注射阿托品，若仍不能恢复则应立即用临时人工起搏器。也可因导管堵塞冠脉口造成急性缺血，一旦发生，立即将导管撤出，进行胸外按压并立即进行电除颤。

(2) 心肌梗死：①导管或对比剂刺激冠脉痉挛。②导管损伤冠脉口引起内膜撕裂甚至血管急性闭塞。③栓塞：可为血栓栓塞或气体栓塞，多由导管头或到导丝带入或因排气不当，将气泡注入冠脉内。

护理上应注意：应术前肝素化；所有连接管道应严格排除所有气泡，导管操作务必轻柔，尽量减少不必要的动作；严密监测动脉压力和心电图变化。如果心肌梗死发生在术中，应尽快明确原因，给予硝酸甘油或硝苯地平治疗以解除冠脉痉挛，冠脉内溶栓治疗或急诊介入性治疗、冠脉旁路移植术等。

(3) 栓塞并发症：栓子来自导管或导丝表面形成的血栓、因操作不慎所致脱落的动脉粥样斑块、注入气泡。可造成脑血管栓塞、肾动脉或肠系膜动脉栓塞、下肢动脉栓塞。一旦发生应积极治疗，包括应用血管扩张药和溶栓治疗等。

(4) 死亡：因冠脉造影而致死的人数，随经验积累和设备改进已明显降低。

(5) 对比剂反应：①皮肤反应，皮肤潮红、苍白、出汗、荨麻疹、血管神经性水肿等。②神经系统，头痛、头晕、肌肉抽搐、失明、失语、偏瘫、大小便失禁等，严重者可昏迷。③呼吸系统，打喷嚏、咳嗽、呼吸困难、气喘发作、喉头痉挛和水肿等，严重者呼吸暂停。④肾脏反应，腰痛、少尿、无尿、血尿、蛋白尿、肾功能不全等。⑤心血管系统，心动过缓、心动过速、严重室性心律失常、低血压、急性肺水肿、休克、心脏骤停。一旦出现变态反应，应立即给予氢化可的松、肾上腺素、氨茶碱、多巴胺等药治疗。

(6) 穿刺局部并发症：主要有血肿形成、动脉内膜撕裂、穿孔、动静脉瘘等，可通过注意操作规程避免。

(7) 其他并发症：导管打结或断裂、感染等。

(8) 预防拔除股动脉鞘管时可能发生的心律失常、低血压或休克及冠脉痉挛严格抗凝治疗后，股动脉伤口止血难度很大。拔管后须立即压迫止血，但若用力过度，或双侧伤口同时按压，右冠脉病变，可致迷走神经反射性心动过缓，使回心血量减少发生休克。伤口剧痛，可使心率增快，或发生冠脉痉挛，故须根据病情，备好抗心律失常、升压、解痉、扩血管的药物，必要时备尿激酶。护理方法：①采用分段减压方法压迫止血。②按压伤口力度以能触摸到足背动脉搏动为准。③两侧股动脉伤口时，严禁同时拔管、按压。④紧张、伤口剧痛的患者，必须使患者身心放松，同时在伤口处皮下注射利多卡因50~100mg。

3. 预防感染　患者术后常规口服消炎药治疗，术后至少连用3~5d，监测体温，每日4次，连测3d，正常后停测。

4. 一般护理　患者术后改为一级护理，告知患者绝对卧床24h、肢体制动12h、沙袋压迫的时间6~8h。术后30min即可进食、水，并嘱患者多饮水，以利对比剂排空。30min测血压1次，连测6次，平稳后停测，观察伤口有无渗血、渗液，足背动脉搏动情况。协助患者生活护理，嘱患者如有胸闷等不适主诉及时告知医护人员。

（七）健康教育

(1) 预防冠心病的危险因素：指导患者戒烟、酒，避免情绪紧张、激动、注意饮食、降低体重、积极控制高血糖、高血压及高脂血症等危险因素。

(2) 定时门诊复查，如有不适主诉，及时到医院就诊。

(3) 向患者介绍该病的常识，嘱患者坚持服药，定期回院复查，遵医生指导用药，忌随意停药、换服药物。指导患者自制一张个人健康联系卡与硝酸甘油（或速效救心丸）随身携带，联系卡注明：姓名、年龄、病史、家人联系电话、经治医院的联系电话及医生，卡上还可附上简单的急救要领。并随身备有硝酸甘油或速效救心丸以便发作时急用。

(4) 嘱患者进食清淡、富含维生素、优质蛋白质及纤维素的食物，不宜过快过饱，可少食多餐。饮食不宜过咸，限制甜食及高脂饮食，并应忌烟酒。

二、经皮穿刺冠状动脉腔内成形术

（一）概述

经皮穿刺冠状动脉腔内成形术（percutaneous transluminal coronary angioplasty，PTCA）又称冠状动

脉球囊成形术,它是指运用一种高分子物质制造的双腔球囊,在导引系统的辅助下被送至冠状动脉的狭窄部位,加压充盈球囊,借助于球囊扩张的机械性挤压作用使血管壁结构重构、内腔扩大的一种介入性治疗技术。通过治疗,原冠状动脉狭窄部位被扩张,血流增加,原缺血部位的血液循环改善,从而达到治疗效果。其治疗效果较药物治疗可靠且理想,又比心外科冠状动脉旁路移植术简便且痛苦小,是当今冠心病的主要治疗技术之一。

(二)适应证

1. 临床适应证
(1)不稳定型心绞痛。
(2)变异型心绞痛。
(3)急性心肌梗死(溶栓治疗后或急诊 PTCA)。
(4)高危性 PTCA,即左室功能明显受损患者(LVEF<30%)。
(5)冠脉搭桥术后心绞痛。
(6)高龄心绞痛患者(≥75 岁)。

2. 血管适应证
(1)多支血管病变。
(2)冠脉搭桥术后的血管桥(包括大隐静脉桥和内乳动脉桥)及被搭桥后的冠状动脉本身病变。
(3)被保护的左主干病变。

3. 病变适应证 血管远端、管状长节段(>10mm)、偏心性、钙化、不规则、位于血管分叉处、一支多处病变、病变部位成角度(>45°)、新近完全阻塞(<3 个月)、冠脉口病变、有溃疡或血栓形成的病变等。

(三)禁忌证

(1)长期心绞痛(>2 年)为僵硬或钙化性冠状动脉病变,长度大于 20mm 者。
(2)冠状动脉血管扭曲,走行弯曲过大者。
(3)冠状动脉左主干狭窄或高度偏心性狭窄,或冠状动脉远端狭窄或血管完全闭塞者。
(4)病变累及主要分支点,扩张时粥样斑块可能被压入邻近分支血管而引起阻塞者。
(5)左室明显肥厚或扩大及左室功能明显减退者。
(6)狭窄大于 50% 而临床症状不明显者。
(7)无冠状动脉搭桥条件或患者拒绝做冠状动脉旁路移植术者。

(四)术前护理

(1)请医师详尽说明过程,解除疑虑后患者和家属填妥同意书。
(2)强调有心悸、胸闷等任何不适应立即通知医师。
(3)术前晚及术日晨口服阿司匹林 300mg,波立维 300mg,继续服用硝酸酯类和钙离子通拮抗药,当日停服 β-受体阻滞药。
(4)做青霉素皮肤过敏试验及对比剂静注过敏试验。
(5)术前禁食 6h,穿刺部位常规皮肤准备。
(6)患者进心导管室前保持一条静脉通道。

(五)术中配合

1. 麻醉及手术体位
(1)麻醉方式:局部麻醉。
(2)手术体位:采用平卧位,臀部垫一软枕,双下肢分开并外展。

2. 常用的器材和物品
(1)心血管造影手术包(同冠状动脉造影术)。
(2)常用器材(表 2-7)。

3. 手术步骤及护理配合　见表2-8。

表2-7　心血管造影手术常用器材

器材	数量	器材	数量
普通器材同冠状动脉造影			
7F左冠状动脉导引导管	1根	输液物品：平衡液5.0ml、带调节的输液管1副、静脉输液延长管1根，尼龙针头1个、透明贴膜1张	
7F右冠状动脉导引导管	1根	0.014英寸的微导丝	1根
冠状动脉腔内成形术三件套	1副	球囊	若干规格备用
压力泵	1个		

表2-8　心血管造影手术步骤及护理配合

手术步骤	护理配合
1~4. 同冠状动脉造影术	
5. 根据不同情况置入导引导管可选择7F或8F，并肝素化	建立静脉通道，挂对比剂、连接输液导管并排气
6. 若有缓慢性心律失常，或扩张较大的优势型右冠状动脉，或左冠状动脉优势型的回旋支病变时，可预先放置临时起搏器	准备起搏导管和起搏器
7. 自导引导管内插入导引钢丝，沿导丝送入合适的球囊，进行预扩张	递微导丝、压力泵、三件套递送合适的球囊
8. 确定球囊位置合适后，通过压力泵用1:1稀释的对比剂充盈球囊，第一次扩张的球囊压力不要过大，时间亦应缩短，以防止心律失常的发生。间隔30~60s后再做第二次扩张	动脉内注入硝酸甘油200μg（生理盐水100ml+硝酸甘油5mg）
9. 确定手术成功后，撤出导丝及导引导管，拔出动脉鞘，包扎穿刺部位或行血管封堵	协助包扎伤口，护送患者至病房

（六）术后护理

（1）持续心电监护24h，严密观察心率、血压、心律等生命体征，注意有无心绞痛发作，心电图有无缺血性变化、心肌梗死、重症心律失常等并发症的出现。

（2）因术前禁食、过度紧张、失眠、对比剂的高渗作用，应用血管扩张药等因素，故术后易发生低血压。一旦发生应快速输入生理盐水，一般多可恢复。

（3）密切观察穿刺局部渗血情况和血肿形成以及监测足背动脉搏动情况。

（4）静脉持续滴注硝酸甘油和口服钙通道阻滞药，以预防冠状动脉痉挛。

（5）抗凝的护理：患者术后给予抗凝药以预防术后血栓形成和栓塞，进而导致血管闭塞和急性心肌梗死等并发症。术后以每小时1 000U肝素持续静脉滴注，并根据凝血时间或部分凝血活酶时间（PTT）来调整肝素用药，持续24h后停用，改为低分子肝素注射液皮下注射，2次/d。并严密观察全身及穿刺局部的出血情况。

（6）抗血小板制剂：常规用阿司匹林150mg/d，以减少血小板聚集作用。

（7）常规用抗生素3d预防感染。

（8）动静脉穿刺套管的处理：稳定型心绞痛患者术后肝素静滴4~6h，停药后1h拔除鞘管；不稳定型心绞痛、急性心肌梗死、术前冠脉内有血栓、术中有血栓形成或内膜撕裂急性闭塞等并发症处理成功者，完全阻塞病变、多支血管PTCA和长节段病变等复杂病变的PTCA者，术后给肝素24h或更长时间，停药1h后拔除鞘管。有些患者在拔除鞘管时因疼痛刺激迷走神经张力增高而致心动过缓和血压降低、恶心呕吐等，拔管前可在鞘管周围皮下注射少量麻醉剂，并备用阿托品。

（9）术后48h如无任何并发症发生，可鼓励患者下床活动。

(10) 并发症的护理

1) 急性血管闭塞：急性血管闭塞是最严重也最常见的并发症，多发生在术中或术后短时间内，也可发生在术后24h甚至更长。急性闭塞是冠脉痉挛、血栓形成、或内膜撕裂伴血栓形成的结果。一旦发生即给予硝酸甘油、肝素、溶栓治疗，或重新PTCA治疗，严重者需进行紧急外科冠状动脉旁路移植术。

2) 边支闭塞：常因球囊充盈时将从狭窄处或其附近发出的边支闭塞。若该支很小，常无临床症状，可不进行特殊处理。若该边支较大，需立即送入导丝并用球囊扩张边支口。

3) 冠脉栓塞：常见为血栓栓塞，在扩张有血栓存在的病变时，尤其是机化血栓，血栓碎片或小栓子可附在球囊上，在球囊退出过程中，栓子被血流冲入血管远端或其他冠脉及分支。

4) 冠脉穿孔或破裂：常因导丝操作不当而造成穿孔或因球囊过大、加压过高或过快而造成血管破裂，可导致心包积血和心脏压塞，需立即行冠状动脉旁路移植术和处理破裂处。

5) 左室壁穿孔和心包积血：常因放置右室起搏导管加上术中应用大剂量肝素所致，若出现心脏压塞需立即外科手术。

6) 导丝折断。

7) 室性心动过速或心室颤动：在PTCA过程中，发生率2%，更多发生于急性心肌梗死的PTCA，用低渗对比剂可减少其发生率。

（七）健康教育

(1) 合理膳食，饮食以低脂、低胆固醇为主，不食维生素K含量高的食物，如浓茶、菠菜、包心菜、动物肝脏等，避免影响抗凝药疗效。

(2) 告知患者术后仍需确保长期正规的内科治疗，坚持服药。

(3) 强调定期复查，门诊随访。

(4) 预防冠心病的危险因素：指导患者戒烟、酒，避免情绪紧张、激动，注意饮食、降低体重，积极控制高血糖、高血压及高脂血症等危险因素。

(5) 鼓励患者每日做适量运动，锻炼身体，增强抵抗力。

(6) 保持愉快心情，当院外出现不适，如胸痛、出血等时立刻就诊。

三、冠状动脉内支架安置术

（一）概述

急性闭塞和再狭窄是经皮穿刺腔内冠状动脉成形术（percutaneous transluminal coronary angioplasty，PTCA）尚待解决的两大问题，冠状动脉脉内支架安置术是应此问世的另一种新介入治疗手段。它是目前唯一能通过导管输送到血管内起支撑作用的技术，能解除冠状动脉狭窄和闭塞，防止血管塌陷及夹层形成，保持血流通畅，具有手术简便、疗效确切、创伤小等优点。

（二）适应证

(1) PTCA并发动脉夹层瘤、严重内膜撕裂、急性闭塞或濒临闭塞者。

(2) 预防PTCA后再狭窄。

（三）禁忌证

(1) 出血性疾病和出血倾向者。

(2) 血管直径≤2.5mm者。

(3) 冠状动脉开口和近端有较明显的动脉粥样硬化斑块，妨碍导引导管较深插入者。

(4) 病变部位有大量未经治疗的血栓存在者。

(5) 血管远端血流明显减慢者。

（四）术前护理

(1) 心理护理：由于患者对支架安置术不了解，易产生恐惧心理，根据患者的年龄、文化程度、经济水平、心理状态等具体情况进行评估，制定个体化的教育计划，因人施教。通过简明易懂的语言讲解辅以发放宣传资料，请手术成功的患者介绍亲身体会等方式加深患者的感观认识，使其了解手术的必要性、方法、过程、注意事项及安全性，从而解除焦虑、紧张、恐惧心理，让患者减轻压力、建立信心、积极配合。

（2）术前晚及当日晨口服阿司匹林300mg，波立维300mg，继续服用硝酸酯类和钙离子通道拮抗药，当日停服β-受体阻滞药。

（3）做青霉素皮肤过敏试验及对比剂静注过敏试验，签订手术知情同意书。

（4）做好各项常规检查，训练床上排便和深吸气-闭气动作以利术中取得清晰图像。

（5）术前禁食6h，穿刺部位常规皮肤准备，前往导管室前排空膀胱。

（6）患者进心导管室前保持一条静脉通道。

（五）术中配合

1. 麻醉及手术体位

（1）麻醉方式：局部麻醉。

（2）手术体位：采用平卧位，臀部垫一软枕，双下肢分开并外展。

2. 常用器材和物品

（1）心导管造影手术包（同冠状动脉造影）。

（2）冠状动脉内支架安置术特殊器材。

3. 手术步骤及护理配合　见表2-9。

表2-9　冠状动脉内支架安置手术步骤及护理配合

手术步骤	护理配合
1~8 同冠状动脉腔内成形术	
9. 需安置支架者，球囊撤出，沿导丝送入合适的支架至欲安置部位，充盈球囊	递合适的支架，密切观察生命体征，有低血压和室性心律失常及时处理
10. 球囊去充盈后撤至导引导管内，造影检查支架膨胀情况、血流情况、有无夹层等，并根据情况对支架进行修饰	
11. 确定手术成功后，撤出导丝及导引导管，拔出动脉鞘，包扎穿刺部位或行血管封堵	协助包扎伤口，护送至CCU

（六）术后护理

1. CCU监护　持续心电血压监测24h，严密心电监测心律、心率、血压、尿量及心电图变化，监测凝血酶原时间（PT），严密观察有无心绞痛复发、股动脉伤口出血、足背动脉搏动。

2. 支架内血栓的预防和监护

（1）严格抗凝治疗：支架安置术最重要的并发症是急性和亚急性血栓形成。术后注意合理的抗凝治疗。凡术中未经高压球囊扩张或高压球囊扩张支架未达到理想造影结果者、高凝状态、安置多个支架者，需严密监测PT，加强抗凝治疗。有效抗凝指标是：术后24h PT要达到并维持在24s。护理中要给患者应用阿司匹林+波立维+肝素等药联合抗凝，其中肝素应用是否合理最关键。术后以每小时1 000U肝素持续静脉滴注，并根据凝血时间或部分凝血活酶时间（PTT）来调整肝素用药，持续24h后停用，改为低分子肝素注射液皮下注射，2次/d。并严密观察全身及穿刺局部的出血情况。

（2）术后急性或亚急性支架血栓形成：一般发生在安置支架后24h内及2周内。此阶段患者情绪紧张是导致冠脉痉挛的常见诱因。持续剧烈的冠脉痉挛可导致支架内血小板聚集、血栓形成或血管闭塞。因此，要注重手术前后的健康教育及心理护理。如术前采取讲解、放录像、发放资料，请手术成功的患者介绍亲身体会等方式，使患者了解手术的必要性、方法、过程、注意事项及安全性；告诉患者，术后住CCU，可获安全保障。严密监护心绞痛及ST-T变化。心绞痛复发，预示支架血栓形成或冠脉急性再闭塞,须高度重视。要严密观察心电监护,经常询问患者有无胸闷、胸痛、出汗、心慌等。一旦患者出现上述症状或感不适,立即采取必要措施及向医生汇报病情,必要时行溶栓治疗,做好紧急PTCA或冠状动脉旁路移植术的各项准备。

3. 伤口出血的预防及护理

(1) 术后肝素静滴 4~6h,停药后 1h 拔除鞘管。

(2) 伤口包扎宜采用绷带"8"字法:拔管后手压伤口 0.5~1h,用绷带"8"字法固定 24~72h。

(3) 延长卧床时间:要求患者拔管 8h 内手术肢体完全制动,绝对平卧 24h,48h 内仍卧床休息,48h 后可坐在床边活动,72h 后再下床,可有效地降低了出血的发生率。

4. 低血压的防治及护理

(1) 预防血容量不足,合理用药。手术后极易发生低血压,考虑与患者紧张、禁食、水 14~18h、术中失血、术中及术后应用血管扩张药、钙通道阻滞药及镁极化液有关,采取了如下措施:①针对患者紧张的原因,进行心理护理。②术前禁食 4h。③回病房后立即暂停输入血管扩张药。④术后 0.5h 恢复进食。⑤24h 内至少保证 2 条静脉通道,及时补足血容量,再应用血管扩张药。

(2) 术前低血压不能纠正或休克者,术中、术后给予主动脉球囊反搏。

(3) 选用股动脉留置鞘管加压补液,能迅速有效纠正低血容量状态。

(4) 严密监测血压、心率、尿量,观察有无伤口出血。对于高血压、高龄、极低心功能患者,须认真对照其基础血压及脉压,综合分析整体状况,准确判断早期低血压。术后 0.5~3h,恶心常为低血压或休克先兆,小便后亦有休克发生。不明原因的低血压,排除血容量不足外,如患者心电图无明显变化,要检查有无腹膜后出血(左、右下腹部疼痛)、穿刺部位内出血(如肿胀,变色,脉搏消失)、冠状动脉破裂或穿孔(心脏压塞症状)。有出血并发症时,立即调整抗凝药剂量并处理。

5. 饮食护理 术后 0.5h 恢复饮食,可进食低盐、低脂、低胆固醇、易消化饮食,勿进食冷牛奶、鸡蛋等以避免引起肠胀气。给患者饮水 500~800ml,促进排尿以利于对比剂的排出。

(七) 健康教育

1. 制动和活动 术后肢体制动 6h,即不可立起、弯曲,可适当稍向患侧翻身 40°左右,减轻长时间卧床给患者带来的腰酸背痛等不适;协助女患者排尿时,注意放置便盆,避免用力而诱发穿刺部位出血或血肿;对于年老体弱者为避免因压迫力大、时间长引起下肢静脉回流差,易引起血栓,建议 10h 后进行床上下肢活动比较安全,且能有效防止下肢静脉血栓的形成。且康复运动训练可以增加冠脉血流,维持冠脉通畅,一旦病情稳定,鼓励患者下地活动,并每天能适当运动,能预防支架局部血栓形成。

2. 抗凝治疗教育

(1) 由于支架是一种金属异物,血液中的血小板和纤维蛋白质易在支架处沉积,形成血栓。为了防止支架内血栓形成,除了术中常规用肝素外,术后必须行全身肝素化治疗,因此向患者详细讲解抗凝治疗的必要性和危险性,以及出血的症状和体征,如有无皮下出血、静脉注射穿刺针眼有无瘀斑、有无牙龈出血、血尿、黑粪,女性患者注意有无月经量过多、经期过长,如果患者需要看牙病时应向医生说明自己在接受抗凝治疗。

(2) 按时服用抗凝药物,阿司匹林 300mg,1 次/d,服用 1 个月后改为 100mg,1 次/d,波立维 75mg,1 次/d,服用 9~12 个月。指导患者了解用药的注意事项,定时复查凝血酶原时间。

3. 定时门诊复查 半年内每个月复查 1 次,半年后每 3~6 个月复查 1 次,以便及时调整药物用量,及时发现并发症,及时处理。

4. 预防冠心病的危险因素 指导患者戒烟、酒,避免情绪紧张、激动、注意饮食、降低体重、积极控制高血糖、高血压及高脂血症等危险因素。减慢冠脉粥样硬化,对支架安置术的效果是非常有益的。

(吉静雅)

第三章

消化内科疾病护理

第一节 病毒性肝炎

一、概述

（一）概念

病毒性肝炎是由几种不同的嗜肝病毒（肝炎病毒）引起的以肝脏炎症和坏死病变为主的一组感染性疾病。它是法定乙类传染病，具有传染性较强、传播途径复杂、流行面广泛、发病率高等特点。目前已确定的有甲型、乙型、丙型、丁型及戊型病毒性肝炎五种类型，部分乙型、丙型和丁型肝炎患者可演变成慢性，并可发展为肝硬化和原发性肝细胞癌，对人民健康危害甚大。

（二）病原学

甲型肝炎病毒（HAV）属于小RNA病毒科的嗜肝病毒属，感染后在肝细胞内复制，随胆汁经肠道排出，对外界抵抗力较强，能耐受56℃ 30min或室温一周。在干燥粪便中25℃能存活30天，在贝壳类动物、樽水、淡水、海水、泥土中能存活数月。这种稳定性对HAV通过水和食物传播十分有利。高压蒸汽（121℃，20min）、煮沸5min、紫外线照射1h可灭活，70%乙醇25℃ 3min也可有效灭活HAV。

乙型肝炎病毒（HBV）属于嗜肝DNA病毒科，在肝细胞内合成后释放入血，还可存在于唾液、精液、阴道分泌物等各种体液中。完整的HBV病毒分包膜和核心两部分，包膜含乙肝表面抗原（HBsAg），核心部分含有环状双股DNA、DNA聚合酶（DNAP）、核心抗原（HBcAg）和e抗原（HBeAg），是病毒复制的主体，具有传染性。HBV抵抗力很强，对高温、低温、干燥、紫外线及一般浓度的消毒剂均能耐受，但煮沸10min、高压蒸汽消毒、2%戊二醛、5%过氧乙酸等可使之灭活。

丙型肝炎病毒（HCV）属于黄病毒科，为单股正链RNA病毒，易发生变异，不易被机体清除，但对有机溶剂敏感，煮沸5min、氯仿（10%~20%）、甲醛（1:1 000）6h、高压蒸汽和紫外线等可使之灭活。

丁型肝炎病毒（HDV）为一种缺陷的RNA病毒，位于细胞核内，其生物周期的完成要依赖于乙型肝炎病毒的帮助，因此丁型肝炎不能单独存在，必须在HBV存在的条件下才能感染和引起疾病，以HBsAg作为病毒外壳，与HBV共存时才能复制、表达。

戊型肝炎病毒（HEV）属萼状病毒科，为单股正链RNA病毒，感染后在肝细胞内复制，经胆管随粪便排出，发病早期可在感染者的粪便和血液中存在，碱性环境下较稳定，对热、氯仿敏感。

（三）发病机制

病毒性肝炎发病机制较复杂，不同类型的病毒引起疾病的机制也不尽相同。目前认为HAV可能通过免疫介导引起肝细胞损伤；HBV并不直接引起肝细胞损伤，肝细胞损伤主要由病毒诱发的免疫反应引起，乙型肝炎慢性化可能与免疫耐受有关；HCV引起肝细胞损伤的机制与HCV直接致病作用及免疫损伤有关，而HCV易慢性化的特点可能与病毒在血中水平低，具有泛嗜性、易变性等有关；复制状态的 HDV 与肝损害关系密切，免疫应答可能是导致肝损害的主要原因；戊型肝炎的发病机制与甲型肝炎相似。

（四）流行病学

1. 传染源　①甲型和戊型肝炎：为急性期患者和亚临床感染者在发病前 2 周至起病后 1 周传染性最强。②乙型、丙型和丁型肝炎为急、慢性患者，亚临床感染者和病毒携带者，其中慢性患者和病毒携带者是主要传染源。乙型肝炎有家庭聚集现象。

2. 传播途径　①粪－口传播：甲型和戊型肝炎的主要传播途径。②血液传播、体液传播乙型，丙型和丁型肝炎的主要传播途径。③母婴传播：乙型肝炎感染的一种重要传播途径。

3. 人群易感性　普遍易感，各型肝炎之间无交叉免疫力。包括：①甲型肝炎：成人抗－HAV IgG 阳性率达 80%，感染后免疫力可持续终身。②乙型肝炎：我国成人抗－HBs 阳性率达 50%。③丙型肝炎：抗 HCV 并非保护性抗体。④丁型肝炎：目前仍未发现对 HDV 的保护性抗体。⑤戊型肝炎：普遍易感，尤以孕妇易感性较高。感染后免疫力不持久。

4. 流行特征　甲型肝炎以秋、冬季为发病高峰，戊型肝炎多发生于雨季，其他型肝炎无明显的季节性。我国是乙型肝炎的高发区，一般人群无症状携带者占 10% ~ 15%；丁型肝炎以南美洲、中东为高发区，我国以西南地区感染率最高；戊型肝炎主要流行于亚洲和非洲。

二、护理评估

评估时重点询问有无家人患病史及与肝炎患者密切接触史，近期有无进食过污染的水和食物（如水生贝类）；近期有无血液和血制品应用史、血液透析、有创性检查治疗等，有无静脉药物依赖、意外针刺伤、不安全性接触等，是否接种过疫苗。

（一）身体状况

潜伏期：甲型肝炎为 5 ~ 45 天，平均为 30 天，乙型肝炎为 30 ~ 180 天，平均为 70 天，丙型肝炎为 15 ~ 150 天，平均为 50 天；丁型肝炎为 28 ~ 140 天，平均为 30 天，戊型肝炎为 10 ~ 70 天，平均为 40 天。

1. 症状　甲型和戊型肝炎主要表现为急性肝炎。乙型、丙型和丁型肝炎除表现为急性肝炎外，慢性肝炎更常见。

（1）急性肝炎：急性肝炎又分为急性黄疸型肝炎和急性无黄疸型肝炎。

1）急性黄疸型肝炎典型的表现分为三期：①黄疸前期：平均 5 ~ 7 天，甲、戊型肝炎起病较急，乙、丙、丁型肝炎起病较缓慢，表现为畏寒、发热、疲乏、全身不适等病毒血症和食欲减退、厌油、恶心、呕吐、腹胀、腹痛、腹泻等消化系统症状，本期快结束时可出现尿黄。②黄疸期：可持续 2 ~ 6 周，黄疸前期的症状逐渐好转，但尿色加深如浓茶样，巩膜和皮肤黄染，约 2 周达到高峰。部分患者伴有粪便颜色变浅、皮肤瘙痒、心动过缓等肝内阻塞性黄疸的表现。③恢复期平均持续 4 周，症状逐渐消失，黄疸逐渐减退，肝脾回缩，肝功能逐渐恢复正常。

2）急性无黄疸型肝炎：较黄疸型肝炎多见，症状也较轻，主要表现为消化道症状常不易被发现而成为重要的传染源。

（2）慢性肝炎：病程超过半年者，称为慢性肝炎，见于乙型、丙型和丁型肝炎。部分患者发病日期不确定或无急性肝炎病史，但临床有慢性肝炎表现，即反复出现疲乏、厌食、恶心、肝区不适等症状，晚期可出现肝硬化和肝外器官损害的表现。

（3）重型肝炎：重型肝炎是肝炎中最严重的一种类型。各型肝炎均可引起，常可因劳累、感染、饮酒、服用肝损药物、妊娠等诱发。预后差，病死率高。

1）急性重型肝炎：又称暴发性肝炎。起病急，初期表现似急性黄疸型肝炎，10 天内病情迅速进展，出现肝功能衰竭，主要表现为黄疸迅速加深、肝脏进行性缩小、肝臭、出血倾向、腹腔积液、中毒性鼓肠、肝性脑病和肝肾综合征。病程一般不超过 3 周，常因肝性脑病、继发感染、出血、肝肾综合征等并发症而死亡。

2）亚急性重型肝炎：又称亚急性肝坏死。发病10天后出现上述表现，易转化为肝硬化。病程多为3周至数月。出现肝肾综合征者，提示预后不良。

3）慢性重型肝炎：在慢性肝炎或肝硬化的基础上发生的重型肝炎，同时具有慢性肝病和重型肝炎的表现。预后差，病死率高。

（4）淤胆型肝炎：以肝内胆汁淤积为主要表现的一种特殊类型的肝炎，又称为毛细胆管型肝炎。临床表现类似于急性黄疸型肝炎，有黄疸深、消化道症状轻，同时伴全身皮肤瘙痒、粪便颜色变浅等梗阻性特征。病程较长，可达2~4个月或较长时间。

（5）肝炎后肝硬化：在肝炎基础上发展为肝硬化，表现为肝功能异常及门静脉高压症。

2. 体征

（1）急性肝炎：黄疸，肝大、质地软、轻度压痛和叩击痛，部分患者有轻度脾大。

（2）慢性肝炎：肝病面容，肝大、质地中等，伴有蜘蛛痣、肝掌、毛细血管扩张和进行性脾大。

（3）重型肝炎：肝脏缩小、肝臭、腹腔积液等。

（二）实验室和其他检查

1. 肝功能检查

（1）血清酶检测：谷氨酸氨基转移酶（ALT）是判定肝细胞损害的重要标志，急性黄疸型肝炎常明显升高，慢性肝炎可持续或反复升高，重型肝炎时因大量肝细胞坏死，ALT随黄疸加深反而迅速下降，称为胆－酶分离。此外，部分肝炎患者天门冬氨酸氨基转移酶（AST）、碱性磷酸酶（ALP）、谷氨酰转肽酶（γ-GT）也升高。

（2）血清蛋白检测：慢性肝病可出现清蛋白下降，球蛋白升高和清/球比值下降。

（3）血清和尿胆红素检测：黄疸型肝炎时，血清直接和非结合胆红素均升高，尿胆原和胆红素明显增加；淤胆型肝炎时，血清结合胆红素升高，尿胆红素增加，尿胆原减少或阴性。

（4）凝血酶原活动度（PTA）检查：PTA与肝损害程度成反比，重型肝炎PTA常<40%，PTA愈低，预后愈差。

2. 肝炎病毒病原学（标记物）检测

（1）甲型肝炎：血清抗HAV IgM阳性提示近期有HAV感染，是确诊甲型肝炎最主要的标记物；血清抗HAV IgG是保护性抗体，见于甲型肝炎疫苗接种后或既往感染HAV的患者。

（2）乙型肝炎

1）血清病毒标记物的临床意义

乙型肝炎表面抗原（HBsAg）：阳性提示为HBV感染者，急性感染可自限，慢性感染者HBsAg阳性可持续多年，若无临床表现而HBsAg阳性持续6个月以上为慢性乙型肝炎病毒携带者。本身不具有传染性，但因其常与HBV同时存在，常作为传染性标志之一。

乙型肝炎表面抗体（抗-HBs）：此为保护性抗体，阳性表示对HBV有免疫力，见于乙型肝炎恢复期乙肝疫苗接种后或既往感染者。

乙型肝炎e抗原（HBeAg）：阳性提示HBV复制活跃，表明乙型肝炎处于活动期，传染性强，持续阳性则易转为慢性，如转为阴性表示病毒停止复制。

乙型肝炎e抗体（抗-HBe）：阳性提示HBV大部分被消除，复制减少，传染性减低，如急性期即出现阳性则易进展为慢性肝炎，慢性活动性肝炎出现阳性者则可进展为肝硬化。

乙型肝炎核心抗体（抗HBc）：抗-HBc IgG阳性提示过去感染或近期低水平感染，抗-HBc IgM阳性提示目前有活动性复制。

2）HBV-DNA和DNA聚合酶检测阳性提示体内有HBV复制，传染性强。

（3）丙型肝炎：HCV-RNA阳性提示有HCV病毒感染。抗-HCV为非保护性抗体，其阳性是HCV感染的标志，抗HCV IgM阳性提示丙型肝炎急性期，高效价的抗-HCV IgG常提示HCV的现症感染，而低效价的抗-HCV IgG提示丙型肝炎恢复期。

(4) 丁型肝炎：血清或肝组织中的 HDVAg 和 HDV RNA 阳性有确诊意义，抗 – HDV IgG 是现症感染的标志，效价增高提示丁型肝炎慢性化。

(5) 戊型肝炎：抗 – HEV IgM 和抗 – HEV IgG 阳性可作为近期 HEV 感染的标志。

（三）心理 – 社会状况

患者因住院治疗担心影响工作和学业而出现紧张、焦虑情绪，疾病反复和久治不愈易产生悲观、消极、怨恨愤怒情绪。部分患者因隔离治疗和疾病的传染性限制了社交而情绪低落。病情严重者因疾病进展、癌变、面临死亡而出现恐惧和绝望。

（四）治疗要点

肝炎目前尚无特效治疗方法，治疗原则为综合治疗，以休息、营养为主，辅以适当的药物进行治疗，避免使用肝脏损害的药物。

1. 急性肝炎　以一般治疗和对症、支持治疗为主，强调早期卧床休息，辅以适当的护肝药物，除急性丙型肝炎的早期可使用干扰素外，一般不主张抗病毒治疗。

2. 慢性肝炎　除了适当休息和营养外，还需要保肝、抗病毒、对症及防治肝纤维化等综合治疗。常用护肝药物有维生素类药物（如 B 族维生素及维生素 C、维生素 E、维生素 K 等）、促进解毒功能的药物（如葡醛内酯、维丙胺等）、促进能量代谢的药物（如肌苷、ATP、辅酶 A 等）、促进蛋白代谢的药物（如肝安）等；抗病毒药物有干扰素、核苷类药物（如拉米夫定、阿德福韦、恩替卡韦等）。

3. 重型肝炎　以支持、对症治疗为基础，促进肝细胞再生，预防和治疗并发症，有条件者可采用人工肝支持系统，争取肝移植。

三、主要护理诊断

1. 活动无耐力　与肝功能受损、能量代谢障碍有关。
2. 营养失调：营养低于机体需要量　与食欲下降、呕吐、腹泻、消化和吸收功能障碍有关。
3. 焦虑　与隔离治疗、病情反复、久治不愈、担心预后等有关。
4. 知识缺乏　缺乏肝炎预防和护理知识。
5. 潜在并发症　肝硬化、肝性脑病、出血、感染、肝肾综合征。

四、护理目标

患者体力恢复，补充营养以改善营养失调，减轻或消除顾虑，无并发症发生。

五、护理措施

（一）一般护理

(1) 甲、戊型肝炎患者自发病之日起实行消化道隔离 3 周，急性乙型肝炎实行血液（体液）隔离至 HBsAg 转阴，慢性乙型和丙型肝炎按病原携带者管理。

(2) 休息与活动急性肝炎、慢性肝炎活动期、重型肝炎均应卧床休息，待症状好转、黄疸减轻、肝功能改善后，逐渐增加活动量，以不感到疲劳为度。

(3) 饮食护理：急性期患者应进食清淡、易消化、富含维生素的流质饮食，多食蔬菜和水果，保证足够热量，糖类为 250～400g/d、适量蛋白质（动物蛋白为主）1.0～1.5g/（kg·d），适当限制脂肪的摄入，腹胀时应减少牛奶、豆制品等产气食品的摄入，食欲差时可遵医嘱静脉补充葡萄糖、脂肪乳和维生素，食欲好转后应少食多餐，避免暴饮暴食。慢性肝炎患者宜进食适当高蛋白、高热量、高维生素、易消化的食物，蛋白质（优质蛋白为主）1.5～2.0g/（kg·d），但应避免长期摄入高糖、高热量饮食和饮酒。重型肝炎患者宜进食低盐、低脂高热量、高维生素饮食，有肝性脑病倾向者应限制或禁止蛋白质摄入。

（二）病情观察

观察患者消化道症状、黄疸、腹腔积液等的变化和程度，观察患者的生命体征和神志变化，有无并发症的早期表现和危险因素。一旦发现病情变化及时报告医生，积极配合处理。

（三）用药护理

遵医嘱用药，注意观察药物疗效和不良反应。使用干扰素前应向患者受家属解释使用干扰素治疗的目的和不良反应，嘱患者一定要按医嘱用药，不可自行停药或加量。常见的不良反应如下：①发热反应：一般在最初3~5次注射时发生，以第1次注射后的2~3h最明显，可伴有头痛，肌肉、骨骼酸痛，疲倦无力等，随治疗次数增加反而不断减轻。发热时应嘱患者多饮水，卧床休息，必要时对症处理。②脱发：1/3~1/2患者在疗程中后期出现脱发，停药后可恢复。③骨髓抑制：患者会出现白细胞计数减少，若白细胞计数 $>3 \times 10^9/L$ 应坚持治疗，可遵医嘱给予升白细胞药物；若白细胞计数 $<3 \times 10^9/L$。或血小板计数 $<40 \times 10^9/L$ 可减少干扰素的剂量甚至停药。此外，部分患者会出现胃肠道症状、肝功能损害和神经精神症状，一般对症处理，严重者应停药。

（四）心理护理

护士应向患者和家属解释疾病的特点、隔离的意义和预后，鼓励患者多与医务人员、家属、病友等交谈，说出自己心中的感受，给予患者精神上的安慰和支持，对患者所关心的问题耐心解答。此外，还需与其家属取得联系，使其消除对肝炎患者和肝炎传染性的恐惧，安排探视时日，给患者家庭的温暖和支持，同时积极协助患者取得社会支持。

（五）健康指导

1. **疾病知识指导** 应向患者及家属宣传病毒性肝炎的家庭护理和自我保健知识，特别是慢性患者和无症状携带者：①正确对待疾病，保持乐观情绪。生活规律，劳逸结合，恢复期患者可参加散步、体操等轻体力活动，肝功能正常1~3个月后可恢复日常活动及工作，但应避免过度劳累和重体力劳动。②加强营养，适当增加蛋白质摄入，但要避免长期高热量、高脂肪饮食，戒烟酒。③不滥用保肝药物和其他损害肝脏的药物，如吗啡、苯巴比妥、磺胺药、氯丙嗪等，以免加重肝损害。④实施适当的家庭隔离，患者的食具用品、洗漱用品、美容美发用品、剃须刀等应专用，患者的排泄物、分泌物可用3%漂白粉消毒后弃去，防止污染环境。家中密切接触者应进行预防接种。⑤出院后定期复查，HBsAg、HBeAg、HBV DNA和HCV RNA阳性者应禁止献血和从事托幼、餐饮业工作。

2. **疾病预防指导** 甲型和戊型肝炎应预防消化道传播，重点加强粪便管理，保护水源，饮用水严格消毒，加强食品卫生和食具消毒。乙、丙、丁型肝炎重点防止血液和体液传播，做好血源监测，凡接受输血、应用血制品、大手术等的人，定期检测肝功能及肝炎病毒标记物，推广应用一次性注射用具，重复使用的医疗器械要严格消毒，个人生活用具应专用，接触患者后用肥皂和流动水洗手。

3. **易感人群指导** 甲型肝炎易感者可接种甲型肝炎疫苗，接触者可在10天内注射人血清免疫球蛋白以防止发病。HBsAg阳性患者的配偶、医护人员、血液透析者等和抗HBs均阴性的易感人群及未受HBV感染的对象可接种乙型肝炎疫苗。HBsAg阳性母亲的新生儿应在出生后立即注射乙肝免疫球蛋白，2周后接种乙肝疫苗。乙肝疫苗需接种3次（0、1个月、6个月），接种后若抗-HBs $>10IU/L$，显示已有保护作用，保护期为3~5年。

（吉静雅）

第二节 消化性溃疡护理

消化性溃疡（peptic ulcer, PU）指胃肠道黏膜被自身消化而形成的溃疡，可发生于食管、胃、十二指肠、胃-空肠吻合口附近以及含有胃黏膜的Meckel憩室。胃溃疡（GU）和十二指肠溃疡（DU）最为常见。临床特点为慢性过程、周期性发作、节律性上腹部疼痛。消化性溃疡是全球常见病，约10%的人在其一生中患过本病。本病可发生于任何年龄，好发于男性，十二指肠溃疡多见于青壮年，胃溃疡多见于中老年，后者的发病年龄比前者约迟 10 年。临床上十二指肠溃疡多于胃溃疡。

消化性溃疡是一种多因素疾病，溃疡的发生是由于黏膜自身防御/修复因素与黏膜侵袭因素之间失去平衡的结果。黏膜自身防御/修复因素包括：黏液/碳酸氢盐屏障、黏膜屏障、丰富的黏膜血流、上皮细胞更新、前列腺素和表皮生长因子等。黏膜侵袭因素包括：幽门螺杆菌（Hp）感染、NSAIDs、胃酸和胃蛋白酶的消化作用、胆盐及乙醇等。其中 Hp 感染是消化性溃疡最主要的病因，胃酸在溃疡形成中起关键作用。其他尚有遗传、吸烟、应激和心理因素、胃十二指肠运动异常及不良的饮食行为习惯等因素。任何原因使黏膜自身防御/修复因素减弱及（或）侵袭因素增强，则会损害胃肠黏膜，导致溃疡发生。胃溃疡和十二指肠溃疡在发病机制上有不同之处，前者主要是防御 - 修复因素减弱，后者主要是侵袭因素增强。

一、护理评估

（一）健康史

询问患者是否长期服用阿司匹林、布洛芬、吲哚美辛等 NSAIDs；有无长期精神紧张、焦虑或过度劳累；是否遭受严重的创伤、烧伤、颅内疾病及不良精神刺激；既往有无慢性胃炎、肝硬化及慢性肾功能衰竭等病史；有无长期饮浓茶、咖啡、食用过冷、过热及过于粗糙的食物；有无高盐饮食、嗜烟酒习惯；有无家族患病史。

（二）身体状况

1. 症状　上腹痛是消化性溃疡的主要症状，但部分患者可无症状，或以出血、穿孔等并发症为首发症状。典型的消化性溃疡有如下临床特点：

（1）慢性过程：腹痛长期反复发作，病史可达数年至十数年。

（2）周期性发作：发作与缓解期相交替，发作期可为数天、数周或数月，继以较长时间的缓解，以后又复发。发作常有季节性，多在秋冬或冬春之交发病。

（3）节律性疼痛：多数患者上腹痛具有节律性，节律性的消失提示可能发生并发症。消化性溃疡疼痛特点（表 3 - 1）。

表 3 - 1　胃溃疡和十二指肠溃疡上腹痛特点的比较

鉴别项目	胃溃疡	十二指肠溃疡
疼痛的部位	中上腹或剑突下偏左	中上腹或中上腹偏右
疼痛的时间	常在餐后约 1 小时发生，经 1~2 小时后逐渐缓解，较少发生夜间痛	常在两餐之间，至下次进餐后缓解，故又称空腹痛、饥饿痛，部分患者于午夜发生，称夜间痛
疼痛的性质	多呈灼痛、胀痛或饥饿样不适感	多呈灼痛、胀痛或饥饿样不适感
疼痛的节律性	进食 - 疼痛 - 缓解	疼痛 - 进食 - 缓解

此外，患者常伴反酸、嗳气、上腹胀、食欲减退等消化不良症状；还可有失眠、缓脉、多汗等自主神经功能失调的表现。

2. 体征　溃疡活动期上腹部可有局限性轻压痛，缓解期无明显体征。

3. 并发症

（1）出血：是消化性溃疡最常见的并发症，也是上消化道出血最常见的病因。出血引起的临床表现取决于出血的速度和量，轻者仅表现为黑粪、呕血，重者可出现周围循环衰竭，甚至低血容量性休克。

（2）穿孔：溃疡病灶向深部发展穿透浆膜层则并发穿孔，临床上分为急性、亚急性和慢性三种类型，以急性最为常见。急性溃疡穿孔常位于十二指肠前壁或胃前壁，发生穿孔后胃肠道的内容物渗入腹腔而引起急性弥漫性腹膜炎，是消化性溃疡最严重的并发症。主要表现为突发的剧烈腹痛，多自上腹开始迅速蔓延至全腹，腹肌强直，有明显压痛和反跳痛，肝浊音界缩小或消失，肠鸣音减弱或消失，部分患者出现休克。

(3) 幽门梗阻：主要由十二指肠溃疡或幽门管溃疡引起。急性梗阻多因炎症水肿和幽门部痉挛所致，梗阻为暂时性，随炎症好转而缓解；慢性梗阻主要由于溃疡愈合后瘢痕收缩而呈持久性。幽门梗阻使胃排空延缓，患者可感上腹饱胀不适，常在餐后加重，且有反复大量呕吐，呕吐物为含酸腐味的宿食，大量呕吐后症状可以缓解。严重频繁呕吐可致脱水和低钾低氯性碱中毒，常继发营养不良。清晨空腹时检查腹部有振水音、胃蠕动波以及空腹抽出胃液量 >200ml 是幽门梗阻的特征性表现。

(4) 癌变：少数胃溃疡可癌变。对长期胃溃疡病史，年龄在 45 岁以上，经严格内科治疗 4~6 周症状无好转，粪便隐血试验持续阳性者，应警惕癌变，需进一步检查和定期随访。

(三) 心理-社会状况

消化性溃疡有周期性发作和节律性疼痛的特点，易使患者产生焦虑、急躁情绪；当并发上消化道出血等并发症时，患者可表现为紧张、恐惧等心理；慢性经过，反复发作及担心溃疡癌变，易使患者产生焦虑、抑郁、恐惧等心理。

(四) 辅助检查

1. 胃镜及胃黏膜活组织检查　是确诊消化性溃疡首选检查方法，胃镜检查可直接观察溃疡的部位、病变大小、性质，并可在直视下取活组织作组织病理学检查和幽门螺杆菌检测。

2. X 线钡餐检查　适用于对胃镜检查有禁忌或不愿接受胃镜检查者。溃疡的 X 线直接征象是龛影，对溃疡诊断有确诊价值。

3. 幽门螺杆菌检测　是消化性溃疡的常规检测项目。其结果可作为选择根除幽门螺杆菌治疗方案的依据。

4. 粪便隐血试验　隐血试验阳性提示溃疡有活动性，如胃溃疡患者持续阳性，提示有癌变可能。

(五) 治疗要点

治疗原则是消除病因、缓解症状、促进溃疡愈合、防止复发和防治并发症。治疗药物包括降低胃酸的药物（包括抗酸药和抑制胃酸分泌的药物）、保护胃黏膜药物及根除幽门螺杆菌治疗的药物。抗酸药常用碱性抗酸药如氢氧化铝、铝碳酸镁及其复方制剂等；抑制胃酸分泌的药物有 H_2 受体拮抗剂和质子泵抑制剂；胃黏膜保护剂包括硫糖铝、枸橼酸铋钾和前列腺素类药物。根除幽门螺杆菌治疗目前推荐以质子泵抑制剂或胶体铋为基础加上克拉霉素、阿莫西林、甲硝唑和呋喃唑酮等抗生素中的两种，组成三联治疗方案。对于大量出血经内科治疗无效、急性穿孔、瘢痕性幽门梗阻、胃溃疡疑有癌变及正规内科治疗无效的顽固性溃疡可选择手术治疗。

二、常见护理诊断/问题

1. 疼痛：腹痛　与胃酸刺激溃疡面引起化学性炎症反应有关。
2. 营养失调：低于机体需要量　与疼痛致摄入量减少及消化吸收障碍有关。
3. 焦虑　与溃疡反复发作，病程迁延有关。
4. 知识缺乏　缺乏有关消化性溃疡病因及预防知识。
5. 潜在并发症　上消化道出血、穿孔、幽门梗阻、癌变。

三、护理目标

患者能运用缓解疼痛的方法和技巧，腹痛减轻或消失；能建立合理的饮食习惯和结构；焦虑情绪缓解；能说出可能导致疾病复发和加重的主要因素和应对措施；并发症得到有效防治。

四、护理措施

(一) 一般护理

1. 休息与活动　溃疡活动期，症状较重或有并发症者，应卧床休息几天至 1~2 周，可使疼痛等症状缓解;溃疡缓解期,鼓励患者适当活动,劳逸结合,以不感到劳累和诱发疼痛为原则,避免餐后剧烈活动。

2. 饮食护理

(1) 进餐方式:指导患者规律进食,在溃疡活动期,应做到少食多餐(每天进餐4~5次)、定时定量、细嚼慢咽、避免过饱,避免餐间零食和睡前进食。一旦症状得到控制,应尽快恢复正常的饮食规律。

(2) 食物选择:①应选择营养丰富,易于消化的食物,如牛奶、鸡蛋及鱼等,在溃疡活动期,除并发出血或症状较重以外,一般无需规定特殊食谱。症状较重的患者以面食为主,不习惯面食者则以软饭、米粥替代。适量摄取脱脂牛奶,可中和胃酸,宜安排在两餐之间饮用,但牛奶中的钙质可刺激胃酸分泌,不宜多饮。脂肪摄取也应适量。②避免食用对胃黏膜有较强刺激的生、冷、硬食物及粗纤维多的蔬菜、水果,如洋葱、芹菜及韭菜等,忌用强刺激胃酸分泌的食品和调味品如浓肉汤、油炸食物、浓咖啡、浓茶、醋及辣椒等。

(二) 病情观察

注意观察疼痛的规律和特点,监测生命体征及腹部体征的变化,以及时发现并纠正并发症。若上腹部疼痛节律发生变化或加剧,或者出现呕血、黑粪时,应立即就医。

(三) 对症护理

患者出现腹痛,除按常规给予相应护理外,还应注意:①帮助患者认识和去除病因,对服用NSAIDs者,若病情允许,应立即停药;避免暴饮暴食和进食刺激性食物,以免加重对胃黏膜的损伤;对嗜烟酒者,应与患者共同制订切实可行的戒烟酒计划,并督促其执行。②指导患者缓解疼痛的方法,如十二指肠溃疡表现为空腹痛或夜间痛时,应指导患者进食碱性食物(如苏打饼干),或遵医嘱服用制酸剂;也可采用局部热敷或针灸止痛等方法。

(四) 用药护理

遵医嘱用药,注意观察疗效及药物的不良反应。

(1) 降低胃酸药物(表3-2)。

表3-2 降低胃酸药物的不良反应和注意事项

药物种类	常用药物	不良反应	注意事项
碱性抗酸剂	氢氧化铝 铝碳酸镁	骨质疏松、食欲不振、软弱无力、便秘	餐后1小时和睡前服用,服用片剂时应嚼服,乳剂给药前应充分摇匀,避免与奶制品同服;避免与酸性食物及饮料同服
H_2受体拮抗剂	西咪替丁 雷尼替丁 法莫替丁 尼扎替丁	偶有精神异常、性功能紊乱、一过性肝损害、头痛、腹泻、皮疹等	餐中或餐后即刻服用,或将一日剂量在睡前服用,与抗酸药联用时,两药间隔1小时以上。静脉给药应控制速度,避免低血压和心律失常
质子泵抑制剂	奥美拉唑	头晕	避免从事高度集中注意力的工作
	兰索拉唑	荨麻疹、皮疹、瘙痒及头痛等	发生较为严重不良反应时应及时停药
	泮托拉唑	偶有头痛和腹泻	

(2) 保护胃黏膜药物(表3-3)。

表3-3 保护胃黏膜药物的不良反应和注意事项

药物种类	常用药物	不良反应	注意事项
硫糖铝	硫糖铝	便秘、口干、皮疹、眩晕、嗜睡	宜在进餐前1小时服用、不能与多酶片同服,以免降低两者的效价
前列腺素类药物	米索前列醇	腹泻、子宫收缩	孕妇忌用
胶体铋	枸橼酸铋钾	舌苔发黑、便秘、粪便呈黑色、神经毒性	餐前半小时口服,吸管直接吸入,不宜长期使用

(3) 根治幽门螺杆菌治疗:阿莫西林服用前应询问患者有无青霉素过敏史,服用过程中注意有无

迟发性过敏反应的出现，如皮疹；甲硝唑可引起恶心、呕吐等胃肠道反应，应在餐后半小时服用，可遵医嘱用甲氧氯普胺等拮抗胃肠道反应；呋喃唑酮可引起周围神经炎和溶血性贫血等不良反应，用药过程中应密切观察。

（五）并发症的护理

当患者发生急性穿孔和瘢痕性幽门梗阻时，应立即遵医嘱做好各项术前准备。急性幽门梗阻时，注意观察患者呕吐量、性质、气味，准确记录出入液量，指导患者禁食水、行胃肠减压，保持口腔清洁，遵医嘱静脉输液，做好解痉药和抗生素的用药护理。

（六）心理护理

紧张、焦虑的心理可增加胃酸分泌，诱发和加重溃疡，所以要向患者和家属说明，经过正规治疗，溃疡是可以痊愈的，帮助患者树立治疗信心；指导患者采取转移注意力、听轻音乐等放松技术，使其保持良好心态，缓解焦虑、急躁情绪。

（七）健康指导

1. 疾病知识指导　向患者及家属讲解引起和加重溃疡病的相关因素。指导患者生活要有规律，工作宜劳逸结合，避免过度紧张和劳累，选择合适的锻炼方式，提高机体抵抗力。指导患者养成良好的饮食习惯及卫生习惯，戒除烟酒，避免摄入刺激性食物。

2. 用药指导　指导患者遵医嘱服药，学会观察药物疗效和不良反应，不随意停药或减量，避免复发。慎用或勿用阿司匹林、泼尼松、咖啡因等。

3. 病情监测　定期复诊，并指导患者了解消化性溃疡及其并发症的相关知识和识别方法，若上腹疼痛节律发生变化或加剧，或出现呕血、黑粪时，应立即就诊。

五、护理评价

患者腹痛是否缓解；能否建立合理的饮食方式和结构，营养指标是否在正常范围内；焦虑情绪是否缓解；能否说出可能导致疾病复发和加重的主要因素和应对措施；并发症是否得到有效防治。

（吉静雅）

第三节　上消化道大出血

一、概述

上消化道出血（upper gastrointestinal hemorrhage）系指屈氏韧带（the ligament of Treitz）以上的消化道，包括食管、胃、十二指肠、胃空肠吻合术后的空肠病变，以及胰、胆病变的出血，是常见急症之一。

上消化道大量出血：指数小时内的失血量大于1 000ml，或大于循环血容量的20%，临床表现为呕血或黑粪，常伴有血容量减少而引起的急性周围循环衰竭，导致失血性休克而危及患者的生命。

二、护理评估

（一）临床表现

上消化道出血的临床表现一般取决于病变性质、部位和出血量与速度。

1. 呕血与黑粪　是上消化道出血的特征性表现。上消化道大量出血之后，均有黑粪。出血部位在幽门以上者常伴有呕血。若出血量较少、速度慢也可无呕血。反之，幽门以下出血如出血量大、速度快，可因血反流入胃腔引起恶心、呕吐而表现为呕血。

呕血多为棕褐色，呈咖啡渣样，这是血液经胃酸作用形成正铁血红素所致。如出血量大，未经胃酸充分混合即呕出，则为鲜红或有血块。黑粪呈柏油样，黏稠而发亮，系血红蛋白的铁经肠内硫化物作用形成硫化铁所致。出血量大时，血液在肠内推进快，粪便可呈暗红甚至鲜红色，酷似下消化道出血。呕吐物及黑粪潜血试验呈强阳性。

2. 失血性周围循环衰竭　急性大量失血由于循环血容量迅速减少而导致周围循环衰竭。一般表现为头晕、心慌、乏力，突然起立发生晕厥、口渴、出冷汗、心率加快、血压偏低等。严重者呈休克状态，表现为烦躁不安或神志不清、面色苍白、四肢湿冷、口唇发绀、呼吸急促、血压下降、脉压差缩小、心率加快，休克未改善时尿量减少。

3. 贫血和血象变化　慢性出血可表现为贫血。急性大量出血后均有急性失血后贫血，但在出血的早期，血红蛋白浓度、红细胞计数与血细胞比容可无明显变化。在出血后，一般须经3~4h以上才出现贫血，出血后24~72h红细胞稀释到最大限度。贫血程度除取决于失血量外，还和出血前有无贫血基础、出血后液体平衡状况等因素有关。

急性出血患者为正细胞正色素性贫血，在出血后骨髓有明显代偿性增生，可暂时出现大细胞性贫血，慢性失血则呈小细胞低色素性贫血。出血24h内网织红细胞即见增高，至出血后4~7d可高达5%~15%，以后逐渐降至正常。如出血未止，网织红细胞可持续升高。

上消化道大量出血2~5h，白细胞计数升达（10~20）×10^9/L，出血停止后2~3d才恢复正常。但在肝硬化患者，如同时有脾功能亢进，则白细胞计数可不增高。

4. 发热　上消化道大量出血后，多数患者在24h内出现低热，但一般不超过38.5℃，持续3~5d降至正常。

5. 氮质血症　在上消化道大量出血后，由于大量血液蛋白质的消化产物在肠道被吸收，血中尿素氮浓度可暂时增高，称为肠性氮质血症。一般于一次出血后数小时血尿素氮开始上升，约24~48h可达高峰，大多不超出14.3mmol/L（40mg/dl），3~4日后降至正常。

血容量减少及低血压，导致肾血流量减少、肾小球过滤率下降，亦可引起一过性氮质血症。对血尿素氮持续升高超过3~4d或明显升高超过17.9mmol/L（50mg/dl）者，若活动性出血已停止，且血容量已基本纠正而尿量仍少，则应考虑由于休克时间过长或原有肾脏病变基础而发生肾功能衰竭。

（二）辅助检查

1. 实验室检查　测定红细胞、白细胞和血小板计数，血红蛋白浓度、血细胞比容、肝功能、肾功能、粪潜血等，有助于估计失血量及动态观察有无活动性出血，判断治疗效果及协助病因诊断。

2. 胃镜检查　是目前诊断上消化道出血病因的首选检查方法。胃镜检查在直视下顺序观察食管、胃、十二指肠球部直至降段，从而判断出血病变的部位、病因及出血情况。多主张检查在出血后24~48h内进行，称急诊胃镜检查（emergency endoscopy）。一般认为这可大大提高出血病因诊断的准确性，因为有些病变如急性糜烂出血性胃炎可在短短几天内愈合而不留痕迹；有些病变如血管异常在活动性出血或近期出血期间才易于发现；对同时存在两个或多个病变者可确定其出血所在。急诊胃镜检查还可根据病变的特征判断是否继续出血或估计再出血的危险性，并同时进行内镜止血治疗。在急诊胃镜检查前需先纠正休克、补充血容量、改善贫血。如有大量活动性出血，可先插胃管抽吸胃内积血，并用生理盐水灌洗，以免积血影响观察。

3. X线钡餐检查　X线钡餐检查目前已多为胃镜检查所代替，故主要适用于有胃镜检查禁忌证或不愿进行胃镜检查者，但对经胃镜检查出血原因未明，疑病变在十二指肠降段以下小肠段，则有特殊诊断价值。检查一般在出血停止且病情基本稳定数日后进行。

4. 其他检查　选择性动脉造影、放射性核素^{99m}Tc标记红细胞扫描、吞棉线试验及小肠镜检查等主要适用于不明原因的小肠出血。由于胃镜检查已能彻底搜寻十二指肠降段以上消化道病变，故上述检查很少应用于上消化道出血的诊断。但在某些特殊情况，如患者处于上消化道持续严重大量出血紧急状态，以致胃镜检查无法安全进行或因积血影响视野而无法判断出血灶，而患者又有手术禁忌，此时行选择性肠系膜动脉造影可能发现出血部位，并同时进行介入治疗。

（三）治疗原则

上消化道大量出血病情急、变化快，严重者可危及生命，应采取积极措施进行抢救。抗休克、迅速补充血容量应放在一切医疗措施的首位。

1. 一般急救措施　患者应卧位休息，保持呼吸道通畅，避免呕血时血液吸入引起窒息，必要时吸氧，活动性出血期间禁食。

严密监测患者生命体征，如心率、血压、呼吸、尿量及神志变化。观察呕血与黑粪情况。定期复查血红蛋白浓度、红细胞计数、血细胞比容与血尿素氮。必要时行中心静脉压测定。对老年患者根据情况进行心电监护。

2. 积极补充血容量　立即查血型和配血，尽快建立有效的静脉输液通道，尽快补充血容量。在配血过程中，可先输平衡液或葡萄糖盐水。遇血源缺乏，可用右旋糖酐或其他血浆代用品暂时代替输血。改善急性失血性周围循环衰竭的关键是要输足全血。下列情况为紧急输血指征（图3-1）。

输血量视患者周围循环动力学及贫血改善情况而定，尿量是有价值的参考指标。应注意避免因输液、输血过快、过多而引起肺水肿，原有心脏病或老年患者必要时可根据中心静脉压调节输入量。肝硬化患者宜用新鲜血。

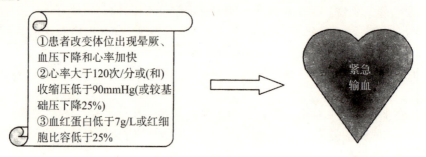

图3-1　紧急输血指征

3. 止血措施　见图3-2。

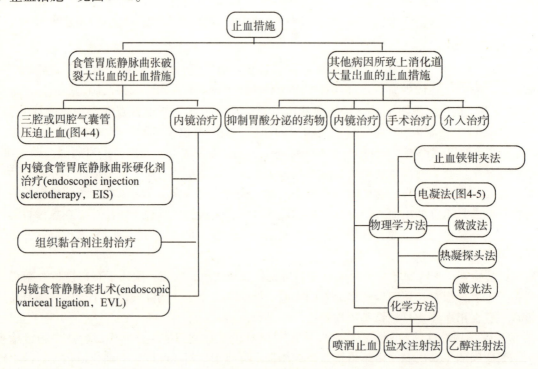

图3-2　止血措施

（四）护理诊断（图3-3）

1. 组织灌注量改变　与上消化道大量出血有关。
2. 体液不足　与出血有关。

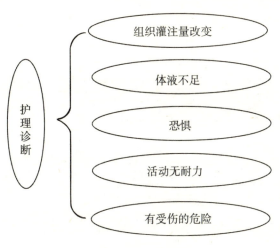

图 3-3 护理诊断

3. 恐惧　与出血有关。

4. 活动无耐力　与血容量减少有关。

5. 有受伤的危险，如创伤、窒息、误吸　与食管胃底黏膜长时间受压、囊管阻塞气道、血液或分泌物反流入气管有关。

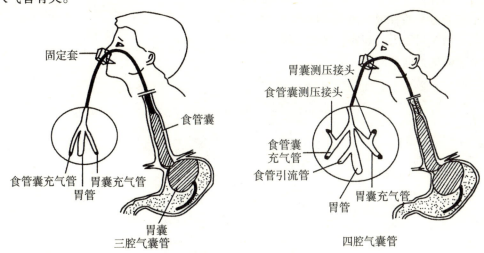

图 3-4 三（四）腔气囊管的使用

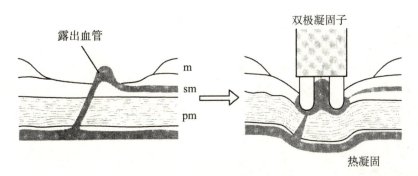

图 3-5 电凝止血

（五）护理目标（图 3-6）

患者无继续出血的征象，组织灌注恢复正常；没有脱水征，生命体征稳定；因出血引起的恐惧感减轻；能够获得足够休息，活动耐力逐渐增加，能叙述活动时保证安全的要点；患者呼吸道通畅，无窒息、误吸，食管胃底黏膜未因受气囊压迫而损伤。

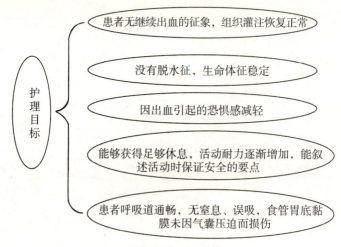

图 3-6 护理目标

三、护理措施

(一)评估(图 3-7)

(1)患者生命体征,观察发生呕血、黑粪的时间、颜色、性质,准确记录出入量。
(2)评估患者脱水的程度、尿量、尿色、电解质水平。
(3)评估患者的耐受力,观察患者有无出血性改变。
(4)评估患者的情绪状况。

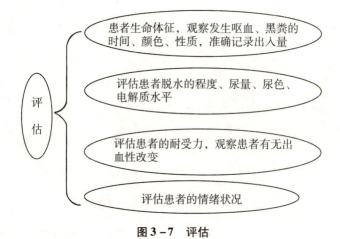

图 3-7 评估

(二)生活护理

1. **休息与体位** 大出血时患者应绝对卧床休息,保持安静,及时帮助患者清理被污染的床单,取平卧位并将下肢略抬高,以保证脑部供血。呕吐时头偏向一侧,保证呼吸道通畅,防止窒息或误吸;必要时用负压吸引器清除气道内的分泌物、血液或呕吐物,保持呼吸道通畅。遵医嘱给予吸氧。

2. **饮食护理** 见图 3-8。

(1)出血活动期应禁食。

(2)出血停止后

1)消化性溃疡引起的出血,于出血停止 6h 可进温凉、清淡无刺激性的流食,以后可改为半流食、软食,或营养丰富、易消化食物。开始需少量多餐,逐步过渡到正常饮食。忌食生冷食物、粗糙、坚硬、刺激性食物。

2)食管胃底静脉曲张破裂出血,出血停止后 1~2 日可进高热量、高维生素流食,限制钠和蛋白质摄入，避免诱发和加重腹腔积液、肝性脑病。避免进食粗糙的硬食，应细嚼慢咽，防止损伤曲张静脉而再次出血。

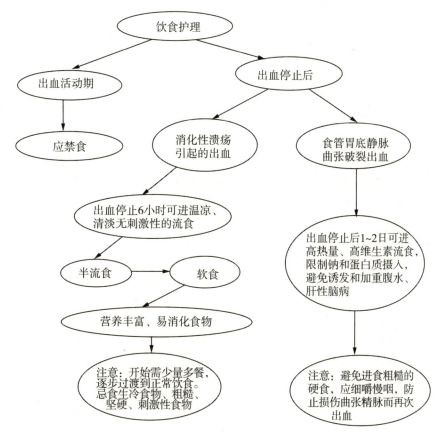

图3-8 饮食护理

（三）心理护理

突然大量的呕血，常使患者及其家属极度恐惧不安。反复长期消化道出血，则容易使患者产生恐惧、悲观、绝望的心理反应，对疾病的治疗失去信心。而患者的消极情绪，又可加重病情，不利于疾病的康复。应关心、安慰、陪伴患者，但避免在床边讨论病情。抢救工作应迅速、忙而不乱，以减轻患者的紧张情绪及恐惧心理。经常巡视，大出血时陪伴患者，使其有安全感。呕血或解黑粪后及时清除血迹、污物，以减少对患者的恶性刺激。解释各项检查、治疗措施，听取并解答患者或家属的提问，以减轻他们的疑虑。

（四）治疗配合

1. **病情观察** 上消化道大量出血在短期内出现休克症状，为临床常见的急症，应做好病情的观察。

（1）出血量的估计（表3-5）及出血程度的分类（表3-6）。

表3-5 出血量的估计

出血量	临床表现
>5ml	粪潜血（+）
>50~70ml	黑粪
250~300ml	呕血
<400ml	不引起全身症状
400~500ml	可引起全身症状
>1 000ml	急性周围循环衰竭或失血性休克

表3-6 上消化道出血程度的分类

分级	失血量	血压	脉搏	血红蛋白	症状
轻度	全身总血量的10%~15%（成人失血量<500ml）	基本正常	正常	无变化	可有头晕
中度	全身总血量的20%（成人失血量的800~1 000ml）	下降	100次/分	70~100g/L	一时性眩晕、口渴、心悸、少尿
重度	全身总血量30%以上（成人失血量>1 500ml）	<80mmHg	>120次/分	<70g/L	心悸、冷汗、四肢厥冷、尿少、神志恍惚

（2）继续或再次出血的判断：观察中出现图3-9中提及的迹象，提示有活动性出血或再次出血。

（3）出血性休克的观察：大出血时严密监测患者的心率、血压、呼吸和神志变化，必要时进行心电监护。准确记录出入量，疑有休克时留置导尿管，测每小时尿量，应保持尿量30ml/h。注意症状、体征的观察，如患者烦躁不安、面色苍白、皮肤湿冷、四肢湿冷提示微循环血液灌注不足；而皮肤逐渐转暖、出汗停止则提示血液灌注好转。

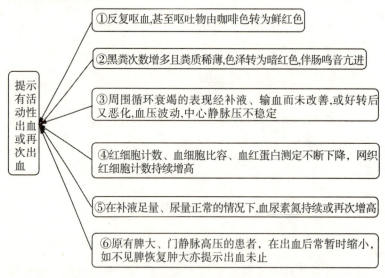

图3-9 判断是否存在活动性出血

2. 用药护理 立即建立静脉通道。遵医嘱迅速、准确地实施输血、输液、各种止血药物治疗及用药等抢救措施，并观察治疗效果及不良反应。输液开始应快，必要时测定中心静脉压作为调整输液量和速度的依据。避免因输液、输血过多、过快而引起急性肺水肿，对老年患者和心肺功能不全者尤应注意。肝病患者忌用吗啡、巴比妥类药物；应输新鲜血，因库存血含氨量高，易诱发肝性脑病。血管加压素可引起腹痛、血压升高、心律失常、心肌缺血，甚至发生心肌梗死，故滴注速度应遵医嘱准确无误，并严密观察不良反应。患有冠心病的患者忌用血管加压素。

3. 三（四）腔气囊管的护理 熟练的操作和插管后的密切观察及细致护理是达到预期止血效果的关键。留置三（四）腔气囊管流程见图3-10。留置三（四）腔气囊管的注意事项见图3-11。

（五）健康指导

1. 介绍病因 上消化道出血的临床过程及预后因引起出血的病因而异。
2. 介绍治疗 应帮助患者和家属掌握有关疾病的预防、治疗和护理知识，以减少再度出血的危险。
3. 饮食指导 注意饮食卫生和规律，进食营养丰富、易消化的食物，避免过饥或暴饮暴食，避免粗糙、刺激性食物，或过冷、过热、产气多的食物、饮料等，合理饮食是避免诱发上消化道出血的重要环节。

插管前仔细检查,确保食管引流管、胃管、食管囊管、胃囊管通畅,并分别做好标记,检查两气囊无漏气后抽尽囊内气体,备用

向患者解释,以消除恐惧,说明插管的目的,告知插管时配合方法,并给患者做深呼吸和吞咽示范动作

协助医师为患者做鼻腔、咽喉部局麻,经鼻腔或口腔插管至胃内,将食管引流管、胃管连接负压吸引器或定时抽吸,观察出血是否停止,并记录引流液的性状、颜色及量

出血停止后,放松牵引,放出囊内气体,保留管道继续观察24小时未再出血可考虑拔管,对昏迷患者可继续留置管道用于注入流质食物和药液

拔管前口服石蜡油20~30ml,润滑黏膜和管、囊外壁,抽尽囊内气体,以缓慢、轻巧的动作拔管。气囊压迫一般以3~4日为限,继续出血者可适当延长

图3-10 留置三(四)腔气囊管流程

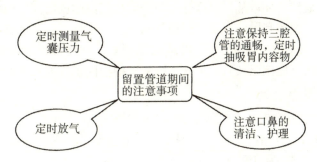

图3-11 留置三(四)腔气囊管的注意事项

4. 生活指导 加强口腔护理,保持皮肤清洁,预防并发症。生活起居要有规律,劳逸结合,保持乐观情绪,保证睡眠,减少外部刺激,重者需卧床休息并注意保暖。应戒烟、戒酒,在医师指导下用药。

5. 特殊交代 指导患者及家属学会早期识别出血征象及应急措施,若出现呕血、黑粪或头晕、心悸等不适,立即卧床休息,保持安静,减少身体活动;呕吐时取侧卧位以免误吸;立即送医院治疗。

6. 复查指导 有呕血、黑粪、上腹不适应随时就诊。

(六)护理评价

患者出血停止,组织灌注恢复正常;无脱水征,生命体征恢复正常;恐惧感减轻;休息和睡眠充足,活动耐力增加或恢复至出血前的水平;患者活动时无晕厥、跌倒等意外发生;无窒息或误吸,食管胃底黏膜无糜烂、坏死。

(吉静雅)

第四节 肝硬化

一、疾病概要

(一)定义

肝硬化是由多种病因引起的慢性、弥漫性、进行性肝病。是在肝细胞广泛变性和坏死的基础上,肝

脏纤维结缔组织弥漫性增生，形成假小叶，导致肝脏正常结构被破坏，生理功能逐渐下降，晚期出现肝功能衰竭、门静脉压增高、腹水。

（二）病因和病机

1. 病毒性肝炎　病毒性肝炎是我国引起肝硬化的最常见的原因。其中乙型、丙型、丁型肝炎易形成肝硬化，甲型、戊型肝炎一般不发展为肝硬化。
2. 慢性酒精中毒　酒精中毒是国外引起肝硬化最常见的原因。长期大量饮酒，酒精的中间代谢产物乙醇对肝脏产生直接损害。
3. 胆汁淤积　肝外、肝内胆管阻塞、胆汁淤积，导致肝细胞缺血、坏死、纤维组织增生而形成肝硬化。
4. 药物及化学毒物　长期服用异烟肼、四环素、双醋酚汀、甲基多巴、辛可芬等可引起肝硬化。长期接触四氯化碳、磷、坤、三氯甲烷等可引起肝硬化。
5. 其他　营养不良、循环障碍、血吸虫病、免疫紊乱等。

（三）病理生理

在致病因素作用下，肝细胞广泛地变性坏死、肝小叶纤维支架塌陷，再生肝细胞不沿原支架排列，形成不规则肝细胞团，肝细胞团周围弥漫性纤维结缔组织增生，形成假小叶。早期肝脏体积增大，质地变硬，表面满布大小不等的结节。晚期因纤维化，肝脏体积可缩小。假小叶形成使肝内血管床缩小、血管扭曲、闭塞，造成肝内血液循环紊乱，门静脉血流受阻，门静脉压增高。门静脉压增高导致侧支循环开放，引起食管下段胃底、腹壁脐周、直肠肛门静脉曲张。肝硬化者，肝细胞功能下降，血浆白蛋白合成减少，肝间质细胞增生，球蛋白合成增多，白球比例倒置。胆色素代谢障碍，出现黄疸。肝对雌激素、血管升压素、醛固酮的灭能作用减弱，出现蜘蛛痣。凝血因子合成减少，导致出血倾向。

（四）诊断及治疗要点

1. 诊断要点　根据典型的临床表现和影像学检查可作出诊断。
2. 治疗要点　应采取综合性治疗措施。根据病情，适当安排休息和活动。饮食一般以高热量、高蛋白、适量脂肪、维生素丰富而易于消化吸收的食物为宜。有腹水者少盐，避免进食粗糙食物。目前无特效药治疗，对症处理，支持治疗为主。

二、疾病护理

（一）护理评估

1. 健康史　了解患者有无病毒性肝炎尤其是乙型、丙型和丁型肝炎感染史；有无输血史；是否长期大量饮酒；是否长期服用异烟肼、四环素、双醋酚汀、甲基多巴、辛可芬等药物；是否长期接触四氯化碳、磷、坤、三氯甲烷等化学物品；有无慢性心力衰竭等循环障碍性疾病；有无胆汁淤积、免疫紊乱、血吸虫感染等病史。
2. 身体状况　临床表现可分为肝功能代偿期和肝功能失代偿期。

（1）肝功能代偿期：此期症状较轻，常缺乏特异性。以疲倦乏力、食欲减退、消化不良为主。常因劳累或伴发病加重，经休息或适当治疗可缓解。

（2）肝功能失代偿期：主要表现为肝功能减退和门静脉压增高。

1）肝功能减退的表现：①全身表现，消瘦乏力、精神不振、皮肤干枯、面色灰暗、水肿，可有不规则发热。②消化道症状，食欲明显减退，上腹饱胀不适、恶心、呕吐、腹泻，晚期可出现中毒性肠麻痹。半数以上患者有轻度黄疸，少数有中度或重度黄疸。③出血倾向，患者常有鼻出血、齿龈出血、皮肤出血、胃肠道出血。④内分泌失调，肝功能减退对雌激素的灭活作用下降，导致雌激素、醛固酮升高，男性患者出现性欲减退、睾丸萎缩、毛发脱落、乳房发育等。女性患者出现月经不调、闭经等。患者可在面部、颈、上胸、背部、两肩、上肢出现蜘蛛痣。患者可出现肝掌、皮肤色素沉着等。

2）门静脉压增高的表现：①腹水，是肝硬化失代偿期最突出的表现，是由水钠潴留，门静脉压增高导致。②脾大，脾脏多为中度肿大，晚期脾大可导致白细胞、红细胞、血小板减少，称为脾亢。③侧支循环的建立与开放，食管下段胃底静脉曲张，曲张静脉破裂时可导致上消化道大出血；腹壁脐周静脉曲张，曲张静脉血流方向，脐以上向上，脐以下向下。痔静脉曲张，排便时可出现便后滴血。

3. 并发症

（1）上消化道出血：是本病最常见的并发症。

（2）感染：患者易并发肺炎、败血症、胆道感染、自发性腹膜炎等。

（3）肝性脑病：是本病最严重的并发症。

（4）原发性肝癌：在肝硬化的基础上发展为肝癌。

（5）肝肾综合征：肝硬化合并大量腹水，患者出现自发性少尿，氮质血症等，但肾脏无明显器质性损害，故又称功能性肾衰竭。

（二）心理-社会状态

肝硬化是慢性疾病，因病程长，疗效不佳，预后不良，患者易产生焦虑、紧张、抑郁等心理，因需长期治疗，家庭经济负担逐渐加重，常使患者及家属出现悲观失望等不良情绪。

（三）辅助检查

1. 血常规　代偿期大都正常，失代偿期可出现贫血，感染时白细胞增多，脾功能亢进时，红细胞、白细胞、血小板全部下降。

2. 肝功能检查　失代偿期转氨酶增高，清白蛋白降低，球蛋白升高，白/球比例倒置。凝血酶原时间延长。

3. 腹水检查　一般为漏出液。

4. 影像学检查　超声、CT、MRI 检查可显示肝、脾的形态及腹水的征象。

（四）护理诊断及合作性问题

1. 营养失调：低于机体需要量　与食欲减退、消化吸收障碍有关。

2. 体液过多　与水钠潴留有关。

3. 活动无耐力　与肝功能减退、大量腹水有关。

4. 有皮肤完整性受损的危险　与营养不良、水肿、皮肤干燥、瘙痒及长期卧床有关。

5. 潜在并发症　上消化道出血、肝性脑病。

（五）护理目标

（1）患者能说出营养不良的原因，遵循饮食计划，营养状况改善。

（2）腹水和水肿减轻。

（3）能遵循休息和活动计划，活动耐力和生活自理能力增强。

（4）无皮肤破损或感染。

（5）无并发症发生。

（六）护理措施

1. 一般护理

（1）休息与活动：应视病情安排适当的活动。代偿期患者适当减少活动量，可参加轻体力劳动；失代偿期患者应以卧床休息为主，可适当活动，活动量以不感到疲劳、不加重症状为宜。

（2）饮食护理

1）饮食原则：给予高热量、高蛋白、适量脂肪、高维生素易消化的饮食，并根据病情及时调整，戒烟忌酒，避免进食刺激性强、粗纤维多和较硬的食物。必要时遵医嘱静脉补充足够的营养，如高渗葡萄糖液、复方氨基酸、白蛋白等。

2）食物选择：热量以糖类为主，蛋白质（肝性脑病除外）$1\sim1.5g/(kg\cdot d)$，以豆制品、鸡蛋、牛奶、鱼、鸡肉及瘦猪肉为主，以利于肝细胞修复和维持血浆清蛋白正常水平。肝功能显著损害或有肝性脑病先兆时，应限制或禁食蛋白质并应选择植物蛋白，如豆制品，因其含蛋氨酸和产氨氨基酸较少。多食新鲜蔬菜和水果。

（3）皮肤护理：黄疸患者皮肤瘙痒时，协助患者温水擦浴，外用炉甘石洗剂止痒，嘱患者不要抓皮肤，以免引起皮肤破损、出血和感染。

2. 病情观察　准确记录24小时出入液量，定期测量腹围和体重，以观察腹水消长情况；密切监测血清电解质和酸碱度的变化；注意有无呕血和黑便；有无精神异常；有无腹痛、腹胀、发热及短期内腹水迅速增长；有无少尿、无尿等变化；及早发现上消化道出血、肝性脑病、自发性腹膜炎及肝肾综合征。如发现异常，应立即报告医师，协助处理。

3. 腹水处理

（1）体位：轻度腹水应取平卧位，并抬高下肢，以增加肝、肾血流量，改善肝细胞营养，提高肾小球滤过率，减轻水肿。大量腹水者可半卧位，以使膈肌下降，有利于呼吸，减轻呼吸困难和心悸。

（2）限制水钠摄入：遵医嘱给予低盐或无盐饮食，钠限制在每日500~800mg（氯化钠1.2~2.0g）；进水量限制在每日1 000ml左右，如有显著低钠血症，则应限制在每日500ml以内。少食咸肉、酱菜等食品，可适量添加柠檬汁，食醋等，以改善口味，增进食欲。腹水减退后，仍需限制钠的摄入，防止腹水再次出现。

（3）用药护理：主要使用螺内酯和呋噻咪。使用利尿剂时应注意维持水、电解质和酸碱平衡，利尿速度不宜过快，以每日体重减轻不超过0.5kg为宜。

（4）协助腹腔穿刺放腹水或腹水浓缩回输：对大量腹水引起呼吸困难，心悸，且利尿效果不佳者可酌情放腹水或腹水浓缩回输，后者可避免蛋白质丢失。

4. 心理护理　加强与患者的沟通，鼓励患者说出其内心感受，与患者一起讨论其面对的问题，给予患者真诚的安慰和支持。

三、健康指导

1. 疾病知识指导　向患者讲解本病的原因、临床表现、治疗护理措施，使患者了解本病相关知识，主动避免病因和诱因，并指导患者及家属识别病情变化，及时发现并发症，如肝性脑病早期的性格、行为改变；呕血、黑便可能是消化道出血等。发现异常及时就诊。

2. 生活指导　指导患者注意饮食卫生，说明饮食治疗的意义和原则，并强调高蛋白饮食的重要性；指导患者控制水钠摄入、增加食欲技巧；嘱患者戒烟、酒等。

3. 治疗指导　告之患者常用药物的不良反应和注意事项，特别是对肝脏有害的药物，嘱患者切记不要滥用药物，以免增加肝脏负担，加重肝功能损害；帮助患者认识定期复查的重要性，指导患者定期门诊复查肝功能。

四、护理评价

患者能否遵循饮食计划，营养状况是否改善；腹水和水肿是否减轻；能否遵循休息和活动计划，活动耐力和生活自理能力是否增强；有无皮肤破损或感染；有无并发症发生。

（杨冬玲）

第四章

肾内科疾病护理

第一节 肾小球肾炎

一、急性肾小球肾炎

急性肾小球肾炎（acute glomerulonephritis，AGN）简称急性肾炎，是以急性肾炎综合征为主要表现的一组疾病。其特点为起病急，患者出现血尿、蛋白尿、水肿和高血压，可伴有一过性氮质血症。本病好发于儿童，男性居多。常有前驱感染，多见于链球菌感染后，其他细菌、病毒和寄生虫感染后也可引起。本部分主要介绍链球菌感染后急性肾炎。

（一）病因及发病机制

本病常发生于β-溶血性链球菌"致肾炎菌株"引起的上呼吸道感染（多为扁桃体炎）或皮肤感染（多为脓疱疮）后，感染导致机体产生免疫反应而引起双侧肾脏弥漫性的炎症反应。目前多认为，链球菌的主要致病抗原是胞质或分泌蛋白的某些成分，抗原刺激机体产生相应抗体，形成免疫复合物沉积于肾小球而致病。同时，肾小球内的免疫复合物可激活补体，引起肾小球内皮细胞及系膜细胞增生，并吸引中性粒细胞及单核细胞浸润，导致肾脏病变。

（二）临床表现

前驱感染后常有1~3周（平均10日左右）的潜伏期。呼吸道感染的潜伏期较皮肤感染短。本病起病较急，病情轻重不一，轻者仅尿常规及血清补体C3异常，重者可出现急性肾功能衰竭。大多预后良好，常在数月内临床自愈。典型者呈急性肾炎综合征的表现。

1. 尿异常　几乎所有患者均有肾小球源性血尿，约30%出现肉眼血尿，且常为首发症状或患者就诊的原因。可伴有轻、中度蛋白尿，少数（<20%）患者可呈大量蛋白尿。

2. 水肿　80%以上患者可出现水肿，常为起病的首发表现，表现为晨起眼睑水肿，呈"肾炎面容"，可伴有下肢轻度凹陷性水肿，少数严重者可波及全身。

3. 高血压　约80%患者患病初期水钠潴留时，出现一过性轻、中度高血压，经利尿后血压恢复正常。少数患者可出现高血压脑病、急性左心衰竭等。

4. 肾功能异常　大部分患者起病时尿量减少（400~700mL/d），少数为少尿（<400mL/d）。可出现一过性轻度氮质血症。一般于1~2周后尿量增加，肾功能于利尿后数日恢复正常，极少数出现急性肾功能衰竭。

（三）辅助检查

1. 尿液检查　均有镜下血尿，呈多形性红细胞。尿蛋白多为+~++。尿沉渣中可有红细胞管型、颗粒管型等。早期尿中白细胞、上皮细胞稍增多。

2. 血清C3及总补体　发病初期下降，于8周内恢复正常，对本病诊断意义很大。血清抗链球菌溶血素"O"滴度可增高。

3. 肾功能检查　可有内生肌酐清除率（Ccr）降低，血尿素氮（BUN）、血肌酐（Cr）升高。

（四）诊断要点

链球菌感染后 1～3 周出现血尿、蛋白尿、水肿和高血压等肾炎综合征典型表现，血清 C3 降低，病情于发病 8 周内逐渐减轻至完全恢复者，即可诊断为急性肾小球肾炎。病理类型需行肾活组织检查确诊。

（五）治疗要点

本病患者的治疗以卧床休息、对症处理为主。本病为自限性疾病，不宜用糖皮质激素及细胞毒性药物。急性肾功能衰竭患者应予透析。

1. 对症治疗　利尿治疗可消除水肿，降低血压。尿后高血压控制不满意时，可加用其他降压药物。

2. 控制感染灶　以往主张使用青霉素或其他抗生素 10～14 日，现其必要性存在争议。对于反复发作的慢性扁桃体炎，待肾炎病情稳定后，可作扁桃体摘除术，手术前后两周应注射青霉素。

3. 透析治疗　对于少数发生急性肾功能衰竭者，应予血液透析或腹膜透析治疗，帮助患者度过急性期，一般不需长期维持透析。

（六）护理诊断/合作性问题

1. 体液过多　与肾小球滤过率下降、水钠潴留有关。
2. 活动无耐力　与疾病处于急性发作期、水肿、高血压等有关。
3. 潜在并发症　急性左心衰竭、高血压脑病、急性肾功能衰竭。

（七）护理措施

1. 一般护理　如下所述。

（1）休息与运动：急性期患者应绝对卧床休息，以增加肾血流量和减少肾脏负担。当其卧床休息 6 周～2 月，尿液检查只有蛋白尿和镜下血尿时，方可离床活动。病情稳定后逐渐增加运动量，避免劳累和剧烈活动，坚持 1～2 年，待完全康复后才能恢复正常的体力劳动。

（2）饮食护理：当患者有水肿、高血压或心力衰竭时，应严格限制盐的摄入，一般进盐应低于 3g/d，对于特别严重病例应完全禁盐。在急性期，为减少蛋白质的分解代谢，还应限制蛋白质的摄取量为 0.5～0.8g/（kg·d）。当血压下降、水肿消退、尿蛋白减少后，即可逐渐增加食盐和蛋白质的量。

除限制钠盐外，也应限制进水量，进水量的控制本着宁少勿多的原则。每日进水量应为不显性失水量（约 500mL）加上前一天 24h 尿量，此进水量包括饮食、饮水、服药、输液等所含水分的总量。另外，饮食应注意热量充足、易于消化和吸收。

2. 病情观察　注意观察水肿的范围、程度，有无胸腔积液、腹腔积液，有无呼吸困难、肺部湿啰音等急性左心衰竭的征象；监测高血压动态变化，监测有无头痛、呕吐、颈项强直等高血压脑病的表现；观察尿的变化及肾功能的变化，及早发现有无肾功能衰竭的可能。

3. 用药护理　在使用降压药的过程中，要注意一定要定时、定量服用，随时监测血压的变化，还要嘱患者服药后在床边坐几分钟，然后缓慢站起，防止眩晕及直立性低血压。

4. 心理护理　患者尤其是儿童对长期的卧床会产生忧郁、烦躁等心理反应，加上担心血尿、蛋白尿是否会恶化，会进一步加重精神负担。故应尽量多关心、巡视患者，随时注意患者的情绪变化和精神需要，按照患者的要求予以尽快解决。关于卧床休息需要持续的时间和病情的变化等，应适当予以说明，并要组织一些有趣的活动活跃患者的精神生活，使患者能以愉快、乐观的态度安心接受治疗。

（八）健康指导

1. 预防指导　平时注意加强锻炼，增强体质。注意个人卫生，防止化脓性皮肤感染。有上呼吸道或皮肤感染时，应及时治疗。注意休息和保暖，限制活动量。

2. 生活指导　急性期严格卧床休息，按照病情进展调整作息制度。掌握饮食护理的意义及原则，切实遵循饮食计划。指导患者及其家属掌握本病的基本知识和观察护理方法，消除各种不利因素，防止疾病进一步加重。

3. 用药指导　遵医嘱正确使用抗生素、利尿药及降压药等，掌握不同药物的名称、剂量、给药方法，观察各种药物的疗效和不良反应。

4. 心理指导　增强战胜疾病的信心，保持良好的心境，积极配合诊疗计划。

二、急进性肾小球肾炎

急进性肾小球肾炎（rapidly progressive glomerulonephritis，RPGN），是一组病情发展急骤，由血尿、蛋白尿迅速发展为少尿或无尿直至急性肾功能衰竭的急性肾炎综合征。临床上，肾功能呈急剧进行性恶化，常在3个月内肾小球滤过率（GFR）下降50%以上，发展至终末期肾功能衰竭一般为数周或数月。该病进展迅速，病情危重，预后差。病理改变特征为肾小球囊内细胞增生、纤维蛋白沉着，表现为广泛的新月体形成，故又称新月体肾炎。这组疾病发病率较低，危险性大，及时诊断、充分治疗尚可有效改变疾病的预后，临床上应高度重视。

（一）病因及发病机制

由多种原因所致的一组疾病，包括：①原发性急进性肾小球肾炎；②继发于全身性疾病（如系统性红斑狼疮肾炎）的急进性肾小球肾炎；③在原发性肾小球病（如系膜毛细血管性肾小球肾炎）的基础上形成广泛新月体，即病理类型转化而来的新月体性肾小球肾炎。本文着重讨论原发性急进性肾小球肾炎（以下简称急进性肾炎）。

RPGN根据免疫病理可分为三型，其病因及发病机制各不相同：①Ⅰ型又称抗肾小球基底膜型肾小球肾炎，由于抗肾小球基底膜抗体与肾小球基底膜（GBM）抗原相结合激活补体而致病。②Ⅱ型又称免疫复合物型，因肾小球内循环免疫复合物的沉积或原位免疫复合物形成，激活补体而致病。③Ⅲ型为少或无免疫复合物型，肾小球内无或仅微量免疫球蛋白沉积。现已证实50%~80%该型患者为原发性小血管炎肾损害，肾脏可为首发、甚至唯一受累器官或与其他系统损害并存。原发性小血管炎患者血清抗中性粒细胞胞质抗体（ANCA）常呈阳性。我国以Ⅱ型多见，Ⅰ型好发于青、中年，Ⅱ型及Ⅲ型常见于中、老年患者，男性居多。

RPGN患者约半数以上有上呼吸道感染的前驱病史，其中少数为典型的链球菌感染，其他多为病毒感染，但感染与RPGN发病的关系尚未明确。接触某些有机化学溶剂、碳氢化合物如汽油，与RPGNⅠ型发病有较密切的关系。某些药物如丙硫氧嘧啶（PTU）、肼苯达嗪等可引起RPGNⅢ型。RPGN的诱发因素包括吸烟、吸毒、接触碳氢化合物等。此外，遗传的易感性在RPGN发病中作用也已引起重视。

（二）病理

肾脏体积常较正常增大。病理类型为新月体性肾小球肾炎。光镜下通常以广泛（50%以上）的肾小球囊腔内有大量新月体形成（占肾小球囊腔50%以上）为主要特征，病变早期为细胞性新月体，后期为纤维性新月体。另外，Ⅱ型常伴有肾小球内皮细胞和系膜细胞增生，Ⅲ型常可见肾小球节段性纤维素样坏死。免疫病理学检查是分型的主要依据，Ⅰ型IgG及C3呈光滑线条状沿肾小球毛细血管壁分布；Ⅱ型IgG及C3呈颗粒状沉积于系膜区及毛细血管壁；Ⅲ型肾小球内无或仅有微量免疫沉积物。电镜下可见Ⅱ型电子致密物在系膜区和内皮下沉积，Ⅰ型和Ⅲ型无电子致密物。

（三）临床表现

患者可有前驱呼吸道感染，起病多较急，病情急骤进展。Ⅰ型的临床特征为急性肾炎综合征（起病急、血尿、蛋白尿、少尿、水肿、高血压），且多在早期出现少尿或无尿，进行性肾功能恶化并发展成尿毒症；Ⅱ型患者约半数可伴肾病综合征；Ⅲ型患者常有不明原因的发热、乏力、关节痛或咯血等系统性血管炎的表现。

（四）辅助检查

1. 尿液检查　常见肉眼血尿，镜下大量红细胞、白细胞和红细胞管型，尿比重及渗透压降低，蛋白尿常呈阳性（+~++++）。

2. 肾功能检查　血尿素氮、肌酐浓度进行性升高，肌酐清除率进行性降低。

3. 免疫学检查　主要有抗 GBM 抗体阳性（Ⅰ型）、ANCA 阳性（Ⅲ型）。此外，Ⅱ型患者的血液循环免疫复合物及冷球蛋白可呈阳性，并可伴血清 C3 降低。

4. 影像学检查　半数患者 B 型超声显示双肾增大。

（五）治疗要点

包括针对急性免疫介导性炎症病变的强化治疗以及针对肾脏病变后果（如水钠潴留、高血压、尿毒症及感染等）的对症治疗两方面。尤其强调在早期作出病因诊断和免疫病理分型的基础上尽快进行强化治疗。

1. 强化疗法　如下所述。

（1）强化血浆置换疗法：应用血浆置换机分离患者的血浆和血细胞并弃去血浆，再以等量正常人的血浆（或血浆白蛋白）和患者血细胞混合后重新输入患者体内。通常每日或隔日 1 次，每次置换血浆 2～4L，直到血清抗体（如抗 GBM 抗体、ANCA）或免疫复合物转阴、病情好转，一般需置换约 6～10 次左右。该疗法需配合糖皮质激素［口服泼尼松 1mg/（kg·d），2～3 个月后渐减］及细胞毒性药物［环磷酰胺 2～3mg/（kg·d）口服，累积量一般不超过 8g］，以防止在机体大量丢失免疫球蛋白后有害抗体大量合成而造成"反跳"。该疗法适用于各型急进性肾炎，但主要适用于Ⅰ型；对于 Goodpasture 综合征和原发性小血管炎所致急进性肾炎（Ⅲ型）伴有威胁生命的肺出血作用较为肯定、迅速，应首选。

（2）甲泼尼龙冲击伴环磷酰胺治疗：为强化治疗之一。甲泼尼龙 0.5～1.0g 溶于 5% 葡萄糖中静脉滴入，每日或隔日 1 次，3 次为一疗程。必要时间隔 3～5 天可进行下一疗程，一般不超过 3 个疗程。甲泼尼龙冲击疗法也需辅以泼尼松及环磷酰胺常规口服治疗，方法同前。近年有人用环磷酰胺冲击疗法（0.8～1g 溶于 5% 葡萄糖静脉滴入，每月 1 次）替代常规口服，可减少环磷酰胺的不良反应，其确切优缺点和疗效尚待进一步总结。该疗法主要适用Ⅱ、Ⅲ型，Ⅰ型疗效较差。用甲泼尼龙冲击治疗时，应注意继发感染和水钠潴留等不良反应。

2. 替代治疗　凡急性肾功能衰竭已达透析指征者应及时透析。对强化治疗无效的晚期病例或肾功能已无法逆转者，则有赖于长期维持透析。肾移植应在病情静止半年（Ⅰ型、Ⅲ型患者血中抗 GBM 抗体、ANCA 需转阴）后进行。

3. 对症治疗　对水钠潴留、高血压及感染等需积极采取相应的治疗措施。

（六）护理诊断/合作性问题

1. 潜在并发症　急性肾功能衰竭。
2. 体液过多　与肾小球滤过率下降、大量激素治疗导致水钠潴留有关。
3. 有感染的危险　与激素、细胞毒性药物的应用、血浆置换、大量蛋白尿致机体抵抗力下降有关。
4. 恐惧　与疾病的病情进展快、预后差有关。
5. 知识缺乏　缺乏疾病防治的相关知识。

（七）护理措施

1. 病情监测　密切观察病情变化，及时识别急性肾功能衰竭的发生。监测项目包括：①生命体征：观察有无气促、端坐呼吸、肺部湿啰音等心力衰竭表现。②尿量：若尿量迅速减少或出现无尿，提示发生急性肾功能衰竭。③血肌酐、尿素氮、内生肌酐清除率：急性肾功能衰竭时可出现血尿素氮、肌酐浓度迅速进行性升高，肌酐清除率快速降低。④血清电解质：重点观察有无高血钾，急性肾功能衰竭时常可出现高血钾，并诱发心律失常、心脏骤停。⑤消化道症状：了解患者有无消化道症状，如食欲减退、恶心、呕吐、呕血或黑便等表现。⑥神经系统症状：有无意识模糊、定向障碍、甚至昏迷等神经系统症状。

2. 用药护理　严格遵医嘱用药，密切观察激素、免疫抑制剂、利尿剂的效果和不良反应。糖皮质激素可导致水钠潴留、血压升高、精神兴奋、消化道出血、骨质疏松、继发感染、伤口愈合缓慢以及类肾上腺皮质功能亢进症的表现，如满月脸、水牛背、腹部脂肪堆积、多毛等。对肾脏患者，使用糖皮质激素后应特别注意有无加重肾损害导致病情恶化的水钠潴留、血压升高和继发感染等不良反应。激素和细胞毒性药物冲击治疗时，可明显抑制机体的免疫功能，必要时需要对患者实施保护性隔离，防止感染。血浆置换和透析治疗时，应注意严格无菌操作。

（八）健康指导

1. **疾病防护指导** 部分患者的发病与前驱感染病史、吸烟或接触某些有机化学溶剂有关，应积极预防，注意保暖，避免受凉和感冒。
2. **疾病知识指导** 向患者家属介绍疾病特点。
3. **用药指导** 对患者及家属强调遵医嘱用药的重要性，告知激素及细胞毒性药物的作用、可能出现的不良反应和服药的注意事项，鼓励患者配合治疗。
4. **病情监测指导** 向患者解释如何监测病情变化和病情经治疗缓解后的长期随访，防止疾病复发及恶化。

（九）预后

患者若能得到及时明确诊断和早期强化治疗，预后可得到显著改善。早期强化治疗可使部分患者得到缓解，避免或脱离透析，甚至少数患者肾功能得到完全恢复。若诊断不及时，早期未接受强化治疗，患者多于数周至半年内进展至不可逆肾功能衰竭。影响患者预后的主要因素有：①免疫病理类型：Ⅲ型较好，Ⅰ型差，Ⅱ型居中；②强化治疗是否及时：临床无少尿，血肌酐<530μmol/L，病理尚未显示广泛不可逆病变（纤维性新月体、肾小球硬化或间质纤维化）时，即开始治疗者预后较好，否则预后差；③老年患者预后相对较差。

本病缓解后的长期转归，以逐渐转为慢性病变并发展为慢性肾功能衰竭较为常见，故应特别注意采取措施保护残存肾功能，延缓疾病进展和慢性肾功能衰竭的发生。部分患者可长期维持并缓解。仅少数患者（以Ⅲ型多见）可复发，必要时需重复肾活检，部分患者强化治疗仍可有效。

三、慢性肾小球肾炎

慢性肾小球肾炎（chronic glomerulonephritis，CGN），简称慢性肾炎，是一组以血尿、蛋白尿、高血压、水肿为基本临床表现的肾小球疾病。临床特点是病程长，起病初无症状，进展缓慢，最终可发展成慢性肾功能衰竭。由于不同的病理类型及病程阶段不同，疾病表现可多样化。可发生于任何年龄，以青、中年男性居多。

（一）病因及发病机制

绝大多数慢性肾炎由不同病因、不同病理类型的原发性肾小球疾病发展而来，仅少数由急性链球菌感染后肾小球肾炎所致。其发病机制主要与原发病的免疫炎症损伤有关。此外，高血压、大量蛋白尿、高血脂等非免疫非炎症性因素亦参与其慢性化进程。

（二）病理类型

慢性肾炎的常见病理类型有系膜增生性肾小球肾炎（包括 IgA 肾病和非 IgA 系膜增生性肾小球肾炎）、系膜毛细血管性肾炎、膜性肾病及局灶节段性肾小球硬化等。上述所有类型均可转化为不同程度的肾小球硬化、肾小管萎缩和间质纤维化，最终肾脏体积缩小，晚期进展成硬化性肾小球肾炎，临床上进入尿毒症阶段。

（三）临床表现

本病起病多缓慢、隐匿，部分患者因感染、劳累呈急性发作。临床表现多样，病情时轻时重，逐渐发展为慢性肾功能衰竭。

1. **一般表现** 蛋白尿、血尿、高血压、水肿为基本临床表现。早期患者可有乏力、纳差、腰部疼痛；水肿可有可无；轻度尿异常，尿蛋白定量常在 1~3g/d，多有镜下血尿；血压可正常或轻度升高；

肾功能正常或轻度受损。以上情况持续数年，甚至数十年，肾功能逐渐恶化出现相应临床表现（贫血、血压增高等）。

2. 特殊表现　有的患者可表现为血压（特别是舒张压）持续性升高，出现眼底出血、渗出，甚至视盘水肿；感染、劳累、妊娠和使用肾毒性药物可使病情急剧恶化，可能引起不可逆慢性肾功能衰竭。

（四）辅助检查

1. 尿液检查　尿蛋白 + ~ + + +，24h 尿蛋白定量常在 1~3g。尿中可有多形性的红细胞 + ~ + +，红细胞颗粒管型等。

2. 血液检查　肾功能不全的患者可有肾小球滤过率（GFR）下降，血尿素氮（BUN）、血肌酐（Cr）增高、内生肌酐清除率下降。贫血患者出现贫血的血象改变。部分患者可有血脂升高，血浆白蛋白降低。另外，血清补体 C3 始终正常，或持续降低 8 周以上不恢复正常。

3. B 超检查　双肾可有结构紊乱、缩小、皮质变薄等改变。

4. 肾活组织检查　可以确定慢性肾炎的病理类型，对指导治疗和估计预后有重要价值。

（五）诊断要点

凡蛋白尿持续 1 年以上，伴血尿、水肿、高血压和肾功能不全，排除继发性肾炎、遗传性肾炎和慢性肾盂肾炎后，可诊断为慢性肾炎。

（六）治疗要点

慢性肾炎的治疗应以防止或延缓肾功能进行性恶化、改善或缓解临床症状及防治严重并发症为目标，主要治疗如下。

1. 优质低蛋白饮食和必需氨基酸治疗　限制食物中蛋白质及磷的摄入量，低蛋白及低磷饮食可减轻肾小球内高压力、高灌注及高滤过状态，延缓肾小球的硬化。根据肾功能的状况给予优质低蛋白饮食（每日 0.6~0.8g/kg），同时控制饮食中磷的摄入。在进食低蛋白饮食时，应适当增加糖类的摄入以满足机体生理代谢所需要的热量，防止负氮平衡。在低蛋白饮食 2 周后可使用必需氨基酸或 α-酮酸（每日 0.1~0.2g/kg）。极低蛋白饮食者，0.3g/（kg·d），应适当增加必需氨基酸（8~12g/d）或 α-酮酸，防止负氮平衡。有明显水肿和高血压时，需低盐饮食。

2. 对症治疗　主要是控制高血压。控制高血压尤其肾内毛细血管高血压是延缓慢性肾功能衰竭进展的重要措施。一般多选用血管紧张素转换酶抑制剂（ACEI）、血管紧张素Ⅱ受体拮抗剂（ARB）或钙通道阻滞剂。临床与实验研究结果均证实，ACEI 和 ARB 具有降低肾小球内高压、减少蛋白尿及保护肾功能的作用。肾功能损害的患者使用此类药物时应注意高钾血症的防治。其他降压药如 β-受体阻滞剂、α-受体阻滞剂、血管扩张药及利尿剂等亦可应用。患者应限盐，有明显水钠潴留的容量依赖型高血压患者选用噻嗪类利尿药。肾功能较差时，噻嗪类利尿剂无效或疗效较差，应改用袢利尿剂。

血压控制欠佳时，可联合使用多种抗高血压药物把血压控制到靶目标值。多数学者认为肾病患者的血压应较一般患者控制更严格，蛋白尿 ≥ 1.0g/24h，血压应控制在 125/75mmHg 以下；如果蛋白尿 ≤ 1.0g/24h，血压应控制在 130/80mmHg 以下。应尽量选用具有肾脏保护作用的降压药如 ACEI 和 ARB。

3. 特殊治疗　目前研究结果显示，大剂量双嘧达莫（300~400mg/d）、小剂量阿司匹林（40~300mg/d）对系膜毛细血管性肾小球肾炎有降低尿蛋白的作用。对糖皮质激素和细胞毒性药物一般不主张积极应用，但对病理类型较轻、肾体积正常、肾功能轻度受损而尿蛋白较多的患者在无禁忌时可试用。

4. 防治肾损害因素　包括：①预防和治疗各种感染，尤其是上呼吸道感染，因其可致慢性肾炎急性发作，使肾功能急剧恶化；②纠正水电解质和酸碱平衡紊乱；③禁用肾毒性药物，包括中药（如含马兜铃酸的中药关木通、广防己等）和西药（如氨基糖苷类、两性霉素、磺胺类抗生素等）；④及时治疗高脂血症、高尿酸血症。

（七）护理诊断/合作性问题

1. 营养失调：低于机体需要量　与限制蛋白饮食、低蛋白血症等有关。

2. 有感染的危险　与皮肤水肿、营养失调、应用糖皮质激素和细胞毒性药物致机体抵抗力下降有关。

3. 焦虑　与疾病的反复发作、预后不良有关。

4. 潜在并发症　慢性肾功能衰竭。

（八）护理措施

1. 一般护理　如下所述。

（1）休息与活动：慢性肾炎患者每日在保证充分休息和睡眠的基础上，应有适度的活动。尤其是肥胖者应通过活动减轻体重，以减少肾脏和心脏的负担。但对病情急性加重及伴有血尿、心力衰竭或并发感染的患者，应限制活动。

（2）饮食护理：慢性肾炎患者肾小管的重吸收作用不良，在排尿量达到一般标准时，应充分饮水，增加尿量以排泄体内废物。一般情况下不必限制饮食，但若肾功能已受到严重损害，伴有高血压且有发展为尿毒症的倾向时，应限制盐为 3~4g/d，蛋白质为 0.3~0.4g/（kg·d），且宜给予优质的动物蛋白，使之既能保证身体所需的营养，又可达到低磷饮食的要求，起到保护肾功能的作用。另外，应提供足够热量、富含维生素、易消化的饮食，适当调节高糖和脂类在饮食热量中的比例，以减轻自体蛋白质的分解，减轻肾脏负担。

2. 病情观察　密切观察血压的变化，因血压突然升高或持续高血压可加重肾功能的恶化。注意观察水肿的消长情况，注意患者有无出现胸闷、气急及腹胀等胸、腹腔积液的征象。监测患者的尿量变化及肾功能，如血肌酐（Cr）、血尿素氮（BUN）升高和尿量迅速减少，应警惕肾功能衰竭的发生。

3. 用药护理　使用利尿剂注意监测有无电解质、酸碱平衡紊乱，如低钾血症、低钠血症等；肾功能不全患者在应用 ACEI 降压时，应监测电解质，防止高血钾，另外注意观察有无持续性干咳的不良反应，如果发现要及时提醒医生换药；用血小板解聚药时注意观察有无出血倾向，监测出血、凝血时间等；激素或免疫抑制剂常用于慢性肾炎伴肾病综合征的患者，应观察该类药物可能出现的不良反应。

4. 心理护理　本病病程长，病情反复，长期服药疗效差、不良反应大，预后不良，患者易产生悲观、恐惧等不良情绪反应。且长期患病使患者生活、工作能力下降，经济负担加重，更进一步增加了患者及亲属的思想负担。因此心理护理尤为重要。积极主动与患者沟通，鼓励其说出内心的感受，对提出的问题予以耐心解答。与亲属一起做好患者的疏导工作，联系单位和社区解决患者的后顾之忧，使患者以良好的心态正确面对现实。

（九）健康指导

1. 预防感染指导　保持环境清洁、空气流通、阳光充足；注意休息，避免剧烈运动和过重的体力劳动；注意个人卫生，预防呼吸道和泌尿道感染，如出现感染症状时，应及时治疗。

2. 生活指导　严格按照饮食计划进餐；能够劳逸结合；学会与疾病有关的家庭护理知识，如何控制饮水量、自我监测血压等。

3. 怀孕指导　在血压和 BUN 正常时，可安全怀孕。如曾有高血压症，且 BUN 较高，应该避孕，必要时行人工流产。

4. 用药指导　掌握利尿剂、降压药等各种药物的使用方法、用药过程中的注意事项；不使用对肾功能有害的药物，如氨基糖苷类抗生素、抗真菌药等。

5. 心理指导　能明确不良心理对疾病的危害性，学会有效的调适方法，心境平和，积极配合医护工作。

（十）预后

慢性肾炎呈持续进行性进展，最终发展至终末期肾功能衰竭。其进展的速度主要取决于肾脏病理类型、延缓肾功能进展的措施以及避免各种危险因素。其中长期大量蛋白尿、伴高血压或肾功能受损者预后较差。

（杨冬玲）

第二节 肾小管性酸中毒

肾小管性酸中毒（RTA）是一组因为肾酸化功能障碍而产生的临床综合征。其包括以下四型：Ⅰ型，远端 RTA（远端肾小管泌氢障碍）；Ⅱ型，近端 RTA（近端肾小管 HCO_3^- 重吸收障碍）；Ⅲ型（兼具Ⅰ型和Ⅱ型的特点）；Ⅳ型，高血钾性 RTA（远端肾小管醛固酮作用障碍）。

一、临床表现

1. Ⅰ型（远端）RTA 如以下内容所述。
（1）慢性高氯性代谢性酸中毒，尿 pH＞5.5。
（2）电解质紊乱：由于远端集合管 H^+-K^+ 泵功能障碍，可导致低血钾，可出现肌无力、心律失常。
（3）骨病表现：血钙及碱性磷酸酶增高，血磷降低，可出现病理性骨折、骨质发育畸形。幼儿可有发育不良，牙齿发育滞后。
（4）常出现尿路结石。

2. Ⅱ型（近端）RTA 如以下内容所述。
（1）出现以上Ⅰ型肾小管性酸中毒的所有表现。
（2）出现糖尿、氨基酸尿、磷酸盐尿及近端肾小管性酸中毒。
（3）尿路结石发生率比Ⅰ型发生率低。

3. Ⅲ型（混合型）RTA 远端小管酸化障碍较Ⅰ型严重，酸中毒程度比前两型重，并发症也较多。

4. Ⅳ型 RTA 表现为高氯性酸中毒、血钾增高，酸中毒程度轻，尿 pH 常在 5.5 以下，可出现程度不同的失盐症状。

二、辅助检查

RTA 患者住院治疗期间的检查项目见表 4-1。

表 4-1 RTA 患者住院治疗期间的检查项目

必须检查的项目	根据具体情况可选择的检查项目
血常规、尿常规、粪便常规、尿红细胞位相、24h 尿蛋白定量、尿本-周蛋白	T 淋巴细胞亚群、甲状腺功能、PPD、肿瘤系列、甲状旁腺素
肝肾功能、电解质、肌酶、血糖、血脂、凝血功能、感染性疾病筛查（乙型肝炎病毒、丙型肝炎病毒、HIV、梅毒等）、C 反应蛋白、血清及尿蛋白电泳	肾小管早期损伤系列、类风湿因子、尿培养及药物过敏试验、ANCA 系列、尿酶系列、24h 尿电解质、尿 PCO_2/血 PCO_2、呋塞米试验
抗核抗体谱、ENA 系列、红细胞沉降率、补体 C3 和 C4、免疫球蛋白（包括轻链）	双肾血管彩超、颈动脉彩超、眼底检查、胸腹部 CT
B 超（泌尿系统、肝胆脾胰）、胸部 X 线平片、心电图、超声心动图、血气分析、卧位腹盆腔 X 线平片	动态心电图、动态血压、放射性核素肾图
氯化铵负荷试验、HCO_3^- 排出分数	肾穿刺活体组织检查

1. 确诊Ⅰ型（远端）肾小管性酸中毒 需行以下检查：
（1）氯化铵负荷试验：停用碱性药物 2 日后给予氯化铵 0.1g/（kg·d）口服（每日量分 3 次），如果尿 pH 大于 5.5，则为阳性，有诊断价值。若患者有肝病，或已存在明显代谢性酸中毒，或患有活动性消化性新溃疡或重症胃炎者，不能用氯化铵做以上试验，则可用氯化钙代替。
（2）尿 PCO_2/血 PCO_2：Ⅰ型（远端）肾小管性酸中毒时远端小管管腔内 H^+ 减少，H_2CO_3 的产生也减少，即使尿液碱化，尿 PCO_2/血 PCO_2 值也不会上升。Ⅰ型 RTA＜5%。
（3）呋塞米试验：正常人肌内注射呋塞米 20～40mg 后，远端小管的 Na^+ 增加，被大量重吸收，小管腔内电负性增多，为维持电荷平衡，小管上皮泌 H^+ 增多，伴随 K^+ 的排出，尿 pH 应有明显下降。不同原因者表现不同。

1) 弥漫性 H^+ - ATP 酶障碍：应用呋塞米后，尿 pH 无明显下降；但 Na^+ 仍可被重吸收，故尿 K^+ 增高。

2) 局限性 H^+ - ATP 酶障碍（病变位于髓质部集合管）：应用呋塞米后尿 pH 下降，尿 K^+ 可增加，但尿 pH 值大于 5.5。

3) 电压依赖型或 Na^+ 重吸收障碍（病变位于皮质集合管）：应用呋塞米后尿 pH 及尿 K^+ 不变。

(4) 中性磷酸钠试验：静脉注射中性磷酸钠后，管腔负电荷和 pH 值增加，刺激可滴定酸排泄，尿 pH 下降、PCO_2 上升。尿 PCO_2 较血 PCO_2 高 25mmHg（3.33kPa）以上，提示肾小管泌氢障碍。

2. Ⅱ型（近端）肾小管性酸中毒　Ⅱ型 RTA 的 HCO_3^- 排泄分数 >15%。

3. Ⅲ型（混合型）肾小管性酸中毒　临床表现上兼有Ⅰ型和Ⅱ型 RTA 的特点。

4. Ⅳ型肾小管性酸中毒　病理基础为醛固酮分泌减少或远端肾小管对醛固酮的作用反应减弱时，可导致远端肾小管泌氢减少，出现Ⅳ型 RTA。

三、治疗原则

一般处理原则：纠正病因，对症治疗。

四、治疗方法

1. 纠正酸中毒　重症酸中毒可静脉滴注碳酸氢钠，每日给予补充 1~3mmol/kg 碳酸氢盐以纠正酸中毒。一般病例常用枸橼酸钠、钾混合液（二者各 100g 加水至 1 000mL，每毫升含碱基2mmol），Ⅰ型 RTA 患者每日 1~5mmol/kg（根据血二氧化碳结合力测定或血气分析、尿钙测定调整剂量）；Ⅱ型 RTA 患者常需大剂量，即开始时每日 5~10mmol/kg，甚至达 10~15mmol/kg；Ⅲ型、Ⅳ型 RTA 患者也按上述原则调整剂量，但Ⅳ型应不含钾盐。此外，对碱剂的应用，有主张根据 24h 尿钙量，即 24h 尿钙 < 2mg/kg 为宜。若有高钙尿者，可在上述混合液中加枸橼酸 70g，以促进在肠道内结合钙，防止肾钙化和肾结石形成。一般Ⅱ型患儿随年龄的增长，至 2 岁左右可自愈，但Ⅰ型患儿碱剂需持续应用，甚至终身应用。

2. 纠正血钾异常　低血钾者可用枸橼酸钾补钾。Ⅳ型 RTA 患者合并高血钾需避免引起钾潴留的药物及高钾食物，可应用袢利尿剂，已达透析指征时积极血液净化治疗。

3. 防治并发症　防治结石及钙化，钙缺乏时补充钙剂和活性维生素 D。

五、护理措施

1. 一般护理　①休息：乏力明显者卧床休息，病情恢复期逐渐恢复适当活动。②饮食管理：给予低盐、易于消化的清淡饮食及适当蛋白饮食。伴有高血钾者避免进食含钾高的食物，如香蕉、橘子等。③个人卫生：注意个人卫生，穿着棉质透气、宽松、舒适的病服并经常换洗。

2. 病情观察　①尿量：每周测体重 1 次，准确记录 24h 出入量；②测量患者的血压至少每日 2 次，注意定时间、定体位、定位置、定血压计测量。

3. 用药护理　①使用纠正水电解质紊乱和酸碱平衡失调药物时注意观察尿量；②低血钾患者静脉补钾时注意血管的保护，防止外渗；③避免接触肾毒性药物。

4. 心理护理　给予患者足够的关心和心理支持，及时把握患者的心理状况，鼓励患者说出内心感受，学会自我放松的方法，告诉患者保持良好心态对疾病的重要性。

六、健康教育

1. 饮食指导　低盐优质蛋白饮食。

2. 用药指导　遵医嘱按要求服药，在用药过程中如有不适及时告知医护人员。不随意增减剂量。

避免应用肾毒性药物。

3. 休息与活动　生活规律，注意避免劳累及情绪波动。保证充足的睡眠。避免到人员密集场所，防止上呼吸道感染。

4. 避免诱因　认真配合治疗，按要求复诊。

（杨冬玲）

第三节　急性肾衰竭

急性肾衰竭（acute renal failure，ARF）是由于各种病因引起的短期内（数小时或数日）肾功能急剧、进行性减退而出现的临床综合征。当肾衰竭发生时，原来应由尿液排出的废物，因为尿少或无尿而积存于体内，导致血肌酐（Cr）、尿素氮（BUN）升高，水、电解质和酸碱平衡失调，以及全身各系统并发症。

一、病因及发病机制

1. 病因　分三类：①肾前性：主要病因包括有效循环血容量减少和肾内血流动力学改变（包括肾前小动脉收缩或肾后小动脉扩张）等。②肾后性：肾后性肾衰竭的原因是急性尿路梗阻，梗阻可发生于从肾盂到尿道的任一水平。③肾性：肾性肾衰竭有肾实质损伤，包括急性肾小管坏死（acute' tubular necrosis，ATN）、急性肾间质病变及肾小球和肾血管病变。其中急性肾小管坏死是最常见的急性肾衰竭类型，可由肾缺血或肾毒性物质损伤肾小管上皮细胞引起，其结局高度依赖于并发症的严重程度。如无并发症，肾小管坏死的死亡率为7%～23%，而在手术后或并发多器官功能衰竭时，肾小管坏死的死亡率高达50%～80%。在此主要以急性肾小管坏死为代表进行叙述。

2. 发病机制　不同病因、病理类型的急性肾小管坏死有不同的发病机制。中毒所致的急性肾小管坏死，是年龄、糖尿病等多种因素的综合作用。对于缺血所致急性肾小管坏死的发病机制，当前主要有三种解释：①肾血流动力学异常：主要表现为肾皮质血流量减少，肾髓质淤血等。目前认为造成以上结果最主要的原因为：血管收缩因子产生过多，舒张因子产生相对过少。②肾小管上皮细胞代谢障碍：缺血引起缺氧，进而影响到上皮细胞的代谢。③肾小管上皮脱落，管腔中管型形成：肾小管管型造成管腔堵塞，使肾小管内压力过高，进一步降低了肾小球滤过，加剧了肾小管间质缺血性障碍。

二、临床表现

临床典型病程可分为三期。

1. 起始期　此期急性肾衰竭是可以预防的，患者常有诸如低血压、缺血、脓毒病和肾毒素等病因，无明显的肾实质损伤。但随着肾小管上皮损伤的进一步加重，GFR下降，临床表现开始明显，进入维持期。

2. 维持期　又称少尿期。典型持续7～14d，也可短至几日，长达4～6周。患者可出现少尿，也可没有少尿，称非少尿型急性肾衰竭，其病情较轻，预后较好。但无论尿量是否减少，随着肾功能减退，可出现一系列尿毒症表现。

（1）全身并发症

1）消化系统症状：食欲降低、恶心、呕吐、腹胀、腹泻等，严重者有消化道出血。

2）呼吸系统症状：除感染的并发症外，尚可因容量负荷增大出现呼吸困难、咳嗽、憋气、胸闷等。

3）循环系统症状：多因尿少和未控制饮水，导致体液过多，出现高血压和心力衰竭；可因毒素滞留、电解质紊乱、贫血及酸中毒引起各种心律失常及心肌病变。

4）其他：常伴有肺部、尿路感染，感染是急性肾衰竭的主要死亡原因之一，死亡率高达70%。此外，患者也可出现神经系统表现，如意识不清、昏迷等。严重患者可有出血倾向，如DIC等。

（2）水、电解质和酸碱平衡失调：其中高钾血症、代谢性酸中毒最为常见。

1）高钾血症：其发生与肾排钾减少、组织分解过快、酸中毒等因素有关。高钾血症对心肌细胞有毒性作用，可诱发各种心律失常，严重者出现心室颤动、心跳骤停。

2）代谢性酸中毒：主要因酸性代谢产物排出减少引起，同时急性肾衰竭常并发高分解代谢状态，又使酸性产物明显增多。

3）其他：主要有低钠血症，由水潴留过多引起。还可有低钙、高磷血症，但远不如慢性肾衰竭明显。

3. 恢复期 肾小管细胞再生、修复，肾小管完整性恢复，肾小球滤过率逐渐恢复正常或接近正常范围。患者开始利尿，可有多尿表现，每日尿量可达 3 000~5 000mL，通常持续 1~3 周，继而再恢复正常。少数患者可遗留不同程度的肾结构和功能缺陷。

三、辅助检查

1. 血液检查 少尿期可有轻、中度贫血；血肌酐每日升高 44.2~88.4μmol/L（0.5~1.0mg/dl），血 BUN 每日可升高 3.6~10.7mmol/L（10~30mg/dl）；血清钾浓度常大于 5.5mmol/L，可有低钠、低钙、高磷血症；血气分析提示代谢性酸中毒。

2. 尿液检查 尿常规检查尿蛋白多为 +~++，尿沉渣可见肾小管上皮细胞，少许红、白细胞，上皮细胞管型，颗粒管型等；尿比重降低且固定，多在 1.015 以下；尿渗透浓度低于 350mmol/L；尿钠增高，多在 20~60mmol/L。

3. 其他 尿路超声显像对排除尿路梗阻和慢性肾功能不全很有帮助。如有足够理由怀疑梗阻所致，可做逆行性或下行性肾盂造影。另外，肾活检是进一步明确致病原因的重要手段。

四、诊断要点

患者尿量突然明显减少，肾功能急剧恶化（即血肌酐每天升高超过 44.2μmol/L 或在 24~72h 内血肌酐值相对增加 25%~100%），结合临床表现、原发病因和实验室检查，一般不难作出诊断。

五、治疗要点

1. 起始期治疗 治疗重点是纠正可逆的病因，预防额外的损伤。对于严重外伤、心力衰竭、急性失血等都应进行治疗，同时停用影响肾灌注或肾毒性的药物。

2. 维持期治疗 治疗重点为调节水、电解质和酸碱平衡、控制氮质潴留、供给足够营养和治疗原发病。

（1）高钾血症的处理：当血钾超过 6.5mmol/L，心电图表现异常变化时，应紧急处理如下：①10% 葡萄糖酸钙 10~20mL 稀释后缓慢静注。②5% $NaHCO_3$ 100~200mL 静滴。③50% 葡萄糖液 50mL 加普通胰岛素 10U 缓慢静脉注射。④用钠型离子交换树脂 15~30g，每日 3 次口服。⑤透析疗法是治疗高钾血症最有效的方法，适用于以上措施无效和伴有高分解代谢的患者。

（2）透析疗法：凡具有明显尿毒症综合征者都是透析疗法的指征，具体包括：心包炎、严重脑病、高钾血症、严重代谢性酸中毒及容量负荷过重对利尿剂治疗无效。重症患者主张早期进行透析。对非高分解型、尿量正常的患者可试行内科保守治疗。

（3）其他：纠正水、电解质和酸碱平衡紊乱，控制心力衰竭，预防和治疗感染。

3. 多尿期治疗 此期治疗重点仍为维持水、电解质和酸碱平衡，控制氮质血症，防治各种并发症。对已进行透析者，应维持透析，当一般情况明显改善后可逐渐减少透析，直至病情稳定后停止透析。

4. 恢复期治疗 一般无需特殊处理，定期复查肾功能，避免肾毒性药物的使用。

六、护理诊断/合作性问题

1. 体液过多 与急性肾衰竭所致肾小球滤过功能受损、水分控制不严等因素有关。

2. 营养失调：低于机体需要量　与患者食欲低下、限制饮食中的蛋白质、透析、原发疾病等因素有关。

3. 有感染的危险　与限制蛋白质饮食、透析、机体抵抗力降低等有关。

4. 恐惧　与肾功能急骤恶化、症状重等因素有关。

5. 潜在并发症　高血压脑病、急性左心衰竭、心律失常、心包炎、DIC、多脏器功能衰竭等。

七、护理措施

1. 一般护理　如下所述。

（1）休息与活动：少尿期要绝对卧床休息，保持安静，以减轻肾脏的负担，对意识障碍者，应加床护栏。当尿量增加、病情好转时，可逐渐增加活动量，但应注意利尿后的过分代谢，患者会有肌肉无力的现象，应避免独自下床。患者若因活动使病情恶化，应恢复前一日的活动量，甚至卧床休息。

（2）饮食护理

1）糖及热量：对发病初期因恶心、呕吐无法由口进食者，应由静脉补充葡萄糖，以维持基本热量。少尿期应给予足够的糖类（150g/d）。若患者能进食，可将乳糖75g、葡萄糖和蔗糖各37.5g溶于指定溶液中，使患者在一日中饮完。多尿期可自由进食。

2）蛋白质：对一般少尿期的患者，蛋白质限制为0.5g/（kg·d），其中60%以上应为优质蛋白，如尿素氮太高，则应给予无蛋白饮食。接受透析的患者予高蛋白饮食，血液透析患者的蛋白质摄入量为1.0~1.2g/（kg·d），腹膜透析为1.2~1.3g/（kg·d）。对多尿期的患者，如尿素氮低于8.0mmol/L时，可给予正常量的蛋白质。

3）其他：对少尿期患者，尽可能减少钠、钾、磷和氯的摄入量。多尿期时不必过度限制。

（3）维持水平衡：急性肾衰竭少尿时，对于水分的出入量应严格测量和记录，按照"量出为入"的原则补充入液量。补液量的计算一般以500mL为基础补液量，加前一日的出液量。在利尿的早期，应努力患者免于发生脱水，给予适当补充水分，以维持利尿作用。当氮质血症消失后，肾小管对盐和水分的再吸收能力改善，即不需要再供给大量的液体。

2. 病情观察　应对急性肾衰竭的患者进行临床监护。监测患者的神志、生命体征、尿量、体重，注意尿常规、肾功能、电解质及血气分析的变化。观察有无高血钾、低血钠或代谢性酸中毒的发生；有无严重头痛、恶心、呕吐及不同意识障碍等高血压脑病的表现；有无气促、端坐呼吸、肺部湿啰音等急性左心衰竭的征象；有无出现水中毒或稀释性低钠血症的症状，如头痛、嗜睡、意识障碍、共济失调、昏迷、抽搐等。

3. 用药护理　用甘露醇、呋塞米利尿治疗时应观察有无脑萎缩、溶血、耳聋等不良反应；使用血管扩张剂时注意监测血压的变化，防止低血压发生；纠正高血钾及酸中毒时，要随时监测电解质；使用肝素或双嘧达莫要注意有无皮下或内脏出血；输血要禁用库血；抗感染治疗时避免选用有肾毒性的抗生素。

4. 预防感染　感染是急性肾衰竭少尿期的主要死亡原因，故应采取切实措施，在护理的各个环节预防感染的发生。具体措施为：①尽量将患者安置在单人房间，做好病室的清洁消毒，避免与有上呼吸道感染者接触。②避免任意插放保留导尿管，可利用每24~48h导尿一次，获得每日尿量。③需留置尿管的患者应加强消毒、定期更换尿管和进行尿液检查以确定有无尿路感染。④卧床及虚弱的患者应定期翻身，协助做好全身皮肤的清洁，防止皮肤感染的发生。⑤意识清醒者，鼓励患者每小时进行深呼吸及有效排痰；意识不清者，定时抽取气管内分泌物，以预防肺部感染的发生。⑥唾液中的尿素可引起口角炎及腮腺炎，应协助做好口腔护理，保持口腔清洁、舒适。⑦对使用腹膜或血液透析治疗的患者，应按外科无菌技术操作。⑧避免其他意外损伤。

5. 心理护理　病情的危重会使患者产生对于死亡和失去工作的恐惧，同时因治疗费用的昂贵又会进一步加重患者及家属的心理负担。观察了解患者的心理变化及家庭经济状况，通过讲述各种检查和治疗进展信息，解除患者的恐惧，树立患者战胜疾病的信心；通过与社会机构的联系取得对患者的帮助，解除患者的经济忧患。还应给予患者高度同情、安慰和鼓励,以高度的责任心认真护理,使患者具有安全感、信赖感及良好的心理状态。

八、健康指导

1. 生活指导　合理休息,劳逸结合、防止劳累;严格遵守饮食计划,并注意加强营养;注意个人清洁卫生,注意保暖。
2. 病情监测　学会自测体重、尿量;明确高血压脑病、左心衰竭、高钾血症及代谢性酸中毒的表现;定期门诊随访,监测肾功能、电解质等。
3. 心理指导　在日常生活中能理智调节自己的情绪,保持愉快的心境;遇到病情变化时不恐慌,能及时采取积极的应对措施。
4. 预防指导　禁用库血;慎用氨基糖苷类抗生素;避免妊娠、手术、外伤;避免接触重金属、工业毒物等;误服或误食毒物,立即进行洗胃或导泻,并采用有效解毒剂。

(杨冬玲)

第四节　慢性肾衰竭

慢性肾衰竭(chronic renal failure,CRF)简称肾衰,是在各种慢性肾脏病的基础上,肾功能缓慢减退至衰竭而出现的临床综合征。据统计,每1万人口中,每年约有1人发生肾衰。

随着病情的进展,根据肾小球滤过功能降低的程度,将慢性肾衰竭分为四期:①肾储备能力下降期:GFR减至正常的约50%~80%,血肌酐正常,患者无症状。②氮质血症期:是肾衰早期,GFR降至正常的25%~50%,出现氮质血症,血肌酐已升高,但小于450μmol/L,无明显症状。③肾衰竭期:GFR降至正常的10%~25%,血肌酐显著升高(约为450~707μmol/L),患者贫血较明显,夜尿增多及水电解质失调,并可有轻度胃肠道、心血管和中枢神经系统症状。④尿毒症期:是肾衰的晚期,GFR减至正常的10%以下,血肌酐大于707μmol/L,临床出现显著的各系统症状和血生化异常。

一、病因及发病机制

任何能破坏肾的正常结构和功能的泌尿系统疾病,均可导致肾衰。国外最常见的病因依次为:糖尿病肾病、高血压肾病、肾小球肾炎、多囊肾等;在我国则为:原发性慢性肾小球肾炎、糖尿病肾病、高血压肾病、多囊肾、梗阻性肾病等。有些由于起病隐匿、到肾衰晚期才就诊的患者,往往因双侧肾已固缩而不能确定病因。

肾功能恶化的机制尚未完全明了。目前多数学者认为,当肾单位破坏至一定数量,"健存"肾单位代偿性地增加排泄负荷,因此发生肾小球内"三高",即肾小球毛细血管的高灌注、高压力和高滤过,而肾小球内"三高"会引起肾小球硬化、肾小球通透性增加,使肾功能进一步恶化。此外,血管紧张素Ⅱ、蛋白尿、遗传因素都在肾衰的恶化中起着重要的作用。尿毒症各种症状的发生与水电解质酸碱平衡失调、尿毒症毒素、肾的;内分泌功能障碍等有关。

二、临床表现

肾衰早期仅表现为基础疾病的症状,到残余肾单位不能调节适应机体的最低要求时,尿毒症使各器官功能失调的症状才表现出来。

1. 水、电解质和酸碱平衡失调　可表现为钠、水平衡失调,如高钠或低钠血症、水肿或脱水;钾平衡失调,如高钾或低钾血症;代谢性酸中毒;低钙血症、高磷血症;高镁血症等。
2. 各系统表现　如下所述。
(1)心血管和肺症状:心血管病变是肾衰最常见的死因,可有以下几个方面。
1)高血压和左心室肥大:大部分患者存在不同程度的高血压,个别可为恶性高血压。高血压主要是由于水钠潴留引起的，也与肾素活性增高有关，使用重组人红细胞生成素（recombinant human erythropoietin，rHuEPO）、环孢素等药物也会发生高血压。高血压可引起动脉硬化、左心室肥大、心力衰竭，并可加重肾损害。

2）心力衰竭：是常见死亡原因之一。其原因大多与水钠潴留及高血压有关，部分患者亦与尿毒症性心肌病有关。尿毒症心肌病的病因可能与代谢废物的潴留和贫血等有关。

3）心包炎：主要见于透析不充分者（透析相关性心包炎），临床表现与一般心包炎相同，但心包积液多为血性，可能与毛细血管破裂有关。严重者有心包填塞征。

4）动脉粥样硬化：本病患者常有高甘油三酯血症及轻度胆固醇升高，动脉粥样硬化发展迅速，是主要的死亡原因之一。

5）肺症状：体液过多可引起肺水肿，尿毒症毒素可引起"尿毒症肺炎"。后者表现为肺充血，肺部 X 线检查出现"蝴蝶翼"征。

（2）血液系统表现

1）贫血：尿毒症患者常有贫血，为正常色素性正细胞性贫血，主要原因有：①肾脏产生红细胞生成激素（erythropoietin，EPO）减少。②铁摄入不足；叶酸、蛋白质缺乏。③血透时失血及经常性的抽血检查。④肾衰时红细胞生存时间缩短。⑤有抑制血细胞生成的物质等因素。

2）出血倾向：常表现为皮下出血、鼻出血、月经过多等。出血倾向与外周血小板破坏增多、出血时间延长、血小板聚集和黏附能力下降等有关。

3）白细胞异常：中性粒细胞趋化、吞噬和杀菌的能力减弱，因而容易发生感染。部分患者白细胞减少。

（3）神经、肌肉系统表现：早期常有疲乏、失眠、注意力不集中等精神症状，后期可出现性格改变、抑郁、记忆力下降、谵妄、幻觉、昏迷等。晚期患者常有周围神经病变，患者可出现肢体麻木、深反射迟钝或消失、肌无力等。但最常见的是肢端袜套样分布的感觉丧失。

（4）胃肠道表现：食欲不振是常见的早期表现。另外，患者可出现口腔有尿味、恶心、呕吐、腹胀、腹泻、舌和口腔黏膜溃疡等。上消化道出血在本病患者也很常见，主要与胃黏膜糜烂和消化性溃疡有关，尤以前者常见。慢性肾衰竭患者的消化性溃疡发生率较正常人为高。

（5）皮肤症状：常见皮肤瘙痒。患者面色较深而萎黄，轻度浮肿，称尿毒症面容，与贫血、尿素霜的沉积等有关。

（6）肾性骨营养不良症：简称肾性骨病，是尿毒症时骨骼改变的总称。依常见顺序排列包括：纤维囊性骨炎、肾性骨软化症、骨质疏松症和肾性骨硬化症。骨病有症状者少见。早期诊断主要靠骨活组织检查。肾性骨病的发生与继发性甲状旁腺功能亢进、骨化三醇缺乏、营养不良、代谢性酸中毒等有关。

（7）内分泌失调：肾衰时内分泌功能出现紊乱。患者常有性功能障碍，小儿性成熟延迟，女性性欲差，晚期可闭经、不孕，男性性欲缺乏和阳痿。

（8）易于并发感染：尿毒症患者易并发严重感染，与机体免疫功能低下、白细胞功能异常等有关。以肺部和尿路感染常见，透析患者易发生动静脉瘘或腹膜入口感染、肝炎病毒感染等。

（9）其他：可有体温过低、碳水化合物代谢异常、高尿酸血症、脂代谢异常等。

三、辅助检查

1. 血液检查　血常规可见红细胞数目下降，血红蛋白含量降低，白细胞可升高或降低；肾功能检查结果为内生肌酐清除率降低，血肌酐增高；血清电解质增高或降低；血气分析有代谢性酸中毒等。

2. 尿液检查　尿比重低，为 1.010。尿沉渣中有红细胞、白细胞、颗粒管型、蜡样管型等。

3. B超或X线平片　显示双肾缩小。

四、诊断要点

根据慢性肾衰竭的临床表现，内生肌酐清除率下降，血肌酐、血尿素氮升高、B超等示双肾缩小，即可作出诊断。之后应进一步查明原发病。

五、治疗要点

1. 治疗原发疾病和纠正加重肾衰竭的因素　如治疗狼疮性肾炎可使肾功能有所改善，纠正水钠缺失、控制感染、解除尿路梗阻、控制心力衰竭、停止使用肾毒性药物等可使肾功能有不同程度的恢复。

2. 延缓慢性肾衰竭的发展　应在肾衰的早期进行。

（1）饮食治疗：饮食治疗可以延缓肾单位的破坏速度，缓解尿毒症的症状，因此，慢性肾衰竭的饮食治疗非常关键。要注意严格按照饮食治疗方案，保证蛋白质、热量、钠、钾、磷及水的合理摄入。

（2）必需氨基酸的应用：对于因各种原因不能透析、摄入蛋白质太少的尿毒症患者，为了使其维持良好的营养状态，必须加用必需氨基酸（essential amino acid，EAA）或必需氨基酸与α-酮酸混合制剂。α-酮酸可与氨结合成相应的 EAA，EAA 在合成蛋白过程中，可利用一部分尿素，故可减少血中的尿素氮水平，改善尿毒症症状。EAA 的适应证为肾衰晚期患者。

（3）控制全身性和（或）肾小球内高压力：肾小球内高压力会促使肾小球硬化，全身性高血压不仅会促使肾小球硬化，且能增加心血管并发症的发生，故必须控制。首选血管紧张素Ⅱ抑制药。

（4）其他：积极治疗高脂血症、有痛风的高尿酸血症。

3. 并发症的治疗　如下所述。

（1）水、电解质和酸碱平衡失调

1）钠、水平衡失调：对单纯水肿者，除限制盐和水的摄入外，可使用呋塞米利尿处理；对水肿伴稀释性低钠血症者，需严格限制水的摄入；透析者加强超滤并限制钠水摄入。

2）高钾血症：如血钾中度升高，主要治疗引起高钾的原因，并限制钾的摄入。如血钾>6.5mmol/L，心电图有高钾表现，则应紧急处理。

3）钙、磷失调和肾性骨病：为防止继发性甲旁亢和肾性骨病，肾衰早期应积极限磷饮食，并使用肠道磷结合物，如口服碳酸钙2g，每日3次。活性维生素 D_3（骨化三醇）主要用于长期透析的肾性骨病患者，使用过程中要注意监测血钙、磷浓度，防止异位钙化的发生。对与铝中毒有关的肾性骨病，主要是避免铝的摄入，并可通过血液透析降低血铝水平。目前对透析相关性淀粉样变骨病还没有好的治疗方案。

4）代谢性酸中毒：一般口服碳酸氢钠，严重者静脉补碱。透析疗法能纠正各种水、电解质、酸碱平衡失调。

（2）心血管和肺

1）高血压：通过减少水和钠盐的摄入，及对尿量较多者选用利尿剂清除水、钠潴留，多数患者的血压可恢复正常。对透析者可用透析超滤脱水降压。其他的降压方法与一般高血压相同，首选 ACEI。

2）心力衰竭：除应特别强调清除水、钠潴留外，其他与一般心力衰竭治疗相同，但疗效较差。

3）心包炎：积极透析可望改善，当出现心包填塞时，应紧急心包穿刺或心包切开引流。

4）尿毒症肺炎：透析可迅速获得疗效。

（3）血液系统：透析、补充叶酸和铁剂均能改善肾衰贫血。而使用 rHuEPO 皮下注射疗效更为显著，同时注意补充造血原料，如铁、叶酸等。

（4）感染：治疗与一般感染相同，但要注意在疗效相近时，尽量选择对肾毒性小的药物。

（5）其他：充分透析、肾移植、使用骨化三醇和 EPO 可改善肾衰患者神经、精神和肌肉系统症状；外用乳化油剂、口服抗组胺药及强化透析对部分患者的皮肤瘙痒有效。

4. 替代治疗　透析（血液透析、腹膜透析）和肾移植是替代肾功能的治疗方法。尿毒症患者经药物治疗无效时，便应透析治疗。血液透析和腹膜透析的疗效相近，各有优缺点，应综合考虑患者的情况来选用。透析一个时期后，可考虑是否做肾移植。

六、护理评估

询问本病的有关病史，如有无各种原发性肾脏病史；有无其他导致继发性肾脏病的疾病史；有无导致肾功能进一步恶化的诱因。评估患者的临床症状，如有无出现厌食、恶心、呕吐、口臭等消化道症状；有无头晕、胸闷、气促等缺血的表现；有无出现皮肤瘙痒，及鼻、牙龈、皮下等部位出血等症状；有无兴奋、淡漠、嗜睡等精神症状。评估患者的体征，如生命体征、精神意识状态有无异常；有无出现贫血面容、尿毒症面容；皮肤有无出血点、瘀斑、尿素霜的沉积等；皮肤水肿的部位、程度、特点，有无出现胸腔、心包积液，腹水征；有无心力衰竭、心包填塞征的征象；肾区有无叩击痛；神经反射有无异常等。判断患者的辅助检查结果，如有无血红蛋白含量降低；血尿素氮及血肌酐升高的程度；肾小管功能有无异常；血电解质和二氧化碳结合力的变化；肾影像学检查的结果。此外，应注意评估患者及其家属的心理变化及社会支持情况，如有无抑郁、恐惧、绝望等负性情绪；家庭、单位、社区的支持度如何等。

七、护理诊断/合作性问题

1. 营养失调：低于机体需要量　与长期限制蛋白质摄入、消化功能紊乱、水电解质紊乱、贫血等因素有关。
2. 体液过多　与肾小球滤过功能降低导致水钠潴留，多饮水或补液不当等因素有关。
3. 活动无耐力　与心脏病变，贫血，水、电解质和酸碱平衡紊乱有关。
4. 有感染的危险　与白细胞功能降低、透析等有关。
5. 绝望　与病情危重及预后差有关。

八、护理目标

（1）患者能保持足够营养物质的摄入，身体营养状况有所改善。
（2）能遵守饮食计划，水肿减轻或消退。
（3）自诉活动耐力增强。
（4）住院期间不发生感染。
（5）能按照诊疗计划配合治疗和护理，对治疗有信心。

九、护理措施

1. 一般护理　如下所述。
（1）休息与活动：慢性肾衰竭患者以休息为主，尽量减少对患者的干扰，并协助其做好日常的生活护理，如对视力模糊的患者，将物品放在固定易取的地方，对因尿素霜沉积而皮肤瘙痒的患者，每日用温水擦澡。但对病情程度不同的患者还应有所区别，如症状不明显、病情稳定者，可在护理人员或亲属的陪伴下活动，活动以不出现疲劳、胸痛、呼吸困难、头晕为度；对症状明显、病情加重者，应绝对卧床休息，且应保证患者的安全与舒适，如对意识不清者，加床护栏，防止患者跌落；对长期卧床者，定时为患者翻身和做被动肢体活动，防止压疮或肌肉萎缩。

（2）饮食护理

1）蛋白质：在高热量的前提下，应根据患者的 GFR 来调整蛋白质的摄入量。当 GFR <50ml/min 时，就应开始限制蛋白质的摄入，其中 50%~60% 以上的蛋白质必须是富含必需氨基酸的蛋白（即高生物价优质蛋白），如鸡蛋、鱼、牛奶、瘦肉等。当 GFR <5ml/min 时，每日摄入蛋白约为 20g（0.3g/kg），此时患者需应用 EAA 疗法；当 GFR 在 5~10ml/min 时，每日摄入的蛋白约为 25g（0.4g/kg）；GFR 在 10~20ml/min 者约为 35g（0.6g/kg）；GFR >20ml/min 者，可加 5g。尽量少摄入植物蛋白，如花生、豆类及其制品，因其含非必需氨基酸多。米、面中所含的植物蛋白也要设法去除，如可部分采用麦淀粉作主食。

静脉输入必需氨基酸应注意输液速度。输液过程中若有恶心、呕吐应给予止吐剂，同时减慢输液速度。切勿在氨基酸内加入其他药物，以免引起不良反应。

2）热量与糖类：患者每日应摄取足够的热量，以防止体内蛋白质过度分解。每日供应热量至少 125.6kJ/kg（30kcal/kg），主要由碳水化合物和脂肪供给。低蛋白摄入会引起患者的饥饿感，这时可食芋头、马铃薯、苹果、马蹄粉等补充糖类。

3) 盐分与水分：肾衰早期，患者无法排出浓缩的尿液，需要比正常人摄入或排出更多的水分和盐分，才能处理尿中溶质。又因肾小管对钠的重吸收能力减退，而每日从尿中流失的钠增加，所以应增加水分和盐分的摄入。到肾衰末期，由于肾小球的滤过率降低，尿量减少，钠由尿的丢失已不明显，应注意限制水分和盐分的摄入。

4) 其他：低蛋白饮食时，钙、铁及维生素 B_{12} 含量不足，应注意补充；避免摄取含钾量高的食物，如白菜、萝卜、梨、桃、葡萄、西瓜等；低磷饮食，不超过 600mg/d；还应注意供给富含维生素 C、B 族维生素的食物。

2. 病情观察　认真观察身体症状和体征的变化；严密监测意识状态、生命体征；每日定时测量体重，准确记录出入水量。注意观察有无液体量过多的症状和体征：如短期内体重迅速增加、血压升高、意识改变、心率加快、肺底湿啰音、颈静脉怒张等；结合肾功能、血清电解质、血气分析结果，观察有无高血压脑病、心力衰竭、尿毒症性肺炎及电解质代谢紊乱和酸碱平衡失调等并发症的表现。观察有无感染的征象，如体温升高、寒战、疲乏无力、咳嗽、咳脓性痰、肺部湿啰音、尿路刺激征、白细胞增高等。

3. 预防感染　要注意慢性肾衰竭患者皮肤和口腔护理的特殊性。慢性肾衰竭患者由于尿素霜的刺激，常感皮肤瘙痒，注意勿用力搔抓，可每日用温水清洗后涂抹止痒剂。此外，慢性肾衰竭患者口腔容易发生溃疡、出血及口唇干裂，应加强口腔护理，保持口腔湿润，可增进食欲。

4. 用药护理　用红细胞生成激素纠正患者的贫血时，注意观察用药后副反应，如头痛、高血压、癫痫发作等，定期查血红蛋白和血细胞比容等。使用骨化三醇治疗肾性骨病时，要随时监测血钙、磷的浓度，防止内脏、皮下、关节血管钙化和肾功能恶化。用降压、强心、降脂等其他药物时，注意观察其副反应。

5. 心理护理　慢性肾衰患者的预后不佳，加上身体形象改变以及性方面的问题，常会有退缩、消极、自杀等行为。护理人员应以热情、关切的态度去接近他，使其感受到真诚与温暖。并应鼓励家属理解并接受患者的改变，安排有意义的知觉刺激环境或鼓励其参加社交活动，使患者意识到自身的价值，积极接受疾病的挑战。对于患者的病情和治疗，应使患者和家属都有所了解，因为在漫长的治疗过程中，需要家人的支持、鼓励和细心的照顾。

十、护理评价

（1）患者的贫血状况有无所好转，血红蛋白、血清白蛋白在正常范围。
（2）机体的水肿程度是否减轻或消退。
（3）自诉活动耐力是否增强。
（4）体温是否正常，有无发生感染。
（5）患者情绪稳定，生活规律，定时服药或透析。

十一、健康指导

1. 生活指导　注意劳逸结合，避免劳累和重体力活动。严格遵从饮食治疗的原则，注意水钠限制和蛋白质的合理摄入。

2. 预防指导　注意个人卫生，保持口腔、皮肤及会阴部的清洁。皮肤痒时避免用力搔抓。注意保暖，避免受凉。尽量避免妊娠。

3. 病情观察指导　准确记录每日的尿量、血压、体重。定期复查肾功能、血清电解质等。

4. 用药指导　严格遵医嘱用药，避免使用肾毒性较大的药物，如氨基糖苷类抗生素等。

5. 透析指导　慢性肾衰竭患者应注意保护和有计划地使用血管，尽量保留前臂、肘等部位的大静脉，以备用于血透治疗。已行透析治疗的患者，血液透析者应注意保护好动－静脉瘘管，腹膜透析者保护好腹膜透析管道。

6. 心理指导　注重心理调节，保持良好的心态，培养积极的应对能力。

（严　莉）

第五章

神经内科疾病护理

第一节 帕金森病护理

帕金森病（Parkinson disease，PD）又称震颤麻痹（paralysis agitans），是一种中老年常见的神经系统变性疾病，以黑质多巴胺能神经元变性缺失和路易小体形成为病理特性，以静止性震颤、运动迟缓、肌强直和姿势步态异常为临床特征。本病起病缓慢，逐渐进展。男性稍多于女性。65岁以上的老年人群患病率为2%。目前，我国帕金森病患者人数已超过200万。高血压脑动脉硬化、脑炎、外伤、中毒、基底核附近肿瘤以及吩噻嗪类药物等所产生的震颤、强直等症状，称为帕金森综合征。

一、病因

本病的病因未明，目前认为PD非单因素引起，可能为多因素共同参与所致，可能与下列因素有关。

1. 年龄老化　本病40岁以前极少发病，主要发生于50岁以上的中老年人，60岁以上发病明显增多，提示年龄老化与发病有关。实际上，只有当黑质多巴胺能神经元数目减少50%以上，纹状体多巴胺递质含量减少80%以上，临床才会出现帕金森病的运动障碍症状。正常神经系统老化并不会达到这一水平，故年龄老化只是帕金森病发病的一个促发因素。

2. 环境因素　流行病学调查显示，长期接触环境中与吡啶类衍生物1-甲基-4-苯基1，2，3，6-四氢吡啶（MPTP）分子结构类似的杀虫剂、除草剂或某些工业化学品等可能是PD发病的危险因素。MPTP本身并无毒性，但在脑内经B型单胺氧化酶（MAO-B）的作用转变成有毒性的甲基苯基吡啶离子（MPP+），后者被多巴胺转运载体选择性摄入黑质多巴胺能神经元内，抑制线粒体呼吸链复合物I型的活性，抑制细胞的能量代谢，从而导致细胞死亡。故PD的发病与工业、农业毒素有关。

3. 遗传因素　本病在一些家族中呈聚集现象，有报道10%左右的PD患者有家族史，包括常染色体显性遗传或常染色体隐性遗传。目前分子遗传学的研究证明导致PD发病的重要致病基因有：PARK1、PARK2、PARK5、PARK7等。

二、发病机制

1. 神经递质的平衡受到破坏　多巴胺和乙酰胆碱是纹状体内两种重要的神经递质，功能互相拮抗，维持二者之间的平衡对于基底节环路活动起着重要的调节作用。脑内多巴胺递质主要是黑质-纹状体通路。帕金森病时由于黑质多巴胺能神经元变性、缺失，纹状体多巴胺含量显著降低（超过80%），造成乙酰胆碱系统功能相对亢进，导致肌张力增高、运动减少等临床表现。

2. 发病机制　导致黑质多巴胺能神经元变性死亡的确切发病机制目前尚不完全清楚，但已知氧化应激、线粒体功能缺陷、蛋白错误折叠和聚集、胶质细胞增生和炎性反应等在黑质多巴胺能神经元变性死亡中起着重要作用。

三、临床表现

1. 静止性震颤　常为本病的首发症状。多自一侧上肢远端开始，表现为规律性手指屈曲和拇指对掌运动，类似"搓丸样"动作。具有静止时明显、精神紧张时加重、做随意动作时减轻、睡眠时消失等特征。震颤可逐渐扩展至四肢，但上肢通常比下肢明显，下颌、口、唇及头部受累较晚。少数患者无震颤，尤其是发病年龄在70岁以上者。

2. 肌强直　本病肌强直系锥体外系性肌张力增高，即伸肌和屈肌的张力同时增高。当腕、肘关节被动运动时，检查者感受到的阻力增高是均匀一致的，称为"铅管样肌强直"。如患者并发有震颤，则在伸屈肢体时可感到在均匀阻力上出现断续的停顿，如同齿轮转动一样，称为"齿轮样肌强直"。另外，有一种具有早期诊断价值的体征称为"路标现象"，即嘱患者将双肘关节立于桌面上，使前臂和桌面呈垂直位置，双臂及腕部肌肉放松，正常人腕关节和前臂成90°角，而PD患者由于腕部肌肉强直而使腕关节呈伸直位置，很像铁路上竖立的路标。

3. 运动迟缓　患者可表现多种动作的减慢、随意运动减少，尤其以开始动作时为明显。如坐下时不能起立，起床、翻身、解系纽扣或鞋带、穿鞋、穿衣、洗脸、刷牙等日常活动均发生困难。有书写时字越写越小的倾向，称为"写字过小征"。面部表情肌少动，表现为面部无表情、不眨眼、双眼凝视，称为"面具脸"。

4. 姿势步态异常　由于颈肌、躯干肌强直而使患者站立时呈特殊屈曲体态，表现头前倾、躯干俯屈、肘关节屈曲、腕关节伸直、前臂内收、髋、膝关节略弯曲等。步态异常最为突出，表现为走路拖步，迈步时身体前倾，行走时步距缩短，上肢协同摆动的联合动作较少或消失。"慌张步态"是帕金森患者特有的体征，表现为行走时起步困难，一迈步时即以极小的步伐前冲，越走越快，不能立刻停下脚步。

5. 其他症状　①口、咽和腭肌运动障碍表现为：讲话缓慢、语调低、吐字不清、流涎和吞咽困难等；②自主神经紊乱表现为：顽固性便秘、夜间大量出汗、直立性低血压；③精神症状表现为：抑郁症、幻觉、思维迟钝等；④疾病晚期可出现智力衰退现象。

四、实验室检查

1. 生化检测　采用高效液相色谱（HPLC）可检测到脑脊液和尿中高香草酸（HVA）含量降低。
2. 基因诊断　采用 DNA 印记技术、PCR、DNA 序列分析等可能发现基因突变。
3. 功能显像诊断　采用 PET 或 SPECT 进行特定的放射性核素检测，可显示脑内多巴胺转运体（DAT）功能显著降低，多巴胺递质合成减少以及 D2 型多巴胺受体活性早期超敏、晚期低敏等，对早期诊断、鉴别诊断及监测病情有一定价值。

五、治疗要点

（一）药物治疗

目前，药物治疗是 PD 最主要的治疗方法。通过维持纹状体内的乙酰胆碱和多巴胺两种神经递质的平衡，使临床症状得以改善。患者需长期或终身服药，遵循从小剂量开始，缓慢递增的原则，尽量以较小的剂量取得较满意的疗效。

1. 抗胆碱药　对震颤和肌强直有效，对运动迟缓疗效较差。适用震颤突出且年龄较轻的患者。常用药物有：苯海索（安坦）、甲磺酸苯扎托品等。并发有青光眼和前列腺肥大者禁用。
2. 金刚烷胺　能促进神经末梢释放多巴胺，并阻止其再吸收。能改善震颤、肌强直、运动迟缓等症状，适用于轻症患者，可单独使用，但维持时间短，常与左旋多巴等药合用。癫痫患者慎用。
3. 多巴胺替代治疗　可补充黑质纹状体内多巴胺的不足，是 PD 最重要的治疗方法。由于多巴胺不能透过血-脑屏障，常用左旋多巴替代治疗，可增强疗效和减少外周反应，主要复方左旋多巴制剂药物有：美多巴（由左旋多巴 200mg 和苄丝肼 50mg 组成）及息宁（由左旋多巴 200mg 和卡比多巴 20mg 组成）。

4. **多巴胺受体激动剂**　通过直接刺激突触后膜多巴胺受体而发挥作用，已逐渐成为治疗 PD 的另一大类重要药物。主要药物有：溴隐亭、吡贝地尔（泰舒达）、普拉克索等。

5. **单胺氧化酶 B（MAO – B）抑制药**　可阻止多巴胺降解，增加脑内多巴胺含量。主要药物有：司来吉米。精神病患者慎用，不宜与氟西汀合用。

6. **儿茶酚 – 氧位 – 甲基转移酶抑制药（COMTI）**　通过抑制左旋多巴在外周代谢，维持左旋多巴血浆浓度的稳定，加速通过血 – 脑屏障，增加脑内纹状体多巴胺的含量。该药单独使用无效，需与美多巴或息宁等合用方可增强疗效，减少症状波动反应。主要药物有：托卡朋（答是美）和恩托卡朋（柯丹）。

（二）外科治疗

适用于药物治疗无效或不良反应严重患者。手术治疗可改善症状，但术后仍需继续服药，故不能作为首选治疗方法。目前开展的手术有：苍白球毁损术、丘脑毁损术、脑深部电刺激术等。

（三）细胞移植治疗及基因治疗

目前尚处在动物实验阶段，是在探索中具有广阔前景的治疗方法。

（四）康复治疗

对改善 PD 症状有一定作用，通过进行语言、进食、肢体运动等训练和指导，改善患者生活质量，减少并发症发生。

六、护理措施

（一）基础护理

1. **皮肤护理**　①预防压疮：注意保持床铺清洁、平整、干燥，协助翻身，避免长时间坐位；②促进舒适：出汗多患者，穿柔软、宽松的棉布衣裤，协助勤换衣服、被褥，勤洗澡。

2. **提供生活方便**　①注意床的高度适中，方便患者上下床，两边有床栏保护；②呼叫器、茶杯、纸巾、便器、手杖等放于患者伸手可触及处，方便取用；③室内或走道配备扶手等辅助设施。

3. **饮食护理**　给予高热量、高维生素、高纤维素、低盐、低脂、适量优质蛋白质的易消化饮食。

4. **心理护理**　PD 患者常常有自卑、焦虑、忧郁、恐惧甚至绝望心理。①应细心观察患者的心理反应，鼓励患者表达并注意倾听其心理感受；②与患者讨论身体健康状况改变所造成的影响，及时给予正确的信息和引导；③鼓励患者尽量维持过去的兴趣和爱好，帮助培养和寻找新的简单易做的嗜好；④鼓励患者多与人交往并指导家属关心体贴患者，以创造良好的亲情和人际关系氛围。

（二）疾病护理

1. **对症护理**　如下所述。

（1）运动护理：目的在于防止和推迟关节僵直和肢体挛缩，克服运动障碍的不良影响。①尽量参与各种形式的活动，如散步、太极拳等，注意保持身体和各关节的活动强度和最大活动范围。②有目的、有计划地锻炼，鼓励患者自主活动及做力所能及的事情，尽可能减少对他人的依赖，如患者起坐有困难，应每天做完一般运动后反复练习起坐动作。③注意头颈部直立姿势，预防畸形。④有起步困难和步行时突然僵住不动者，指导其思想放松，目视前方，双臂自然摆动，脚抬高，足跟先着地，家属不要强行拖曳；感到脚沾地时，可先向后退一步，再往前走，比直接向前容易。⑤过度震颤者，可坐在有扶手的椅子上，手抓住椅臂，控制震颤。⑥有显著运动障碍而卧床不起者，应帮助患者采取舒适体位，被动活动，按摩四肢肌肉，注意动作轻柔，避免造成疼痛和骨折。

（2）安全护理：①防烫伤和烧伤，如对上肢震颤未能控制、日常生活动作笨拙的患者，应避免患者自行使用液化气和自行从开水瓶倒水，让患者使用带有大把手且不易打碎的不锈钢饭碗、水杯和汤勺等；②防自伤、自杀、走失、伤人等意外发生，如患者有幻觉、错觉、忧郁、欣快等精神症状或意识模糊、智能障碍，应专人陪护；严格交接班制度，禁止患者自行使用锐利器械和危险品；按时服药，送服到口等。

2. 并发症护理　PD 常需要长期或终身服药，做好用药指导及护理可有效预防并发症发生。

（1）根据患者的年龄、症状类型、严重程度、就业情况、药物价格和经济承受能力等选择药物。

（2）注意药物疗效观察：服药过程中要仔细观察震颤、肌强直和其他运动功能、语言功能的改善程度、观察患者起坐的速度、步行的姿势，讲话的音调与流利程度、写字、梳头、扣纽扣、系鞋带以及进食动作，以确定药物疗效。

（3）药物不良反应的观察及处理

1）胃肠道反应：如服用复方多巴制剂、多巴胺受体激动药等常可出现食欲减退、恶心、呕吐、腹痛、便秘等不适。在吃药前吃一点面包、饼干等面食或者服用多潘立酮对抗，可有效缓解胃肠道反应。

2）体位性低血压：抗 PD 药物几乎都能导致体位性低血压。注意起床或由坐位起立时动作缓慢，遵医嘱减少服药剂量或改用影响血压较小的药物。

3）精神、神经系统症状：多数抗 PD 药物可出现兴奋、失眠、幻觉、错觉、妄想等不良反应，应注意观察，做好安全护理并遵医嘱对症处理、调整药物剂量或种类。

4）开－关现象：是长期服用复方左旋多巴制剂后出现的不良反应。指患者突然出现症状加重，全身僵硬，寸步难行，但未进行任何治疗，症状数分钟后又突然消失的现象。此现象可在患者日常生活的任何时间和状态下发生，与服药时间和剂量无关。可能是由多巴胺受体的功能失调引起。在每天保持总药量不变的前提下，通过减少每次剂量、增加服药次数或适当加用多巴胺受体激动剂，减少左旋多巴用量，可以减少该现象发生。

5）剂末现象：又称疗效减退。指每次服药后作用时间逐渐缩短，表现为症状有规律性的波动，即刚服药后不久症状最轻，几小时后症状逐渐加重，直到下一顿药服下后症状才又减轻。与有效血药浓度有关，可以预知，增加每天总剂量并增加服用次数可以预防。

6）异动症：是长期左旋多巴治疗中常见的不良反应。表现舞蹈症或手足徐动样不自主运动，如肢体的舞动、躯干的摇摆、下颌的运动、做各种姿势和痉挛样活动等。一般在服药后 1~2h 或清晨服药前出现。减少左旋多巴单次剂量或睡前服用多巴胺受体激动剂可缓解症状。

（三）健康指导

1. 预防便秘　应指导患者多食含纤维素多、新鲜的蔬菜、水果，多喝水，指导腹部按摩，促进肠蠕动，每日养成定时排便的习惯以促进排便。如有顽固性便秘，可遵医嘱使用果导、番泻叶等缓泻剂或给予开塞露塞肛、灌肠、人工排便等。

2. 服药指导　①左旋多巴：一般每天三餐前 1h 的空腹状态下服用，可以保证药物充分的吸收，并发挥最大效果。每天服药的时间应该相对固定，要尽量避免忽早忽晚，甚至漏服、多服的不规则用药方式。美多巴和息宁两种药物不能同时服用，以避免左旋多巴过量。避免在每次吃药前，进食高蛋白食物，如牛奶、豆浆、鱼类、肉类，更不能用牛奶、豆浆替代开水服药（蛋白质在肠道内分解成氨基酸，妨碍左旋多巴的吸收，影响疗效）。可以在服药起药物疗效后，适当补充蛋白质食物。②金刚烷胺：不能与酒同时服用；对于失眠者，建议早、中各服 1 片，尽量避免晚上睡前服用，以免影响睡眠。③单胺氧化酶 B 型（MAO-B）抑制药：早、中餐后服用可避免恶心和失眠。④儿茶酚氧位-甲基转移酶抑制药：部分患者尿液可变成深黄色或橙色，与药物的代谢产物本身颜色有关，对健康无害。⑤抗胆碱药：槟榔是拟胆碱能食物，可降低该药疗效，应避免食用。

3. 照顾者指导　①应关心体贴患者，协助进食、服药和日常生活的照顾；②督促患者遵医嘱正确服药，防止错服和漏服，细心观察，积极预防并发症和及时识别病情变化，及时就诊；③患者外出有专人陪伴，如患者有精神、智能障碍，可在患者衣服口袋放置写有患者姓名、住址、联系电话的"安全卡片"，或佩带手腕识别牌、以防走失。

（严　莉）

第二节　多发性神经病护理

多发性神经病（polyneuropathy）又称末梢神经病，以往也称为周围神经炎、末梢神经炎。是不同病因引起的，表现为四肢远端对称性的或非对称性的运动、感觉以及自主神经功能障碍性疾病。

一、病因与发病机制

1. 感染　如下所述。
（1）周围神经的直接感染：如麻风、带状疱疹。
（2）伴发或继发于各种急性和慢性感染：如流行性感冒、麻疹、水痘、腮腺炎、猩红热、传染性单核细胞增多症、钩端螺旋体、疟疾、布氏杆菌病、AIDS病等。
（3）细菌分泌的毒素对周围神经有特殊的亲和力：如白喉、破伤风、菌痢等。
2. 代谢及内分泌障碍　糖尿病、尿毒症、血卟啉病、淀粉样变性、痛风、甲状腺功能减退、肢端肥大症，各种原因引起的恶病质。
3. 营养障碍　B族维生素缺乏，慢性酒精中毒、妊娠、胃肠道的慢性疾病及手术后。
4. 化学因素　药物、化学品、重金属。
5. 感染后或变态反应　吉兰-巴雷综合征、血清注射或疫苗接种后、注射神经节苷脂等。
6. 结缔组织疾病　如红斑狼疮、结节性多动脉炎、硬皮病、巨细胞性动脉炎、类风湿关节炎、结节病、干燥综合征等。
7. 遗传　遗传性共济失调性周围神经病、进行性肥大性多发性神经病、遗传性感觉性神经根神经病等。
8. 其他　原因不明、癌瘤性、动脉粥样硬化性、慢性、进行性、复发性或多发性神经病。

多发性神经病的病理改变主要是周围神经的节段性脱髓鞘和轴突变性或两者兼有，少数病例可伴有神经肌肉连接点的改变。

二、临床表现

1. 感觉障碍　受累肢体远端感觉异常，如针刺、蚁走、烧灼感、触痛等。与此同时或稍后出现肢体远端对称性深浅感觉减退或缺失，呈或长或短的手套袜子样分布。
2. 运动障碍　肢体远端对称性无力，轻重不等，可有轻瘫甚至全瘫。肌张力低下，腱反射减弱或消失。肌肉萎缩，在上肢以骨间肌、蚓状肌、鱼际肌；下肢以胫前肌、腓骨肌明显。可出现垂腕与垂足。后期可出现肌肉萎缩、肢体挛缩及畸形。
3. 自主神经障碍　肢体末端皮肤对称性菲薄、光亮或脱屑、变冷、苍白或青紫、汗多或无汗、指（趾）甲粗糙、松脆，甚至溃烂。

上述症状通常同时出现，呈四肢远端对称性分布，由远端向近段扩展。

三、实验室检查

1. 实验室检查　除个别患者可有脑脊液蛋白含量轻度增高外，一般均正常。
2. 肌电图　可见神经源性改变，不同神经传导速度检查可见不同程度的传导阻滞。
3. 神经组织活检　可有不同程度的髓鞘脱失或轴突变性。

四、治疗要点

1. 病因治疗　根据不同病因采取不同的方法。如铅中毒应立即脱离中毒环境、阻止毒物继续进入体内，及时应用特殊解毒剂治疗。异烟肼中毒除立即停药，加大输液量、利尿、通便外，大剂量维生素B_6的应用，具有重要的治疗意义。乙醇中毒者，禁酒是治疗的关键，并应用大剂量维生素B_1肌内注射。糖尿病性者应调整控制糖尿病的药物用量、严格控制病情发展。结缔组织疾病及变态反应性可应用皮质类固醇治疗。因营养缺乏及代谢障碍或感染所致者，应积极治疗原发疾病。

2. 一般治疗　急性期应卧床休息。各种原因引起的多发性神经炎，均应早期足量地应用维生素 B_1、维生素 B_2、维生素 B_6、维生素 B_{12} 及维生素 C 等。尚可根据情况选用 ATP、辅酶 A、地巴唑、肌苷等药物。疼痛剧烈者可选用止痛药、卡马西平、苯妥英钠或阿米替林。

五、护理措施

（一）基础护理

1. 生活护理　如下所述。

（1）评估患者的生活自理能力，满足患者的生活所需，给予进食、穿衣、洗漱、大小便及个人卫生等生活上照顾。

（2）做好口腔护理，以增进患者舒适感。

（3）做好皮肤护理，勤换衣服、被褥，勤洗澡，保持皮肤清洁，指导涂抹防裂油膏，预防压疮发生。

2. 饮食护理　如下所述。

（1）戒烟、戒酒。

（2）给予高热量、高维生素、清淡易消化饮食，多吃新鲜水果、蔬菜，补充 B 族维生素。

3. 环境护理　如下所述。

（1）床铺要有保护性床栏，防止患者坠床。

（2）走廊厕所要装有扶手，以方便患者起坐、扶行。

（3）地面要保持平整干燥，去除门槛，防潮湿。

4. 心理护理　如下所述。

（1）给患者提供有关疾病、治疗及预后的可靠信息。

（2）关心、尊重患者，多与患者交谈，鼓励患者表达自己的感受，指导患者克服焦虑、悲观情绪，适应患者角色。

（3）鼓励患者正确对待康复过程中遇到的困难，增强患者自我照顾能力与自信心。

（二）疾病护理

（1）指导患者进行肢体的主动和被动运动，并辅以针灸、理疗、按摩，防止肌肉萎缩和关节挛缩，促进知觉恢复。

（2）鼓励患者在能够承受的活动范围内坚持日常生活活动锻炼，并为其提供宽敞的活动环境和必要的辅助设施。

（3）避免高温或过冷刺激：谨慎使用热水袋或冰袋，防止烫伤或冻伤。

（三）健康指导

1. 疾病知识指导　告知患者及家属疾病相关知识与自我护理方法，帮助患者分析寻找病因和不利于恢复的因素，指导患者保持平衡心态，积极治疗原发疾病。

2. 合理饮食　多吃富含 B 族维生素的食物，如绿叶蔬菜、新鲜水果、大豆、谷类、蛋、瘦肉、肝等，戒烟酒，保证营养均衡。

3. 自我护理指导　生活有规律，经常适当运动和肢体功能锻炼，注意防止跌倒、坠床和烫伤。每晚睡前用温水泡脚，以促进血液循环和感觉恢复，增进睡眠。糖尿病周围神经病者应特别注意保护足部，预防糖尿病足。

4. 就诊指导　定期门诊复查，当感觉和运动障碍症状加重或出现外伤、感染、尿潴留或尿失禁时立即就诊。

（严　莉）

第三节 重症肌无力护理

重症肌无力是乙酰胆碱受体（AchR-Ab）介导的，细胞免疫依赖及补体参与的神经-肌肉接头处（NMJ）传递障碍的自身免疫性慢性疾病。本病在一般人群中发病率为（8~20）/10万，患病率约50/10万，我国南方发病率较高。女性多于男性，约1.5∶1。任何年龄均可患病，但有两个发病年龄高峰，其一为20~40岁，女性多见；其二为40~60岁，以男性多见，常并发有胸腺肿瘤。本病与自身免疫异常有关。少数病例可自然缓解，常发生在起病后2~3年内；个别病例呈暴发型；多数病例迁延数年至数十年，需用药维持，病情常有波动。临床表现为部分或全身骨骼肌易疲劳，常于活动后加重，休息后减轻。若累及呼吸肌则出现呼吸困难称为MG危象，是本病致死的主要原因。

一、护理评估

1. **询问患者的起病情况** 内容如下。

（1）询问患者起病年龄，了解患者的起病形式：本病大多起病隐袭，首发症状多为一侧眼外肌麻痹，如眼睑下垂、斜视和复视，重者眼球运动明显受限，甚至眼球固定，但瞳孔括约肌一般不受累，双侧眼症状多不对称，10岁以下小儿眼肌受损较为常见；患者通常主诉易于疲劳，在活动后加重，休息和服用抗胆碱酯酶药物后恢复。

（2）询问患者进食情况，四肢活动如何，了解患者有无构音不清、吞咽困难、四肢无力等症状：受累肌肉常明显地局限于某一组，如眼肌、延髓肌和颈肌等，常可因面肌、咽肌受累，表现面肌皱纹减少，表情动作困难，闭眼和示齿无力；连续咀嚼困难使进食经常中断，以及构音障碍、饮水反呛、吞咽困难、声音嘶哑或带鼻音；颈肌受损时抬头困难；肢体无力很少单独出现，一般上肢重于下肢，近端重于远端。

2. **观察患者神志、瞳孔和生命体征情况** 如下所述。

（1）询问患者是否有"晨轻暮重"和疲劳后加重、休息后减轻等现象，症状多于下午或傍晚劳累后加重，早晨或休息后减轻，呈现较规律的晨轻暮重波动性变化。

（2）观察患者呼吸，了解是否有呼吸改变，病变累及呼吸肌时出现呼吸困难，如急骤发生，延髓支配肌肉和呼吸肌严重无力，以致不能维持换气功能即为危象，危象是导致MG患者死亡的原因。

二、治疗原则

根据病因、病情及时处理和抢救危象；合理选择抗胆碱酯酶药物，肾上腺糖皮质激素、免疫抑制剂、血浆置换、免疫球蛋白、胸腺切除和放射治疗等方法，减少和消除自身抗体、去除病因，改善症状。

三、护理措施

1. **一般护理** 早期或缓解期让患者取主动舒适体位，可进行适当运动或体育锻炼，注意劳逸结合；若病情进行性加重或出现呼吸困难时，需卧床休息，可适当抬高床头以利于呼吸道通畅。

2. **饮食护理** 予以高维生素、高蛋白、高热量、低盐的饮食，避免干硬或粗糙食物，必要时遵医嘱给予静脉补充足够的营养。经常评估患者的饮食及营养状况，包括每日的进食量，以保证正氮平衡；进餐前充分休息或在服药后15~30min产生药效时进餐。对于进食呛咳、饮食从鼻孔流出，吞咽动作消失的患者，应予鼻饲流质，并做好口腔护理，预防口腔感染。

3. **症状护理** 如下所述。

（1）呼吸困难的护理：对于呼吸肌无力、有呼吸频率和节律改变的患者，可因肺换气明显减少而出现发绀，喉头分泌物增多，咳嗽、咳痰无力，可引起缺氧、窒息、死亡。一旦出现上述情况，应立即通知医生，及时进行人工呼吸、吸痰、吸氧，保持呼吸道通畅，协助行气管切开并备好呼吸机。

（2）吞咽困难的护理：安排患者在用药后 15～30min 药效较强时进食；药物和食物宜压碎，以利吞咽；如吞咽动作消失、进食呛咳或气管插管、气管切开患者应予胃管鼻饲并给予相应护理。

4. 预防并发症的护理　如下所述。

（1）预防误吸和窒息的护理：指导患者掌握正确的进食方法，当咽喉、软腭和舌部肌群受累出现吞咽困难、饮食呛咳时，不能强行服药和进食，以免导致窒息或吸入性肺炎。加强呼吸道管理，鼓励患者咳嗽和深呼吸，抬高床头、及时吸痰，清除口鼻分泌物，防止肺部并发症。重症患者在床旁备负压吸引器、气管切开包、气管插管和呼吸机，必要时配合行气管插管、气管切开和人工辅助呼吸。

（2）预防营养失调的护理：了解患者吞咽情况和进食能力，记录每天进食量，防止患者摄入明显减少、体重减轻或消瘦、精神不振、皮肤弹性减退等营养低下表现。给予高蛋白、高维生素、高热量、富含钾、钙的软食或半流质饮食，鼓励患者少食多餐，少量慢咽，给患者创造安静的进餐环境、充足的进食时间，指导适当休息后再继续进食。对咀嚼无力、吞咽困难的患者，为改善患者的营养状况提高机体抵抗力，必要时可采取静脉营养和鼻饲营养并举的综合营养支持措施。

（3）预防重症肌无力危象的护理：密切观察病情，注意呼吸频率与节律改变，观察有无呼吸困难加重、发绀、腹痛、咳嗽无力、瞳孔变化、出汗、唾液或喉头分泌物增多等现象；避免感染、外伤、疲劳和过度紧张等诱发肌无力危象的因素。保持呼吸道通畅，遵医嘱予吸氧。遵医嘱正确予服药。发现病情变化立即报告医生，并配合抢救。

5. 用药护理　告知患者药物的作用、用法与注意事项，避免漏服，自行停服和更改药量，观察药物的疗效与不良反应，避免因服药不当而诱发肌无力危象和胆碱能危象，发现异常情况，及时报告医生处理。

（1）抗胆碱酯酶药物与阿托品：严格遵医嘱给予抗胆碱酯酶药物，宜自小剂量开始，逐渐加量，以防发生胆碱能危象，若患者出现呕吐、腹泻、腹痛、出汗等不良反应时，可用阿托品拮抗，或遵医嘱对症处理；抗胆碱酯酶药物必须按时服用，对咀嚼和吞咽无力者，应在餐前 30min 给药，做好用药记录。

（2）糖皮质激素：可通过抑制免疫系统而起作用。使用大剂量激素治疗期间，大部分患者在用药早期（2周内）会出现病情加重，甚至发生危象，应密切观察病情，尤其是呼吸变化，警惕呼吸肌麻痹，常规做好气管切开及上呼吸机的准备；同时应遵医嘱补钙、补钾；对长期用药患者，应注意观察有无消化道出血、骨质疏松、股骨头坏死等并发症，必要时遵医嘱服用抑酸剂，以保护胃黏膜。

（3）免疫抑制剂：使用硫唑嘌呤或环孢素时，应遵医嘱随时检查血常规，并注意肝肾功能变化。一旦发现外周血白细胞计数低于 $4 \times 10^9/L$，应停止上述药物。

（4）注意用药禁忌：对神经－肌肉传递阻滞的药物如氨基糖苷类抗生素（庆大霉素、链霉素、卡那霉素、丁胺卡那霉素等）、奎宁、普鲁卡因胺、普萘洛尔、氯丙嗪以及各种肌松剂、镇静剂等，可能使肌无力加剧或诱发危象，应注意避免使用。

6. 心理护理　做好患者的心理护理是保证治疗的重要环节。重症肌无力患者因病程长、病情重、常有反复、影响面部表情和吞咽困难等而产生自卑情绪，常为病情变化担忧、焦虑。因此，护士在护理工作中应经常巡视，做到对病情心中有数；并耐心仔细地向患者讲解疾病知识及病情加重的诱因，告知过分忧郁及情绪波动，都可能造成中枢神经功能紊乱、免疫功能减退，不利于肌无力的恢复；同时了解患者的心理状况，帮助患者保持情绪稳定和最佳心理状态，树立战胜疾病的信心，以便主动积极与医护人员配合治疗，从而达到整体的最佳治疗效果。

四、健康教育

（1）注意休息，建立健康的生活方式，生活有规律，保证充分的休息和充足的睡眠，根据季节、气候增减衣服，尽量少去公共场所，预防感冒、感染，注意保暖。

（2）避免过度劳累、外伤、精神创伤，保持情绪稳定。

（3）在医生指导下合理使用抗胆碱酯酶药物；掌握注射抗胆碱酯酶药物后 15min 再进食或口服者

在饭前30min服药的原则。忌用影响神经-肌肉接头的药物如氨基糖苷类抗生素卡那霉素、庆大霉素、链霉素等以及氯丙嗪等肌肉松弛剂。

（4）育龄妇女应避免妊娠、人工流产等，预防诱发危象。

（5）照顾者指导：家属应理解和关心患者，给予精神支持和生活照顾；细心观察和及时发现病情变化，当患者出现肌无力症状加重、呼吸困难、恶心、呕吐、腹痛、大汗、瞳孔缩小时可能为肌无力危象或胆碱能危象，应立即就诊。

（6）就医时要随身携带病历及出院小结，了解目前用药及剂量，以便抢救时参考。

（倪文琼）

第六章

内分泌系统及代谢性疾病护理

第一节 垂体瘤护理

一、疾病概述

垂体位于颅内蝶鞍内，呈卵圆形，约 1.2cm×1.0cm×0.5cm 大小，平均重量为 700mg。女性妊娠时呈生理性肥大。垂体具有复杂而重要的内分泌功能，分为腺垂体（垂体前叶）和神经垂体（垂体后叶）。

垂体瘤（pituitary tumors）是一组从腺垂体和神经垂体及颅咽管上残余细胞发生的肿瘤。临床上有明显症状者约占颅内肿瘤的 10%。本病患者男性略多于女性，发病年龄大多在 31~40 岁。

由于垂体是一个较小的内分泌腺体，且邻近有多条血管、神经，因此，肿瘤压迫周围血管、神经的患者可有一系列症状，如头痛、视野缺损、骨质破坏等。

二、护理评估

（一）健康评估

由于垂体功能亢进症的发病原因不同，临床表现因分泌的激素不同而有很大区别。因此，护士在对患者进行病史评估时应包括年龄、性别、家族史等方面，另外应询问患者有无帽子越来越大，鞋码逐渐变大，有无易疲乏、头晕、视野缺损等。对于考虑泌乳素瘤的患者还应注意评估患者性功能，女性患者月经情况，如闭经、不孕等。

根据垂体瘤发生的部位不同，可分为生长激素瘤、泌乳素瘤、ACTH 瘤（库欣病）和 TSH 瘤、LH 和 FSH 瘤，但是最为常见的主要是垂体瘤和泌乳素瘤。

（二）临床症状观察与评估

1. 压迫症状

（1）头痛：早期肿瘤压及鞍隔、硬脑膜或附近的大血管而致眼后部、额部或颞部头痛。晚期影响脑脊液循环而致颅压升高，可有头痛，并伴有恶心、呕吐、视盘水肿。

（2）视功能障碍：视物模糊，视野缺损，眼外肌麻痹，复视。

（3）压迫下丘脑：食欲亢进，肥胖，睡眠障碍，体温调节异常及尿崩症。

2. 腺垂体功能减退　垂体大腺瘤压迫正常垂体组织所致。性腺：成年女性有闭经，男性性功能减退（阳痿），青少年不发育。

3. GH 过度分泌

（1）骨骼的改变：头围增大，下颌增大，前突齿距增宽，咬合困难，手脚粗大、肥厚，手指变粗，不能做精细动作，鞋帽手套嫌小，关节僵硬，脊柱后突并有桶状胸。

（2）皮肤软组织的改变：皮肤粗厚，皮脂腺分泌过多，患者大量出汗成为病情活动的重要指征。头面部突出，唇肥厚，鼻唇沟皮褶隆起，头颅皮肤明显增厚，鼻宽，舌大。女性患者表现有多毛。

（3）糖代谢紊乱：GH 分泌过多，表现为胰岛素抵抗，糖耐量降低乃至糖尿病。

(4) 心血管系统病变：高血压、心脏肥大及左心室功能不全、冠心病。

(5) 呼吸系统：有睡眠呼吸暂停综合征。

(6) 神经肌肉系统：耐力减退，40%有明显肌病，表现为轻度近端肌萎缩无力。

(7) 并发恶性肿瘤：在肢端肥大症中，肿瘤发生危险性增加，结肠息肉以及腺癌与肢端肥大症的关系最为密切。

(8) 垂体卒中：垂体 GH 分泌瘤多为大腺瘤，生长迅速，较多发生垂体瘤的出血、梗死及坏死。

(9) 死亡：存活较正常人为短，其中死于心脏病、脑血管病及糖尿病并发症者各占 20%，死于垂体功能衰竭者占 12.5%。

4. PRL 过度分泌　女性表现为溢乳、闭经（血 PRL＞50μg/L、特发性高催乳素血症者月经正常）、不育与性功能减退、青少年发病者发育延迟，还可有多毛和痤疮、骨质疏松、肥胖、水潴留。男性症状少，主要是阳痿、不育，少数有溢乳、乳房发育、毛发稀，多因垂体腺瘤出现压迫症状而就医。

5. ACTH 过度分泌　患者可表现为库欣病体征。

（三）辅助检查及评估

1. 实验室检查　垂体功能亢进症的患者由于分泌激素过多，因此可测定血中 PRL、ACTH、GH，如高于正常值，可做进一步功能试验。

2. 放射性诊断　X 线、CT、MRI 可做定位性诊断。

3. 内分泌功能试验　用以查明病因、定性诊断。

(1) 小剂量地塞米松抑制试验：每 8 小时口服 0.75mg 地塞米松，连续 2 日，于服药前和服药第二日分别留取 24 小时尿游离皮质醇。本试验可用以区别单纯性肥胖症及皮质醇增多症，正常人或肥胖者尿游离皮质醇排出常被明显抑制到基础值 50% 以下，但皮质醇增多症患者多不受抑制或轻度抑制。

(2) 大剂量地塞米松抑制试验：大剂量抑制法每 8 小时口服 1.5mg 地塞米松，连续 2 日，分别留取服药前和服药第二日尿游离皮质醇。本试验用以鉴别肾上腺皮质增生及肿瘤。由下丘脑－垂体引起的增生者可抑制 50%~70%，但肿瘤引起者不受抑制，尤以皮质癌肿或异位 ACTH 癌肿引起者则完全不受抑制，异源 CRH 者有时有抑制；个别腺瘤（ACTH 束被完全抑制者）有时可轻度抑制。

(3) 生长激素抑制试验：隔夜晚餐后禁食，试验日晨口服葡萄糖粉 110g，于 0、30、60、120、180 和 240 分钟分别采血，测血糖与 GH。在口服葡萄糖 1~2 小时内血 GH 被抑制到 3μg/L。肢端肥大症患者则不被抑制。

（四）心理－社会评估

患者由于身高超常、泌乳、库欣病体征导致身体外形改变，最多见的是由于心理自卑而产生的焦虑、抑郁，对未来失去信心。库欣病患者由于皮质醇分泌增多可出现精神兴奋、失眠，甚至出现精神症状。

三、护理诊断

1. 疼痛　与肿瘤分泌过多激素及压迫周围组织有关。
2. 自我形象紊乱　与疾病所致身体病理性改变有关。
3. 焦虑　与健康状况改变有关。
4. 活动无耐力　与疾病所致乏力有关。
5. 有受伤的危险　与肿瘤压迫视神经导致视力下降有关。
6. 有感染的危险　与激素分泌过多导致血糖升高、易发生感染有关。

四、护理目标

(1) 患者住院期间机体舒适感增加，疼痛有所缓解，患者能够主诉疼痛的原因及影响因素，并能够运用放松技巧缓解疼痛。

(2) 住院期间患者能够采取有效的应对方式。患者表示能够接受身体外形的改变，保持与周围人的正常交往，能够与医护人员交流自身感受和关心的问题。

（3）住院期间患者能够认定产生焦虑的原因，愿意与医护人员和家属进行讨论，制定出出院后的计划，保持积极的态度。

（4）住院期间患者能够理解产生乏力的原因，配合医护人员进行循序渐进的锻炼，参与制定合理的运动计划，活动后无不适主诉。

（5）患者住院期间不发生外伤。

（6）住院期间患者生命体征平稳，无院内感染发生。出现院内感染后应及时发现并治疗。

五、护理措施

（一）疼痛的护理

（1）评估患者疼痛的诱发因素、疼痛部位、性质、频率。评估患者对于控制疼痛使用过的方法的有效性。

（2）与患者共同讨论能够缓解疼痛的方法，如放松、深呼吸、转移注意力等。

（3）遵医嘱予患者止痛药，并向患者讲解药物的作用、不良反应以及如何尽量减少不良反应的发生，用药后评价效果。

（二）饮食护理

库欣病患者由于皮质醇分泌增多，患者可发生继发性糖尿病，因此对于血糖异常的患者应给予糖尿病饮食，限制每日总热量，鼓励患者饥饿时可进食含糖量少的蔬菜，如黄瓜、番茄等。

（三）自我形象紊乱的护理

（1）鼓励患者说出对疾病导致的身体外形改变的感受以及患者预期希望有哪些改变，如体重、胸围、腰围等。

（2）通过健康指导，使患者理解身体外形改变的原因，并逐步让患者接受目前的外形改变。

（3）指导患者在能够耐受的条件下进行正确的运动。

（四）活动和安全护理

1. 评估患者活动能力　与患者共同讨论能够采取的活动，并共同制定合理的活动计划，以及目标，避免因活动出现不适。

2. 库欣病患者　库欣病患者由于骨质疏松，可发生病理性骨折。为患者提供一个安全的活动环境，并指导患者在一个安全的环境内进行活动，以防受伤。

（五）预防感染

为患者提供清洁的病史环境，勤通风，指导患者注意个人卫生，预防感染。

（六）焦虑的护理

（1）评估患者的应对方式、压力来源和适应技巧。

（2）与患者及其家庭成员共同探讨患病过程中的心理状况，提高家庭支持。

（3）指导患者家属避免对患者使用批评性语言，多给予鼓励和称赞。

（七）健康教育

（1）护士应与患者一起讨论改善疼痛的方法，以及出院后患者如何进行有效的缓解，为患者提供缓解疼痛的方法，如如何进行放松、保证身体的舒适、合理使用止痛药物等。

（2）护士应与患者交流感受，鼓励患者说出感受，教给患者应对不良心理状况的方法，如倾诉、转移注意力、听音乐等。

（3）保证患者能够了解并说出使用的药物的作用和不良反应。

（4）对于出院的患者做好出院前的指导，包括饮食、活动、用药、随诊等。

（倪文琼）

第二节 尿崩症护理

一、疾病概述

尿崩症（diabetes insipidus）是肾不能保留水分，临床上表现为排出大量低渗透、低比重的尿和烦渴、多饮。基本缺陷是由于不同原因使抗利尿激素（antidiuretic hormone，ADH）调节机体水平衡作用发生障碍，尿液不能被浓缩。临床多数是抗利尿激素缺乏引起的中枢性尿崩症，一部分是肾小管对抗利尿激素不起反应的肾性尿崩症，也有一些是各种原因致过量饮水引起多尿。

尿崩症按发病机制主要可分为三种类型。第一类是 ADH 分泌不足，称为神经性或中枢性尿崩症；第二类是肾脏对 ADH 缺乏反应，通常被叫做肾性尿崩症，或多种后天原因使肾小管不能浓缩尿液；第三类是水摄入过度引起。

二、护理评估

（一）健康评估

中枢性尿崩症的发病是由于 ADH 分泌不足，它可以是原发的 ADH 分泌缺乏，常常是因发育上和其他原因造成的产生 ADH 的神经元细胞缺失；也可是后天继发于涉及下丘脑-神经垂体部位的各种肿瘤、浸润性炎症、缺血性病变或手术与创伤等任何一种病变，使 ADH 产生减少。①下丘脑-垂体区的占位病变或浸润性病变：各种良性或恶性肿瘤病变，原发性的如颅咽管瘤、生殖细胞瘤、脑膜瘤、垂体腺瘤、胶质瘤；继发性的如源自肺或乳腺的转移癌，也可为淋巴瘤、白血病等；②头部外伤；③医源性：垂体瘤术后引起；④家族性：为常染色体显性遗传。

护士在评估尿崩症患者时，应注意关键评估患者的典型症状如烦渴、大量饮水程度。既往有无本病的诱发因素，如手术治疗、头部受伤以及服用过药物（如锂盐）等。另外，还应注意患者有无脱水症状，如皮肤弹性、口干、出入量等。

（二）临床症状观察与评估

尿崩症的特征性临床表现是多尿、烦渴、多饮，每昼夜尿量可达 16~24L 以上，尿色清水样无色，日夜尿量相仿，不论白天与晚上，每 30~60 分钟需排尿和饮水。中枢性尿崩症患者症状的出现常常是突然的，许多患者可诉述烦渴、多尿始自某天，一些患者口渴、多饮起始时可能正值感冒发热或炎热夏季而"主动多饮水"。尿崩症最常见还是每天尿量 5~10L。患者喜欢凉的饮料，有疲乏、烦躁、头晕、食欲缺乏、体重下降及工作学习效率降低。

一些因垂体、下丘脑区肿瘤或浸润性病变而发生尿崩症的患者，病变可能同时引起下丘脑口渴中枢的损害，由于渴感缺乏，患者不能充分饮水。这些患者都有脱水体征、软弱无力、消瘦，病情进展快，后期都有嗜睡、明显精神异常、代谢紊乱、腺垂体功能减退，或还有肿瘤引起压迫症状，颅内压力增高，死亡率高。

中枢性尿崩症发生于儿童期或青春期前，如系垂体、下丘脑区肿瘤性、浸润性病变或垂体柄损伤，可出现生长发育障碍；生长激素兴奋实验表明为生长激素缺乏性侏儒，有腺垂体功能减退，青春期时将不出现第二性征发育。特发性尿崩症不发生这些临床情况，但多数成年后身材略显矮小，系多饮、多尿干扰正常生活，而非生长激素分泌缺乏。

（三）辅助检查评估

1. 尿比重、尿渗透压、血钠　尿比重常低于 1.006，尿渗透压常低于血浆渗透压。血钠升高。
2. 禁水-加压素联合试验　比较禁水后与使用血管加压素后的尿渗透压变化，是确定尿崩症及尿崩症鉴别诊断的简单可行的方法。
3. MRI　可观察到小至 3~4mm 的占位性病变，也可能看到垂体柄的增粗、曲折、中断或节段状改变。

(四) 心理-社会评估

尿崩症患者一般会由于疾病导致经常口渴、多尿，频繁饮水而产生恐惧、焦虑和无助，护士在对患者进行评估的同时，向患者进行解释说明，缓解患者的不良心理状况。

三、护理诊断

1. 体液不足　与内分泌调节功能障碍、下丘脑-神经垂体部位病变有关。
2. 知识缺乏　与对本疾病缺乏了解有关。

四、护理目标

（1）准确记录出入量，保持出入量平衡，体重保持稳定。
（2）患者能够按时服药，配合治疗，进高热量、高维生素、易消化饮食。
（3）患者了解疾病有关治疗，准确记录出入量的意义。
（4）患者能够正确对待疾病，坚持长期用药。

五、护理措施

（一）一般护理

尿崩症患者由于尿量较多、烦渴明显，可提供患者喜欢的冷饮料，如冷开水，以保证患者水的摄入足够。口渴时一定保证液体的供给。护士应知道患者不要过多摄入含糖量高的饮料，以防止血糖升高，血浆渗透压升高，产生利尿效果。

（二）病情观察

（1）准确记录患者尿量、尿比重、饮水量，观察液体出入量是否平衡，以及体重变化。如患者出现无力、烦躁、嗜睡、发热、精神异常、血压下降等现象，严重处于意识不清状态，则遵医嘱予胃肠补液，监测尿量、尿比重、体重等指标。

（2）患者食欲不振，以及便秘、发热、皮肤干燥、倦怠、睡眠不佳症状、头痛、恶心、呕吐、胸闷、虚脱、昏迷等，应通知医生给予补液治疗。

（3）对各种症状严重的尿崩症患者，在治疗时给予及时纠正高钠血症，积极治疗高渗性脑病，正确补充水分，恢复正常血浆渗透压。但如果原来的高渗状态下降过快，易引起脑水肿，因此护士在遵医嘱对患者进行补液治疗时，应控制输液速度，不可输注过快，在给患者输注含糖液体时，应观察患者神志，监测血糖，以免高血糖发生和渗透性利尿，如果患者血糖升高，主诉头晕、恶心等不适，应及时通知医生。

（三）对症护理

（1）对于多尿、多饮者应预防脱水，根据患者的需要供应水。监测尿量、饮水量、体重，从而监测液体出入量，正确记录，并观察尿色、尿比重等及电解质、血渗透压情况。
（2）患者夜间多尿而失眠、疲劳以及精神焦虑等应给予护理照料。
（3）注意患者出现的脱水症状，一旦发现要及早补液。
（4）保持皮肤、黏膜的清洁。

（四）用药护理

由于尿崩症一般为终身疾病，需长期用药，其中以去氨加压素（DDAVP，人工合成的AVP类似物）为最佳。其使用方法为口服或喷鼻。对于使用该药治疗的患者护士应向患者及家属介绍药物的基本知识和治疗方法，其不良反应为头痛、腹痛、皮肤潮红，治疗时如果不限制水分的摄入，则可能导致水分滞留，而产生体重增加，血钠减少，严重时会产生头痛、恶心及其他低钠血症，重者可出现痉挛现象。因此，服用该药应严格每日监测体重、血电解质等指导治疗。对于使用氢氯噻嗪治疗的患者应指导患者低钠饮食，由于该药有排钾作用，使用期间应定时监测血钾，以防发生低钾血症。

（五）心理护理

详细评估患者及家属对疾病的心理冲突程度及对接受治疗的心理状态，通过护理活动与患者建立良好护患关系，鼓励患者及时治疗，解除顾虑和恐惧，增强信心。

（六）健康教育

（1）患者由于多尿、多饮，要嘱患者在身边备足温开水。
（2）注意预防感染，尽量休息，适当活动。
（3）指导患者记录尿量及体重的变化。
（4）准确遵医用药，用药期间出现不良反应应及时就诊，不得自行停药。
（5）门诊定期随访。

（张晓宇）

第三节 巨人症与肢端肥大症护理

巨人症与肢端肥大症，是因垂体前叶分泌生长激素过多所致。发生于青春期前，骨骺部未融合者为巨人症，发生于青春期后，骨骺部已融合者为肢端肥大症。病因为垂体前叶生长激素细胞腺瘤或增生。临床表现为生长过速，面部变形、鼻大舌大、颧骨、下颌骨突出、肢端肥大。占垂体瘤中第三位。男女之比（1.3~2.2）：1，经生长激素测定及定位检查，可得出诊断。治疗方法，须照具体病情采取手术、放疗或药物。

一、症状

肢端肥大症病程较长，起病比较隐蔽，许多患者最初的表现是乏力，多汗，头痛，面容粗糙，手脚变大，皮肤增厚和其他一些外形外貌上的改变，通常不大会引起注意，从出现这些症状到获得诊断的平均时间可长达6~7年，患者常常因发生了腕管综合征或视野缺损时，方才考虑到生长激素分泌过多或垂体占位病变，并获得诊断，随着影像学技术的发展，垂体肿瘤的发现率有所上升，患者常常因头痛，车祸等意外或其他与垂体肿瘤毫不相干的疾病，在作头颅影像学检查时意外发现垂体瘤，国外文献也把这样发现的垂体瘤称为"意外瘤（Incidentalomas）"，对肢端肥大症而言，早期诊断可以大大提高疗效，因此，对肢端肥大症的初发症状保持高度警惕是非常重要的，肢端肥大症可以累及各个年龄的患者，其中20~50岁是肢端肥大症的最常发生的时期，如果生长激素的过度分泌开始于儿童期，到确诊时常表现为巨大垂体瘤，而且，这些患儿一般并发促性腺激素的不足，导致青春期延迟，过度的生长激素分泌和促性腺激素低下引起的性腺功能减退最终可导致巨人症。生长激素是具有多种生理功能的激素，生长激素分泌过量和IGF-Ⅰ升高，可对体内几乎所有的器官产生影响，但生长激素在青少年和成年人的作用又有所不同，不同年龄患者出现的临床症状也不同，在成年人，由于身体各部分骨骼（特别是长骨）的骨骺均已闭合，发生肢端肥大症时身高不再长高，而在青春期或青春期前发病的患者，骨骺尚未闭合，主要表现为身高迅速长高，常常明显高于同龄人。

1. 肢端肥大症（成年人）

（1）外貌改变：端肥大症患者具有典型的面容，全身皮肤粗厚，颜面部尤明显，头皮可形成皱褶，皮脂腺肥大，分泌增加，使患者皮肤变得油腻，汗腺也肥大，出汗增多，颅骨变形，头颅变长，下颌骨突出，下门齿常位于上门齿之前，咬合错位，牙齿间隙增大，前额和乳突突出，额前皮肤及眼睑增厚，头皮松垂，大鼻子，嘴唇肥厚，另外，舌体肥大，声带也增厚增长，发音粗沉，伴咽喉部组织增生，可能使患者呼吸不通畅，引起打鼾，睡眠时呼吸暂停，睡眠质量下降，造成白天容易瞌睡，这些症状随病变时间延长而逐渐加重，患者手脚变大，有些患者就是因感到原穿的鞋子嫌小，才就诊发现为本病，部分患者可因软组织增生，压迫正中神经，导致腕管综合征，表现为正中神经在腕管内受压时，出现正中神经分布区域感觉障碍，手指水肿，皮肤紧张，发亮及鱼际收缩等症状，有些女性患者可出现多毛，腋下及颈部可出现黑棘皮症。

（2）骨关节系统：成年患者，因骨骺生长板已经闭合，骨骼生长的位置及方向与儿童不一样，主要表现为皮质骨增厚，骨骼过度增生是肢端肥大症的主要特征：患者颅骨增大，表面高低不平，额骨增生肥厚，额窦增大，眉弓突出，颧骨外突，枕骨结节明显，下颌也增大，向前下方突出，手指，脚趾末端呈蕈状改变，后者在 X 线片上具有特征性，椎体增宽，增厚，颈，腰椎间盘也增厚，胸椎间盘前端变薄，造成患者驼背样体型，椎间韧带常肥大，松弛，增大的椎间盘可压迫神经致腰背痛，随着肢端肥大症病情的加重，骨骼异常增生会不断加重，软骨和骨赘样增生，导致骨关节病和骨关节炎，关节病变是肢端肥大症突出表现之一，大多数肢端肥大症患者的关节病变属退行性病变，其形成的机制可能是过量的生长激素不仅使循环中 IGF－Ⅰ水平增加，而且使关节局部 IGF－Ⅰ产生增多，使关节软骨细胞增生活跃，合成和分泌功能旺盛，最终导致基质合成过多，于是关节面变厚，关节腔变宽，最终关节变形，生长激素同时刺激关节周围的组织增生，导致关节韧带增厚松弛，滑膜肥大，使关节软骨磨损加重，久之关节表面可出现裂隙，在此基础上可形成新生纤维软骨，后者可出现骨化，从而导致骨赘形成，严重病例裂隙可深至软骨下骨，不断增宽，以致在关节软骨表面产生溃疡，病程久者关节软骨增厚，关节腔可较正常增大 2~3 倍，膝关节最易受累，其次为髋关节，肩关节，骨关节的变形有时甚至需要手术或关节置换，肋骨的改变可造成胸廓运动受限，易诱发肺部疾患。

（3）心血管系统：血管疾病是肢端肥大症致死的主要原因之一，在肢端肥大症患者，心脏明显肥大，在比例上可超过其他内脏增大的程度，长期的肢端肥大症可导致心肌肥厚和心脏扩大，80% 的患者可有左室肌的肥厚，心肌肥厚与生长激素或 IGF－Ⅰ浓度并没有很好的相关性，同时伴有心脏功能下降，舒张期功能下降较收缩期功能下降更多见，右室功能改变也有报道，心肌的增生是可逆的，当生长激素水平得到控制而下降时，心肌肥厚也可逐渐消退，其中一部分左室肥大的患者中，并无高血压，冠状动脉造影也未显示有冠心病，这些患者经治疗使生长激素下降后，左室病变可迅速改善；另一些患者在生长激素降至正常后左室病变仍无明显好转，提示这些患者左室病变可能继发于高血压，冠心病，肢端肥大症患者心电图常示电轴左偏，束支传导阻滞，心律失常，病理研究发现，心肌间质的纤维化与淋巴单核细胞浸润也很常见，因此，有研究者提出可能存在一种由生长激素直接作用于心脏引起的病变，称为"肢端肥大症性心肌病"，这些改变在生长激素水平下降后至少可以得到部分恢复。肢端肥大症患者的血压也可有轻度的上升，这可能因为生长激素具有抗利钠作用，并可激活肾素血管紧张素系统，导致了循环总容量的增加，据 Nabarro 1987 年统计，高血压的发病率在肢端肥大症患者中占 30%~40%。

（4）呼吸系统：呼吸系统疾病也是导致肢端肥大症患者死亡的重要原因之一，死于呼吸系统疾病者可比常人高 2~3 倍，大约与上呼吸道结构改变导致功能异常有关，如黏膜增厚增粗，口咽部及声带间孔狭窄，气道不畅以致容易引起上呼吸道阻塞，另外，与脊柱的后侧突以及腰肋部的关节病变有一定的关系，肢端肥大症患者支气管黏膜增生增厚，肺泡增大，气道变狭，肺弹性下降，肺活量降低，进一步造成肺的顺应性下降，肋骨变长变粗，胸部前倾使胸廓活动受限，肺静脉压增高，肺功能不全，也可能是一个重要因素，舌体增大和咽喉部淋巴组织增生，使得上呼吸道气流不畅，特别容易造成夜间的缺氧，另外，过量生长激素和 IGF－Ⅰ对骨骼系统的影响，常可发生骨关节病变，肋骨受累可能导致胸廓运动受限，呼吸功能减退，容易诱发并加重呼吸系统疾病。

（5）对能量代谢的影响：生长激素对能量代谢影响广泛，既影响生长，又能影响糖，蛋白质，脂肪的代谢，就蛋白质而言主要是促进其合成，对脂肪主要是促进外周脂肪分解，并动员至肝脏进行氧化，以致体脂减少，血脂成份改变，HDL 减少，LDL 和胆固醇增加，这些都促使动脉粥样硬化的形成，脂肪酸被动员至肝脏，经过降解，最后形成酮体，在大量生长激素的作用下，由于肝脏产生的酮体超过了外周组织利用酮体的能力，因而总的来说，机体有酮体积聚的趋势，但在胰岛素存在的情况下，酮体积聚现象不会出现，生长激素对糖代谢影响的早期，有类胰岛素样作用发生，使血糖下降，而在生长激素长期作用下，可诱发不同程度的胰岛素抵抗，周围组织对糖的利用减少，最终发生糖耐量降低，甚至发生糖尿病，这就是肢端肥大症患者容易发生糖耐量减退的原因，在肢端肥大症患者血糖尚处于正常糖耐量阶段时，胰岛素依赖组织的胰岛素受体亲和力发生代偿性增高，故此时对胰岛素的抵抗相对较轻；但在发生糖尿病之后，依赖胰岛素的外周组织细胞表面的胰岛素受体数量减少，而且还会进一步出现受体和受体后的缺陷，同时生长激素还诱致糖原异生和糖原分解增加，这些都是导致糖尿病产生的重要原因，一般说来，生长激素瘤并发的糖尿病的病情大多不十分严重，糖尿病慢性并发症一般也较少见。另外，在生长激素的作用下，机体对钠、钾、钙、磷、硫等重要元素的摄取增强，生长激素的潴磷是直接通过增加肾小管对磷的重吸收达到的，而不是通过甲状旁腺激素的作用，钾与磷在组织中的分布相似，间质组织中钾或磷与氮的比例高于肌肉组织，钾的潴留表示新的组织的生长，生长激素也使氯和钠潴留，这样也相应的使水分得到了潴留，从而使组织外液容量增加，这为高血压的形成提供了条件。

（6）胃肠道系统：肢端肥大症可使得内脏普遍性肥大，机制不明，肢端肥大症患者胃肠道息肉和癌症发生率增加，可能与生长激素及 IGF－Ⅰ使细胞增殖有关，有人报道用结肠镜观察到能证实的腺瘤性息肉在本病患者可达 30%，也有报道认为肢端肥大症患者结肠癌或息肉癌变的危险性可比一般人群增加 4～5 倍，包括结肠，胃，食管和黑素瘤（Melanoma）在内的恶性肿瘤的发生率可达 10% 左右，对有皮赘的患者要高度警惕结肠息肉产生的可能，有多个皮赘的患者更应被重视，因此，年龄超过 50 岁的男性患者，如病程在 10 年以上，同时有多个皮赘者，更要警惕结肠息肉或腺癌发生的可能，体外实验发现，生长激素可刺激 c－myc 原癌基因的表达和肿瘤的生长，IGF－Ⅰ可刺激细胞的增殖，有人报道人体的某些肿瘤存在 IGF－Ⅰ的受体，并且能够表达 IGF－Ⅰ，另外，生长激素还能促进人体细胞的有丝分裂，都可能与肢端肥大症患者发生肿瘤的危险性增加有关，在对肢端肥大症患者采用奥曲肽治疗期间，有研究者观察到胆石症，胃炎发病率上升，另外，对维生素 B_{12} 吸收不良的患者也有增加，但 Anderson 等在 1992 年进一步研究后发现，未经治疗的肢端肥大症患者的胃炎发病率似乎并不增加，Catnach 等在 1993 年报道，肢端肥大症患者胆囊排空功能减退，但胆石症的发病率则与一般人群无多大差别。

（7）泌尿生殖系统：生长激素分泌过量，可引起肾脏肥大，肾小球和肾小管的体积均增大，随后是肾脏高滤过，并伴有肾小球入球血管的舒张，随着生长激素刺激肾小管对磷酸重吸收的增加，约半数患者可能会有轻度高磷酸盐血症出现，生长激素可刺激 1α－羟化酶的活性，使血 1，25－二羟维生素 D_3 水平升高，肠道钙吸收增加，但患者一般无高钙血症，其原因是泌尿系统对钙的排出增加，尿排钙增多，以致容易发生尿路结石，女性性腺功能减退者容易导致骨质疏松，尿白蛋白的排泄率可有轻度的上升，但很少有患者发生持续性的微量蛋白尿，生长激素过量分泌得到纠正后，高滤过和白蛋白排泄率增高的表现可得到恢复，男女两性的外生殖器官都增大，男性睾酮分泌增加，以致在疾病早期性欲可增强，随着病程的延长，性欲逐渐减退，生精减少，生殖能力下降；女性性欲也减退，月经紊乱，闭经，不孕，溢乳，男女两性性功能减退发生率分别为 46% 和 70%，总之，肢端肥大症患者性功能减退的原因一方面可能与部分患者伴有高催乳素血症有关，另一方面也可能是由于垂体肿瘤压迫了正常腺垂体的促性腺激素分泌细胞。

（8）皮肤：肢端肥大症患者软组织增殖肥大，透明质酸使组织内的水分增加，导致皮肤增厚粗糙，由于在皮肤毛囊，汗腺等组织中均存在生长激素受体，肢端肥大症患者可有毛囊增多，毛发变粗，出汗增加，皮肤油腻，痤疮，并可经常发生小的纤维瘤，面部和颅骨上出现皱纹，有研究者认为，1 个肢端肥大症患者如果有多个皮肤赘生物出现，则提示结肠息肉和结肠癌的危险性也会相应增加，Kolawale 等报道了肢端肥大症患者的头皮松垂（Cutis verticis gyrata，CVG）在 CT 中的表现及发生率，发现在其研究的 17 例被调查患者中，CVG 共出现 5 例，这些患者的头皮明显增厚，卷曲，呈脑回样或齿轮样改变，CVG 与患者的年龄，性别，病程，激素水平均无关，Kolawale 建议在 CT 检查中若发现 CVG 表现，应考虑有垂体生长激素腺瘤的可能。

（9）外周神经和神经肌肉组织：在生长激素缺乏的患者，如果给予外源性生物合成的生长激素替代治疗的话，其肌肉组织和肌力均可增加，但生长激素水平过高，并不能使正常的肌力进一步增加，反而表现出明显的肌无力和感觉异常，其原因可能是肢端肥大症造成的肌病所引起，或是外周神经功能紊乱所致，肌电图和肌肉活检都能说明有肌病和肌萎缩的存在，但肌酸激酶浓度可正常，生长激素分泌过量可引起神经组织内部或外部的变厚，并导致神经节的损伤，包括脱髓鞘或肥大，影响了雪旺氏细胞系统的功能，最终导致肌肉萎缩或其他外周神经病变等后遗症，另外，约30%的患者由于生长激素分泌过量还可能使软组织肿胀，压迫正中神经，引起腕管综合征。

（10）中枢神经系统：肢端肥大症对大脑的影响所知不多，有证据表明，在正常个体，生长激素与中枢神经系统的功能存在一定的内在关系，夜间的生长激素分泌与睡眠开始及慢波睡眠（Slow-wave sleep，SWS）有联系，另外，生长激素释放激素也可能会诱发慢波睡眠，然而，在肢端肥大症患者，其病因究竟是下丘脑生长激素释放激素水平升高并进一步导致生长激素过量分泌，还是垂体分泌生长激素水平上升，同时反馈性地使生长激素释放激素水平下降，还不清楚，已经发现，肢端肥大症患者白天睡眠增加，快动眼相睡眠（Rapid-eye-movement sleep，REM）和慢波睡眠时间缩短，这些表现与睡眠时呼吸暂停的发生无关，而且在患者得到良好治疗时症状可以消失，提示这些改变很可能来源于中枢神经系统的变化。还有些研究提示，在肢端肥大症患者，其大脑与垂体之间的联系发生混乱，这些研究成果包括生长激素对TRH，LHRH葡萄糖，甘丙肽（Galanin）等刺激表现出反常反应，这些异常反应的确切机制尚未被阐明，可能是由于下丘脑功能紊乱后影响到垂体，使垂体分泌生长激素异常所致，但也可能是腺瘤细胞上存在特殊的受体。肢端肥大症对中枢神经系统的另一个重要的影响是引起精神行为和情绪的改变，表现为忧郁，淡漠，主动性降低等，但几乎所有情绪紊乱症状的出现，均晚于躯体形态改变和由患病引起的社会心理的异常，在动物实验（包括人类之外的灵长类动物）中发现，边缘系统是生长激素调节系统中1个重要因素，对边缘系统不同部位作电刺激可以改变生长激素的分泌，而且，在边缘系统的各个部分均存在生长激素受体，但是，边缘系统和肢端肥大症发病的关系如何，还有待于进一步研究。

（11）内分泌器官：几乎所有的内分泌器官在生长激素分泌过量时，都会受到影响，通常表现为内分泌腺体增大，只有少数患者表现出激素分泌增加和功能亢进表现，如游离甲状腺素升高，吸碘增高，但单纯性甲状腺肿比较常见，而这些患者的TSH水平或甲状腺功能通常都正常，甲状腺增大或有腺瘤形成可能是由肢端肥大症患者IGF-Ⅰ水平升高所致，肢端肥大症患者的基础代谢率可有轻度的上升，这可能与生长激素的直接作用有关，甲状旁腺也常常是增大的，但PTH水平一般在正常范围内，胰腺的胰岛也可增大，患者可出现高胰岛素血症，但这一般不是β细胞增生的结果，而是外周组织胰岛素抵抗的一种代偿性反应，大的垂体肿瘤可使腺垂体功能受到损害，导致外周靶器官继发性的功能不足，另外，患者还可出现月经紊乱，性欲减退和阳痿，肢端肥大症患者肾上腺皮质常有增大，而髓质一般正常，增大的皮质内有时可含有腺瘤，但出现典型皮质醇增多者则罕见，继发性甲状腺功能减退则更罕见，患者还可有溢乳症状，其原因可能是伴随出现的催乳素分泌过多和（或）高浓度生长激素的生乳作用。

（12）免疫系统：越来越多的证据表明，生长激素和IGF-Ⅰ是神经内分泌-免疫系统轴中的1个成员，生长激素可作用于淋巴细胞刺激其增殖和产生一系列特殊的功能，其中部分功能就是由局部产生IGF-Ⅰ来介导的，而淋巴细胞也具有合成和分泌生长激素的功能，后者可能起了旁分泌的作用，生长激素和IGF-Ⅰ均可以刺激原红细胞增殖和红细胞生成，相反，免疫系统也可以作用于大脑和（或）腺垂体，影响生长激素的分泌，因此，生长激素和IGF-Ⅰ可能分别通过全身性，内分泌性或局部的，旁分泌方式来对免疫系统进行调节，对生长激素缺乏的动物和人的研究均支持这些发现，但在肢端肥大症患者，这种神经内分泌-免疫系统的联系的生理意义及其发生紊乱的可能机制尚未被阐明。

（13）占位表现：肢端肥大症起病比较隐蔽，病程长，确诊时垂体生长激素腺瘤的体积一般较大，有些患者除肢端肥大症的典型表现外，如肿瘤压迫正常垂体组织就可能出现其他腺垂体功能减退的症状，特别是性腺最易受累，在青少年患者，可有青春期不发育，成人患者女性可有闭经，男性可出现阳痿，性功能减退等症状，甲状腺和肾上腺皮质功能减退较少见，在肿瘤早期头痛症状可较早出现，头痛为常见症状之一，但其严重程度并不一定与肿瘤的大小成比例，如鞍内肿瘤向上生长时，由于鞍膈的膨隆，可引起头痛，肿瘤侵犯至鞍旁甚至鞍外时，脑膜和血管膜受压时也可出现头痛，以后随着肿瘤体积的进一步增大，如向前上方发展时，压迫到视交叉，患者可表现为视力减退甚至失明，视野缺损，较多见的是颞侧偏盲，可累及单侧或双侧，如肿瘤向鞍旁发展，可产生海绵窦综合征，如肿瘤影响到海绵窦外侧则可使第Ⅲ，Ⅳ，Ⅵ对脑神经受损，临床上可有复视，斜视，睑下垂等症状，少数患者肿瘤向下生长，可出现脑脊液鼻漏，甚至发生脑膜炎，肿瘤向上压迫下丘脑时可出现一系列下丘脑症群，如肥胖，嗜睡，厌食或贪食，以及原因不明的低热等，也可有性早熟，智力减退，尿崩症等。

2. 巨人症　青春期开始前发病的垂体生长激素腺瘤患者，由于此时长骨骨骺尚未闭合，在生长激素过度分泌的作用下，骨骺生长板闭合延迟，身高迅速增长，使患者变得高大魁梧，肌肉发达，臂力过人，导致巨人症，因此，在儿童，如果生长速度突然加快，性器官发育提前，性欲强于正常人，而又无法用青春期开始来解释的，应该怀疑到本病，这些患儿在得到确诊前常可发现其身高显著超过同龄的其他儿童，躯干和内脏生长过速是巨人症的主要特征，曾有1例巨人症的报道，1个7岁男孩的身高已达到168cm，一般巨人症患者最终身高可达到2~2.5m，部分患者身体各部分生长可保持正常比例，但大多数患者由于生长主要从长骨骨骺开始，所以肢体特别长，下半身较上半身为长，巨人症到晚期常常伴有继发性的性腺功能减退，其原因可能是巨大的垂体瘤压迫垂体促性腺细胞而造成的促性腺激素分泌不足，因此，这些青少年患者可在正常的青春期年龄之后，仍继续长高直到30岁左右，手指细长，类似无睾丸者，如果不尽早摘除其生长激素腺瘤，将逐步在巨人症基础上进一步出现肢端肥大症的临床表现，在少数患者，可能出现性早熟和体重增加。

二、诊断标准

1. 临床特征

（1）特殊面容和体态：如眶上嵴，颧骨及下颌骨增大突出，牙缝增宽，咬合错位，胸骨突出，胸腔前后径增大，骨盆增宽，四肢长骨变粗，手脚掌骨变宽，厚大，皮肤变厚变粗，额部皱褶变深，眼睑肥厚，鼻大而宽厚，唇厚舌肥，声音低沉等。

（2）内分泌代谢紊乱：女性月经失调，闭经，男性乳房发育，溢乳，性功能减退，可伴有糖尿病或糖耐量异常，少数患者可并发甲状腺功能亢进和1型糖尿病。

（3）脏器肥大：常伴有高血压，心脏肥大，左心室功能不全，冠状动脉硬化等，晚期可出现心力衰竭。

（4）肿瘤压迫症状。

2. 检查

（1）GH测定：正常人一般低于5ng/ml，若大于5ng/ml，葡萄糖抑制试验中最低值大于5ng/ml有诊断价值，但仅测1次血GH值不能诊断或排除本病，应连续测定（GH谱）或结合抑制和兴奋测验，才能准确判断GH的分泌功能状态。

（2）TRH兴奋试验：可见GH明显升高；峰值与基础值之差大于10μg/ml。

（3）类胰岛素样生长因子-Ⅰ测定：明显高于正常。

（4）腺垂体及靶腺其他激素测定：早期促肾上腺皮质激素（ACTH），促甲状腺激素（TSH），PRL基本正常或升高，卵泡刺激素（FSH），黄体生成素（LH）降低。

（5）钙，磷代谢：血钙大多正常，血磷往往增高，并可作为本病活动的一个指标。

（6）糖尿病的有关检查。

（7）头颅CT或磁共振检查：可发现肿瘤，X线检查常可有骨板增厚，骨质增生等表现。

三、鉴别诊断

典型的巨人症与肢端肥大症表现特殊，不难诊断，但一些早期或不典型病例须与下述一些疾病相鉴别。

1. 脑性巨人症　GH瘤所致巨人症要与脑性巨人症鉴别，后者较少见，出生后到4岁以前生长迅速，有早熟现象，常有脑积水，智力发育差，X线蝶鞍正常，血GH正常。

2. Marfan综合征　本病可与巨人症混淆，它是先天性中胚层发育不良性疾病，30%有遗传性，表现生长迅速,身高比正常人要高出许多,而躯体和手指,足趾细长,呈蜘蛛样,并常伴一些其他表现,如头部呈长形,有扁平足,皮脂缺乏,肌肉萎缩,半数以上有晶体脱位,视网膜脱离和先天性心脏病(主要是室间隔缺损和动脉导管未闭),无 GH 升高和内分泌代谢的异常。

3. 无睾巨人症 因性腺萎缩,性功能低下,致骨骺闭合晚,骨龄延迟,身材较高大,细长,类似巨人症,但 X 线蝶鞍不大,骨骼结构较巨人症和肢端肥大症小,指间距超过身长,GH 水平正常,无内分泌改变。

4. 皮肤骨膜增厚症 多为青年男性,外形类似肢端肥大症,手足增大,皮肤增厚,但无头颅增大,也无蝶鞍增大和压迫症状,无内分泌和生化代谢紊乱,血 GH 正常。

四、治疗

(一) 治疗

巨人症和肢端肥大症的治疗方法有 3 种:药物、手术和放疗。治疗目的是使 GH 浓度尽快恢复正常,缩小或稳定 GH 瘤体积,维持下丘脑、垂体的功能正常。

1. 手术切除 尽管上述 3 种方法各有优缺点,有时须联合应用,但手术切除垂体 GH 瘤仍是其首选方法,手术治疗迅速,效果明显,较彻底,有可能痊愈。当然实际治疗效果与患者体内内分泌代谢紊乱、肿瘤大小、部位、侵袭程度、术者的技术、术后的治疗恢复都有密切的关系。多用经蝶显微外科的方法切除垂体肿瘤。术前准备也是至关重要的,否则易导致术中和术后并发症,而影响其疗效。术前准备应注意几点:

(1) 术前患者有临床糖尿病者,应给予积极治疗,一般应给予胰岛素,并注意监测血糖。发生垂体卒中者,可导致垂体功能低下,引发 Hosussaiy 综合征,胰岛素用量须减少,甚至停用,否则可发生严重的顽固性低血糖,应使术前空腹血糖控制在 <7.22mmol/L,24h 尿糖微量或至少 <5g/d。

(2) 应常规检查甲状腺功能,如有甲亢者,应给予抗甲状腺药物治疗,使 T_3、T_4 基本恢复正常再行手术,避免甲亢危象的发生。

(3) 应常规检查腺垂体功能,特别是注意有无垂体-肾上腺轴功能不足,如有不足,应及时给予补充泼尼松(强的松)。甲状腺功能减退者应补充左甲状腺素钠。

(4) 注意有无尿崩症和其他电解质紊乱:术中和术后处理:为增强应激的耐受力、避免垂体危象的发生和减少术后脑水肿,常规术前 1~5 天给予泼尼松(强的松)5mg 或地塞米松 0.75mg,每天 3 次口服,术前 1 天,给予氢化可的松 100mg 或地塞米松 5mg 静滴,术中给予氢化可的松 100~300mg 或地塞米松 5~10mg 静滴;术后氢化可的松 100~200mg 或地塞米松 5~10mg 静滴,1 次/d,1~3 天,然后根据术后情况 2~3 天逐渐递减,5~7 天后可改为口服泼尼松(强的松)5mg,2~3 次/d,1 周后减量为 1~2 次/d,再维持 2~4 周,是否需较长期维持,应根据垂体和靶腺的临床情况做决定。术后应注意尿崩症和糖尿病情况,二者均可为暂时或永久性,应根据情况做相应处理。术后应定期复查垂体和各靶腺功能,如有垂体功能减退,应及时给予治疗。GH 瘤手术死亡率较低,小于 1%,过去常由于术前准备或术中和术后肾上腺皮质激素治疗不恰当,导致腺垂体功能减退危象及糖尿病继发感染、酮症酸中毒而死亡,死于这种情况很少,可能发生在巨大 GH 瘤或恶性 GH 瘤,广泛侵犯脑组织的患者。术后可能的并发症是脑膜炎、鼻窦炎、脑脊液漏、尿崩症、腺垂体功能减退、脑神经麻痹等。

2. 放射治疗 主要用于 GH 瘤不能或不愿手术者,或作为手术后的一种补充治疗。垂体 GH 瘤向鞍上扩展者一般不用此疗法。国内常用放疗方法有:深部 X 线及 ^{60}Co 放射治疗。已逐步开始了高压放射治疗和 α 粒子、质子束、快中子的回旋加速器的放射治疗,对其周围脑组织的损伤较前明显减少,其有效率也大大提高,有效率为 60%~80%,50% 患者在 5 年后 GH <5μg/L,70% 患者 10 年后 <5μg/L。放射治疗的缺点是:起效较慢,腺垂体机能减退是其主要并发症,常发生在治疗后的 5~10 年。

3. 药物治疗 主要用于术前或术后及放疗的补充治疗及不能或不愿手术或放疗者。缺点是对于较大的 GH 瘤和非常高的 GH 水平患者难以达到理想的目标,可使 GH 水平降低,但不能明显缩小肿瘤,停药后易复发，而且价格较贵。常用药物有：

（1）溴隐亭：长效多巴胺增效剂，化学名为 2 - 溴 - α - 麦角隐停，在肢端肥大症患者可抑制 GH 分泌。剂量：开始每天 5.0～7.5mg，逐渐增量至每天 20～30mg，分 2～4 次口服，能使 50% 患者血 GH 下降到 10μg/L 以下，不良反应有头痛、恶心、头晕、乏力、低血压等，一般不用停药，减量后可好转，从小量开始逐渐增量可避免。

（2）奥曲肽：为人工合成的 8 肽生长抑素类似物，可抑制 GH 释放达 8h，同时也有抑制 IGF - I、胰升糖素、胰岛素和 TSH 等作用。治疗后 2/3 肢端肥大症患者的血 GH 降到正常，20%～50% 的肿瘤部分减退，该药抑制 GH 分泌作用大于抑制胰岛素分泌作用 40～50 倍，但仍须注意少数患者糖耐量减低和糖尿病的变化。剂量 50～250μg、皮下注射每 6～8 小时 1 次，疗程 6 个月。不良反应：长期应用可有恶心、呕吐、厌食、腹痛、胆石症和暂时性的脂肪泻，坚持治疗，不良反应可消失。国内用此药较少，其疗效和不良反应有待于进一步观察。

（二）预后

一般肢端肥大症和巨人症手术彻底切除肿瘤，预后是好的，GH 水平恢复至正常范围的患者，肿瘤复发率较少，约为 5%，肿瘤切除不完全，又未经放疗者，则复发率增高，可达 50%。

五、并发症

（1）部分患者可因软组织增生，压迫正中神经，导致腕管综合征，表现为正中神经在腕管内受压时，出现正中神经分布区域感觉障碍，手指水肿，皮肤紧张，发亮及鱼际收缩等症状。

（2）肢端肥大症患者常常伴发骨质疏松，进一步加重骨骼的病变，在过量生长激素和 IGF - I 的作用下，虽然肠道对钙的吸收增加，但尿中钙的丢失也增加，使得患者仍处于负钙平衡，成骨细胞和破骨细胞活性均增加，骨转换水平增高，反映骨胶原转换的血清胶原交联物和反应成骨细胞活性的血清骨钙素水平均上升，腰椎小梁骨密度下降，血清甲状旁腺激素，维生素 D 和血钙浓度一般仍处于正常水平，但也有维生素 D 浓度升高的报道。

（3）患者也易发生冠心病，原因不明，可能与胰岛素抵抗，血脂异常，以及生长激素和 IGF - I 刺激动脉平滑肌细胞增殖有关，因此，肢端肥大症患者随着年龄的增长，其发生心功能衰竭的危险性也逐渐增加。由于生长激素对血糖，血脂的特殊作用，故肢端肥大症患者往往过早出现动脉粥样硬化，病程较长者可出现心律不齐，甚至可能发生心肌梗死或心力衰竭等严重心血管并发症。

（4）睡眠中呼吸暂停，是肢端肥大症患者的一个常见症状，据报道约 20% 可为中枢性原因引起，也可能与肥大的舌体脱垂突入气道，咽喉部软组织增生使咽喉部狭窄有关，睡眠时呼吸暂停可加重夜间的缺氧，日久也可导致心肌缺氧，甚至可发生严重的心律不齐。

（5）文献报道，约 40% 的肢端肥大症患者可发生糖耐量减退，部分患者可以发生糖尿病，切除肿瘤后糖尿病可较快地得到控制，糖耐量异常的状况可以减轻或得到纠正，肢端肥大症病情严重，年龄较大，病程较长的患者较易出现糖尿病。

（6）肢端肥大症患者中有相当一部分同时伴有高催乳素血症，其原因可能是垂体肿瘤细胞同时分泌生长激素和催乳素，也可能是因生长激素腺瘤体积较大，压迫到垂体柄，影响了下丘脑对垂体分泌催乳素的正常调控，造成催乳素高分泌，总之，肢端肥大症患者性功能减退的原因一方面可能与部分患者伴有高催乳素血症有关，另一方面也可能是由于垂体肿瘤压迫了正常腺垂体的促性腺激素分泌细胞。

（7）肌无力和神经病变导致的脚部疾患也是巨人症患者最常见的并发症。

六、护理

1. **精神及心理护理** 由于患者有特殊异常体型及异常丑陋面容，而有不同程度的心理负担，因此应向患者做思想工作，增加其战胜疾病的信心。

2. **生活护理** 患者体型异常高大，一般病床难以睡下，因此需准备加长病床或床垫，并嘱患者进出病室需注意低头以免碰伤头部。如有视力视野缺损的患者，应加强其生活护理，以防意外。

3. 饮食护理　应选择高蛋白质，高热量饮食以保证供给机体足够热量，对有糖尿病的患者应禁甜食，按糖尿病饮食及护理，因患者体型高大，主食量可较一般糖尿患者酌情增加。

4. 病情观察　对晚期患者并发有垂体前叶功能减退时应密切观察其病情变化，注意血压、心率、呼吸等生命特征。避免应激、感染、劳累等诱因，如有严重胃肠症状、神志障碍、高烧等需警惕垂体前叶功能减退症危象的发生，及时报告医生进行抢救治疗。对有垂体肿瘤的患者需注意有无剧烈头痛、恶心呕吐及神志改变等表现的垂体卒中的发生。

5. 治疗护理　嘱患者按时服药，如有糖尿病需注射胰岛素时需帮助患者留好四段四次尿并查尿糖、酮体，因患者所需胰岛素量较一般糖尿患者多，故应注意观察有无低血糖反应发生。对有垂体前叶功能减退的患者应检查并提醒他们不要随便停药，以免诱发危象。

6. 配合医生　做好功能试验检查，准确留取各种标本并送检，为避免患者多次针刺的痛苦，可使肝素化保留针管取血，试验过程中需防止针头堵塞，定时推注肝素溶液并进行检查。

（张晓宇）

第四节　皮质醇增多症

皮质醇增多症又称库欣综合征（Cushing），是由多种原因引起肾上腺皮质分泌过量糖皮质激素所致疾病的总称。其中垂体促肾上腺皮质激素（ACTH）分泌亢进所引起者称为库欣病。库欣综合征可发生于任何年龄，但以20～40岁最多见，女性多于男性。主要临床表现为满月脸、多血质、向心性肥胖、皮肤紫纹、痤疮、血压升高、糖尿病倾向、骨质疏松、抵抗力下降等。

一、病因与发病机制

1. 垂体分泌 ACTH 过多　ACTH 过多可导致双侧肾上腺增生，分泌大量的皮质醇，Cushing 病最常见，约占70%，如垂体瘤或下丘脑－垂体功能紊乱等。

2. 异位 ACTH 综合征　是由于垂体以外的癌瘤产生 ACTH 刺激肾腺皮质增生，分泌过量的皮质类固醇，最常见的是肺癌（约占50%），其次为胸腺癌、胰腺癌等。

3. 不依赖 ACTH 的 Cushing 综合征　不依赖 ACTH 的双侧小结节性增生或小结节性发育不良，此类患者多为儿童或青年。

4. 肾上腺皮质病变　如原发性肾腺皮质肿瘤等。

5. 医源性皮质醇增多　长期或大量使用 ACTH 或糖皮质激素所致。

二、临床表现

本病的临床表现主要由于皮质醇分泌过多，引起代谢障碍、多器官功能障碍和对感染抵抗力降低。

1. 脂肪代谢障碍　皮质醇增多能促进脂肪的动员和合成，引起脂肪代谢紊乱和脂肪重新分布而形成本病特征性向心性肥胖，表现为面如满月，胸、腹、颈、背部脂肪甚厚，四肢相对瘦小，与面部、躯干形成明显对比。

2. 蛋白质代谢障碍　大量皮质醇促进蛋白分解，抑制蛋白合成。表现为皮肤菲薄、毛细血管脆性增加、皮肤紫纹，甚至肌萎缩。

3. 糖代谢障碍　大量皮质醇抑制葡萄糖进入组织细胞，影响外周组织对葡萄糖的利用，同时促进肝糖原异生，使血糖升高，有部分患者继发类固醇性糖尿病。

4. 电解质紊乱　大量皮质醇有潴钠排钾作用，低血钾可加重乏力，并引起肾脏浓缩功能障碍，部分患者因潴钠而有水肿。

5. 心血管病变　高血压常见，长期高血压可并发心脏损害、肾脏损害和脑血管意外。

6. 性功能异常　女性患者大多出现月经减少、不规则或停经，轻度多毛，痤疮，明显男性化者少见，但如出现要警惕为肾上腺癌；男性患者性欲减退，阴茎缩小，睾丸变软，与大量皮质醇抑制垂体促腺激素有关。

7. 造血系统　皮质醇刺激骨髓，使红细胞计数和血红蛋白含量增高，加以患者皮质变薄，故面容呈多血质、面红等表现。

8. 感染　长期大量皮质醇，可以抑制免疫功能，使机体抵抗力下降，易发生感染。多见于肺部感染、化脓性细菌感染，且不易局限化，可发展为蜂窝组织炎、菌血症、败血症。

9. 其他　如骨质疏松、皮肤色素沉着等。

10. 心理表现　常有不同程度的精神、情绪变化，表现为失眠、易怒、焦虑、注意力不集中等。因体形、外貌的改变，往往产生悲观情绪。

三、实验室及其他检查

1. 血液检查　红细胞计数和血红蛋白含量偏高，白细胞总数及中性粒细胞增多，淋巴细胞和嗜酸粒细胞绝对值可减少。血糖高、血钠高、血钾低。

2. 皮质醇测定　血浆皮质醇浓度升高且昼夜规律消失。24h尿17－羟皮质类固醇、尿游离皮质醇含量升高。

3. 地塞米松抑制试验　①小剂量地塞米松抑制试验：17－羟皮质类固醇不能被抑制到对照值的50％以下。②大剂量地塞米松试验：能被抑制到对照值的50％以下者，病变大多为垂体性，不能被抑制者，可能为原发性肾上腺皮质肿瘤或异位ACTH综合征。

4. ACTH试验　垂体性Cushing病和异位ACTH综合征者有反应，高于正常；原发性肾上腺皮质肿瘤则大多数无反应。

5. 影像学检查　包括肾上腺超声检查、蝶鞍区断层摄片、CT、MRI等，可显示病变部位属于定位检查。

四、诊断要点

典型病例可根据临床表现及实验室检查等作出诊断，但应注意与单纯性肥胖症、Ⅱ型糖尿病肥胖者进行鉴别。

五、治疗要点

治疗以病因治疗为主，病情严重者应先对症治疗以避免并发症。

1. 对症治疗　如低钾时给予补钾，糖代谢紊乱时用降糖药治疗。

2. 肾上腺皮质病变　以手术治疗为主。

3. 库欣病治疗　主要有手术切除、垂体放射、药物治疗3种方法。经蝶窦切除垂体微腺瘤为近年治疗本病的首选方法。临床上几乎没有特效药物能有效治疗本病。

4. 异位ACTH综合征　以治疗原发性癌肿为主，根据具体病情做手术、放疗及化疗。

六、护理诊断/问题

1. 自我形象紊乱　与库欣综合征引起身体外形改变有关。

2. 体液过多　与糖皮质激素过多引起水钠潴留有关。

3. 有感染的危险　与皮质醇增多导致机体免疫力下降有关。

4. 有受伤的危险　与代谢异常引起钙吸收障碍导致骨质疏松有关。

5. 无效性性生活型态　与体内激素水平变化有关。

6. 有皮肤完整性受损的危险　与皮肤干燥、菲薄、水肿有关。

7. 潜在并发症　心力衰竭、脑卒中、类固醇性糖尿病。

七、护理措施

1. 一般护理 如下所述。

(1) 环境与休息:给予安静、舒适的环境,促进患者休息。取平卧位,抬高双下肢,以利于静脉回流,避免水肿加重。

(2) 饮食护理:给予高蛋白、高钾、高钙、低钠、低热量、低糖类饮食,以纠正因代谢障碍所致机体负氮平衡和补充钾、钙,鼓励患者食用柑桔、香蕉等含钾高的水果。有糖尿病症状时应限制进食量,按糖尿病饮食给予。避免刺激性食物,戒烟、戒酒。

2. 病情观察 注意患者水肿情况,记录24h液体出入量,观察有无低钾血症的表现,如出现恶心、呕吐、腹胀、乏力、心律失常等表现,应及时测血钾和心电图,并与医师联系和配合处理。观察体温变化,定期检查血常规,注意有无感染征象。注意观察患者有无糖尿病表现,必要时及早做糖耐量试验或测空腹血糖,以明确诊断。观察患者有无关节痛或腰背痛等情况。

3. 感染的预防和护理 对患者的日常生活进行保健指导,保持皮肤、口腔、会阴等清洁卫生;注意保暖,预防上呼吸道感染;保持病室通风,温湿度适宜,并定期进行紫外线照射消毒,保持被褥清洁、干燥。

4. 用药护理 注意观察药物的疗效和不良反应。在治疗过程中若发现有Addison病症状等不良反应发生应及时通知医生进行处理。

5. 心理护理 患者因身体外形的改变,产生焦虑和悲观情绪,应予耐心解释和疏导,对出现精神症状者,应多予关心照顾,尽量减少情绪波动。

八、健康指导

(1) 向患者及家属介绍本病有关知识,以利自我适应,教会患者自我护理,避免感染,防止摔伤、骨折、保持心情愉快。

(2) 指导患者和家属有计划地安排力所能及的生活活动,让患者独立完成,增强自信心和自尊感。

(3) 指导患者遵医嘱用药,并详细介绍用法和注意事项,用药过程中要观察药物疗效及不良反应,应定期复查有关化验指标。

(王 梅)

第五节 肥胖症护理

一、概述

肥胖是由多种原因造成的综合征,代表人体能量摄入超过消耗,能量以脂肪形式在体内储存的结果。一般认为体重超过其性别的身高-体重标准20%以上为肥胖,或者超过按年龄计算的平均标准体重加上两个标准差(SD)以上。

二、病因与发病机制

1. 单纯性肥胖症 病因迄今尚未完全阐明,一般认为与下列因素有关。

(1) 营养过度:营养过多致摄入能量超过消耗量,多余的能量以三酰甘油形式储存于体内导致肥胖。婴儿肥胖受出生体重、喂奶量和过早添加固体食物等影响。

(2) 心理因素:心理因素在肥胖症的发生上起重要作用。情绪创伤或心理障碍如父母离异、丧父或母、虐待、溺爱等,可诱发胆小、恐惧、孤独等,造成不合群、少活动或以进食为自娱,导致肥胖症。

(3) 缺乏活动：久座的生活方式是肥胖发生的危险因素。儿童一旦肥胖形成，由于行动不便，更不愿意活动，以致体重日增，形成恶性循环。某些疾病如瘫痪、原发性肌病或严重智能落后等，导致活动过少，消耗热量减少，发生肥胖症。

(4) 遗传因素：肥胖症有一定家族遗传倾向。静息和活动的能量消耗基础水平由遗传决定，运动决定能量消耗，去脂组织决定基础代谢，某些肥胖家族的基础代谢值降低。

(5) 中枢调节因素：正常人体存在中枢能量平衡调节功能，控制体重相对稳定。本病患者调节功能失平衡，而致机体摄入过多，超过需求，引起肥胖。

2. 病理性肥胖　常继发于中枢神经系统、内分泌或遗传性等疾病。

三、临床表现

1. 单纯性肥胖
(1) 本病可发生于任何年龄，以婴儿期、学龄前期及青春期为发病高峰。
(2) 患儿食欲亢进，进食量大，喜食甘肥，懒于活动。
(3) 外表呈肥胖高大，不仅体重超过同龄儿，而且身高、骨龄皆在同龄儿的高限，甚至超过。
(4) 皮下脂肪多，分布均匀，以面颊、肩部、胸乳部及腹壁脂肪积累为显著，四肢以大腿、上臂粗壮而肢端较细。重度肥胖者臀及大腿皮肤出现粉红或紫红条纹。
(5) 患儿骨龄正常或超前，性发育大多正常。智力良好。男孩可因会阴部脂肪堆积，阴茎被埋入，而被误认为外生殖器发育不良。
(6) 严重肥胖者可出现肥胖通气不良，可伴低氧血症、红细胞增多，甚至心脏增大、心力衰竭。

2. 症状性肥胖
(1) 皮质醇增多症（CUSHING）综合征：儿童以长期应用糖皮质激素引起者多见。以向心性肥胖、满月脸、多血质为特征，常伴高血压、皮肤紫纹。女性可出现多毛、痤疮和不同程度男性化。
(2) 肥胖性生殖无能（FROHLICH综合征）：以幼儿、学龄期男孩多发。有脑炎、脑外伤或下丘脑肿瘤引起。以肥胖和性发育障碍为主要表现，部分患儿伴尿崩症。
(3) 高胰岛素血症：可发生在小儿任何年龄。主要表现为反复发作低血糖，由于低血糖而过食致肥胖。

3. 肥胖症分度　国内临床上将儿童肥胖症分为3度：以体重高于同年龄、同身高正常小儿标准的20%为肥胖；20%~30%为轻度肥胖；30%~50%为中度肥胖；>50%为重度肥胖。

四、辅助检查

1. 血液检查　甘油三酯和胆固醇有无增高，有无高胰岛素血症，生长激素水平有无下降。
2. B超检查　有无脂肪肝。

五、治疗要点

1. 饮食管理　治疗任何原因引起的肥胖病，皆以饮食管理为主。饮食管理必须取得家长和患儿的长期合作，经常鼓励患儿坚持治疗，才能获得满意效果。调节饮食的原则如下。

(1) 限制饮食既要达到减肥目的，又要保证小儿正常生长发育。因此，开始时不宜操之过急，使体重骤减。最初，只要求制止体重速增。以后，可使体重渐降，至超过正常体重范围10%左右时，即不需要再严格限制饮食。

(2) 设法满足小儿食欲，避免饥饿感，故应选择热能少而体积大的食物，如芹菜、笋、萝卜等。必要时可在两餐之间供给能量少的点心如不加糖的果冻、鱼干、话梅等。宜限制吃零食及高能量的食物如巧克力等。

(3) 蛋白质食物能满足食欲，又有特殊动力作用，且为生长发育所必需，故供应量不宜少于2g/(kg·d)。

（4）碳水化合物体积较大，对体内脂肪及蛋白质的代谢皆有帮助，可作为主要食品。但应减少糖量。

（5）脂肪供给热能特别多，应予限制，如油煎食物、厚味油汁及各种甜食均在禁忌之列。动物脂肪不宜超过脂肪总量的1/3。

（6）总热能必须减少。一般原则为：5岁以下2.51~3.35MJ/d（600~800kcal/d），5~10岁3.35~4.18MJ/d（800~1 000kcal/d），10~14岁4.18~5.02MJ/d（1 000~1 200 kcal/d）。重度肥胖儿童可按理想体重的能量减少30%或更多。

（7）维生素及矿物质应当保证供给，常晒太阳更属必要。

（8）食品应以蔬菜、水果、麦食、米饭为主，外加适量的蛋白质食物如瘦肉、鱼、鸡蛋、豆及其制品。

2. 解除精神负担　有些家长为肥胖儿过分忧虑，到处求医；有些对患儿进食习惯多方指责，过分干预，引起患儿精神紧张或对抗心理，应注意避免。对情绪创伤或心理异常者应多次劝导，积极援助，去掉他们的顾虑和忧郁。要使患儿加强信心，改变过食少动的习惯。

3. 增加体格锻炼　应提高患儿对运动的兴趣，成为日常爱好。运动要多样化，包括慢跑步、柔软操、太极拳、乒乓球及轻度游泳等。肥胖的家长成员最好同时参加，易见疗效。每日运动量约1小时左右，应逐渐增加。剧烈运动可激增食欲，应避免。

4. 偶用药物疗法　对青少年一般不鼓励用药。有时可用苯丙胺以减低食欲，一般用小剂量2.5~5mg，于就餐前半小时口服，每日2次，仅给6~8周的短期疗程。

5. 对并发低氧血症的治疗　并发气促、低氧血症及心力衰竭时，除给予3 347J（800卡）左右的低能量饮食外，给予强心剂、利尿剂和低浓度氧气吸入。注意不可用氧过多，以免抑制呼吸。抗凝血治疗似可防止血栓形成。

6. "日记"可帮儿童减肥　上海交通大学医学院附属仁济医院营养科主任万燕萍教授创造让单纯性肥胖患儿记"日记"，从而达到减肥目的的新方法。所记内容包括每餐饮食的质、量、菜肴的烹调方式、餐饮时间和速度，运动的量、时间和方式以及看电视的时间长短等。根据患儿所记的"日记"，仔细分析饮食情况、活动情况，进行合理干预。一般用1个月的时间就能使患儿过渡到合理的饮食模式和活动模式。一名12岁的男孩，通过9个月记"日记"，体重由原先68kg降至56kg。

7. 减肥的手术治疗　肥胖的手术治疗起自1953年，由美国沃瑞克（Vorco）等倡导。肥胖手术主要适用于重度肥胖，目的是减少严重的并发症，降低死亡率，保护患儿的健康，而不是以美容整形作为主要目的。手术治疗肥胖是以单纯性肥胖为对象，并不完全排除对某些症状性肥胖进行手术治疗。

六、护理评估

1. 现病史　评估患儿生命体征，有无气急、心悸、便秘等。

2. 健康史　包括性别、年龄、身高、体重、腰围、臀围、近期体重变化和发育情况；了解饮食习惯，是否摄入过多，运动过少。运动状况，有无变懒，有无贪睡，有无怕动、怕热、多汗，有无头晕。有无家族肥胖史、内分泌疾病史等。

3. 辅助检查　三酰甘油和胆固醇、高胰岛素血症、生长激素，以及B超。

4. 心理社会因素　了解患儿和家长对本病的了解程度，患儿有无因体态异于常人而有心理困扰，有无心理压力、精神刺激、精神创伤。

七、常见护理诊断/合作性问题

1. 营养失调（高于机体需要量）　与能量摄入过多、活动量过少有关。
2. 活动无耐力　与肥胖造成身体负担过重有关。
3. 自我形象紊乱　与肥胖造成体态改变有关。

八、护理目标

（1）患儿能接受规定饮食，体重逐渐下降。
（2）活动耐力提高。
（3）自我形象改善。

九、护理措施

1. 一般护理　鼓励患儿多参加各种体育活动，如步行、慢跑、自行车、游泳、球类、体操、舞蹈等。运动不能剧烈，时间可以长一些，以消耗多余的能量。

2. 饮食指导　多吃蔬果，主食要限量，多吃豆制品，严格限制零食和甜食。鼓励患儿放慢进食动作，学会在进食时品尝食物滋味，并享受进食时的乐趣，可达到减少食量的目的。选择一些清淡饮食，多喝水，但禁止碳酸饮料。

3. 健康指导

（1）加强运动：运动主要采取耐力性运动，如步行、慢跑、自行车、游泳、球类、体操、舞蹈等。运动时间越长，能源物质中的脂肪动用就越多，同时也消耗掉多余的糖类，防止其转化为脂肪，最终达到减肥的目的。经常参加慢跑、爬山、打拳等户外运动，既能增强体质，使体形健美，又能预防肥胖的发生。

（2）生活规律：为预防肥胖，养成良好的生活规律是很有必要的。合理的饮食营养，每餐不要太饱，既满足生理需要，又避免能量储备；若睡眠过多，能量消耗少，也会造成肥胖，因此，不同年龄的人应安排和调整好自己的睡眠时间。大约清晨4:00～5:00人体释放的维持生命活动能量比任何时候都多，无论性别、年龄，一年四季都是如此，如在清晨5:00～6:00起床参加适当的运动锻炼，对肥胖的防治大有益处。

（3）提高认识：充分认识肥胖症对人体的危害，改变"胖是福，胖能长寿"的错误观念，了解容易发胖的知识及预防方法。

（4）心情舒畅：良好的情绪能使体内各系统的生理功能保持正常运行，对预防肥胖能起一定作用。反之，沉默寡言、情绪抑郁，导致生理功能发生紊乱，代谢减慢，加上运动量少，就易造成脂肪堆积。

（5）饮食清淡：想苗条健壮、避免肥胖，就要采取合理的饮食营养方法，尽量做到定时定量、少食甜、多素食、少零食。饮水不足也会导致肥胖，因为饮水不足的人，体内只能靠留住水分以得到补偿。相反，喝足够多的水就能加速体内水的排泄，消除水的滞留。

十、护理评价

（1）能量摄入得到控制，体重减轻。
（2）患儿能生活自理。
（3）患儿形象得到改善。

（王　梅）

第七章

风湿免疫科疾病护理

第一节 血管炎

一、概述

血管炎（vasculitis）是以血管的炎症与破坏为主要病理改变的异质性疾病，血管炎是一个单发的疾病，也可以是某一疾病的临床表现之一。由于血管炎的血管病变呈多发性，累及多个器官，故临床又称其为系统性血管炎（systemic vasculitis）。

血管炎在西方国家较多见，发病率最高的是巨细胞动脉炎；我国白塞病、大动脉炎较多见。

二、病因

确切病因尚不明确，目前认为主要与以下因素有关：①感染原（病毒、细菌感染）对血管的直接损害；②免疫异常介导的炎性反应；③药物、肿瘤；④不同病原、环境、遗传因素；⑤血清病。

三、病理

血管炎可分为原发性与继发性。

按受损血管的大小分为：大血管性血管炎[巨细胞（颞）动脉炎、大动脉炎]，中血管性血管炎（结节性多动脉炎、川崎病）和小血管性血管炎（韦格纳肉芽肿、变应性肉芽肿性血管炎、显微镜下多血管炎、过敏性紫癜、原发性混合型冷球蛋白血症血管炎、皮肤白细胞破碎性血管炎）。

四、诊断要点

1. 临床表现 如下所述。

(1) 全身症状：发热、乏力、出汗、厌食和体重下降等。这些非特异性症状可掩盖血管炎本身的特点。

(2) 亚急性起病：病程进展数周或数月，患者不能明确指出具体发病日期。

(3) 血管炎性症状：包括关节炎、皮疹、心包炎、慢性贫血或异常高的血沉。

(4) 疼痛：关节炎、肌痛、局部溃疡和神经炎，心肌、肠、睾丸的梗死。

(5) 多系统损害：各型血管炎均能影响皮肤、浆膜、关节、五官、心血管、肾脏、肝脏、呼吸系统、消化系统、神经系统等组织。

2. 辅助检查 ①一般检查；②自身抗体检查；③影像学检查；④活组织检查。

3. 诊断标准 系统性血管炎需根据临床表现、实验室检查、病理活检资料以及影像学资料，包括X线胸片、血管造影、CT、MRI等综合判断，以确定血管炎的类型及病变范围。如出现无法解释的下列情况，应考虑血管炎的可能：①多系统损害；②进行性肾小球肾炎或血肌酐和尿素氮进行性升高；③肺部多变阴影或固定的阴影/空洞；④多发性单神经根炎或多神经根炎；⑤不明原因的发热；⑥缺血性或淤血性症状；⑦紫癜性皮疹或网状青斑；⑧结节性坏死性皮疹；⑨无脉或血压升高；⑩不明原因的耳鼻喉或眼部病变。

五、治疗

治疗原则：早期诊断、早期治疗，以防不可逆的损害。
（1）糖皮质激素是治疗血管炎的首选药。应根据病情的严重程度决定用药的方式与剂量。
（2）病因治疗。
（3）免疫抑制剂治疗（环磷酰胺、甲氨蝶呤、硫唑嘌呤、环孢素等）。
（4）生物制剂（肿瘤坏死因子α拮抗剂、利妥昔单抗、白细胞介素-6受体拮抗剂等）。
（5）辅助治疗（血浆置换、静脉注射大剂量丙种球蛋白、介入治疗等）。

六、主要护理问题

1. 外周血管灌注量改变　与肢端血管痉挛，血管舒缩功能调节障碍有关。
2. 疼痛　与血管缺血、狭窄有关。
3. 皮肤完整性受损　与血管炎性反应及应用免疫抑制剂有关。
4. 潜在并发症　多器官或组织的损害。
5. 焦虑/恐惧　与患者对疾病诊断及预后不了解有关。
6. 知识缺乏　缺乏日常护理及疾病相关知识。

七、护理目标

（1）患者的组织灌注量正常。
（2）患者主诉疼痛减轻或消除。
（3）患者皮肤保持完整无破损。
（4）患者未发生相关并发症，或并发症发生后能得到及时治疗与处理。
（5）焦虑/恐惧程度减轻，配合治疗及护理。
（6）纠正错误信息，了解疾病相关知识，增强治疗信心，提高生活质量。

八、护理措施

（一）一般护理

1. 心理护理　如下所述。
（1）针对患者的病情，找出产生焦虑的原因，表示理解。
（2）护理人员要有同情心，给予安慰、疏导，耐心解答患者提出的各种问题。
（3）激发患者对家庭、社会的责任感，鼓励自强，教会患者自我放松的方法。
（4）针对个体情况进行针对性心理护理。
（5）督促家属亲友给患者物质支持和精神鼓励。
2. 饮食护理　如下所述。
（1）给予高热量、低胆固醇、低脂、优质蛋白、丰富维生素、易消化食物。肾功能不全患者严格限制蛋白质摄入量，每日不超过50g，宜选用动物蛋白，少食豆类食品，低钠、低盐饮食。贫血患者在病情允许的情况下，应给予含铁丰富的食物及富含叶酸和维生素C的蔬菜和水果，以利于铁的吸收，改善贫血症状。
（2）戒烟、戒酒、咖啡，避免过辣、过冷、过热、过硬的食物。
3. 休息　如下所述。
（1）卧床休息，保证睡眠。
（2）疼痛影响睡眠时，可遵医嘱使用止痛剂。

(二) 专科护理

1. 常见症状的护理 见表 7-1。

表 7-1 血管炎的症状护理

疼痛护理	提供安静舒适的环境，采用合适体位，急性期卧床休息，慢性或恢复期以主动活动为主，循序渐进，防跌倒、坠床
	观察疼痛的性质、持续的时间和程度
	每 4h 监测 1 次肢端脉搏搏动情况
	每 4h 监测患肢皮肤的温度、弹性和色泽
	每天 1~2 次用温水洗手、脚，擦干后涂护肤脂保护
	合理应用非药物性止痛措施松弛术，分散注意力
	避免引起血管收缩的因素
	戒烟，不饮咖啡、浓茶等饮料，避免情绪激动
	遵医嘱给予镇痛药物，并观察其疗效
	评价镇痛效果是否满意
患肢护理	体位：协助患者舒适体位，避免下蹲、交叉腿、盘腿、跷二郎腿、长时间采用坐位
	保暖：室温适宜，着装温暖合适，禁用热水袋、电热垫或热水泡脚
	溃疡与坏疽的处理：溃疡时每天 2 次清洁换药，局部保持干燥坏疽时用氯己定换药，不必包扎
	运动：指导患者做患肢的主动或被动运动
皮肤的护理	每天用温水清洁皮肤，使用纯棉制品内衣、内裤，避免用肥皂等刺激性的洗涤用品
	有皮疹时避免用手挤压，可用 0.5% 的聚维酮碘溶液涂擦
	避免皮肤受过冷或过热的刺激
	勤剪指甲、勤翻身，避免皮肤的损坏
发热的护理	观察体温变化，积极降温，多饮水
	根据情况选择物理降温或药物降温
	观察神志、面色、出汗情况，防止虚脱

2. 各类血管炎的病情观察及护理 见表 7-2。

表 7-2 各类血管炎常规护理内容

大血管性血管炎	活动期卧床休息，协助生活护理
	持续低流量吸氧，心电监护，监测生命体征
	严密观察重要脏器缺血情况（脑缺血、心功能状况、肾性高血压、动脉瘤破裂、猝死）
	准备好各种急救器材与药物
	加强侧支循环形成
	必要时手术治疗
中血管性血管炎	注意休息，加强营养
	持续心电监护，监测生命体征
	严密观察重要脏器的病情变化，警惕肠系膜动脉栓塞、肠系膜梗死或动脉瘤破裂、肾梗死或肾间质动脉瘤破裂、心肌梗死
	准备好各种急救器材与药物
	做好手术治疗的准备
小血管性血管炎	观察皮肤颜色、温度，肢体感觉有无异常
	观察动脉搏动有无异常或消失
	皮肤保持清洁干燥完整
	肢体防寒保暖

（三）健康宣教（表7-3）

表7-3 血管炎患者的出院宣教

饮食	指导患者合理饮食，多食富含蛋白、维生素、钙、铁等食物，预防骨质疏松，避免过冷、过热及刺激性食物，忌烟酒
药物	遵循医嘱坚持正确服药，观察用药反应，勿自行中途停药
运动	Buerger运动锻炼，每日2~3组，短距离行走
自我监测	监测体温、血压、脉搏，掌握并发症的早期表现，应及早就医，以免重要脏器受损
复查	定期门诊随访，检查肝肾功能、血常规、C反应蛋白、血沉、免疫等

注：Buerger运动锻炼：仰卧抬高患肢45°~60°，维持1min，改坐位下垂患肢2min，然后恢复仰卧位并使患肢呈水平位休息2min，反复进行5~6次为一组；短距离行走：是在患者可忍受的限度内进行。

（四）并发症的处理及护理

血管炎并发症的处理及护理，见表7-4。

表7-4 血管炎并发症的处理及护理

常见并发症	临床表现	处理
皮肤受累	各种类型的皮疹，最典型的皮疹是"可以触及的紫癜"	避免阳光直射 避免接触刺激性物品 避免服用诱发本系统疾病的药物 避免皮肤外伤，保持皮肤清洁干燥，防寒保暖
关节受累	全身性的关节炎，也可以是不伴关节肿胀的关节疼痛	关节置于功能位，避免强冷强热刺激，局部按摩或热水浴
肺部受累	出现咳嗽、咳血痰、咯血、呼吸困难、肺出血，肺部的X线可以出现肺炎的改变，出现肺部"浸润影"，并可以出现肺部空洞	卧床休息，减少活动 咯血时，头偏一侧，防窒息，做好抢救工作 氧气吸入，指导有效排痰及呼吸功能锻炼，监测血气分析 抗感染，激素治疗
肾脏受累	受累以肾小球肾炎多见，可以出现蛋白尿、血尿、各种管型、水肿和肾性高血压，部分出现肾功能不全，可进一步恶化，致肾功能衰竭	优质低蛋白、低磷饮食，高血压时低盐饮食 观察水肿程度、部位，记录24h出入量，观察小便性质、颜色 监测生命体征，注意血压变化 监测肾功能状况，定期监测体重、尿液分析、血尿素氮、血肌酐等
胃肠道	出现腹痛、腹泻、呕血、黑便、恶心、呕吐、肠梗阻以及肠穿孔	选择软食、半流质、流质易消化、富含蛋白质和维生素的食物，并戒烟酒 观察腹痛性质及持续时间 监测生命体征，记录出入量 使用胃黏膜保护剂 必要时手术治疗
耳鼻喉	慢性鼻窦充血、听力丧失、鼻中隔炎症，长期炎症可以导致鼻中隔穿孔甚至破损，以及鼻梁塌陷，出现"鞍鼻"	保持耳鼻咽喉的清洁 局部抗感染治疗 协助生活护理
眼	可以累及眼部的大血管，导致视力突然丧失，或者眼部小血管受累时，出现视网膜病变	监测视力、眼压 安全护理
脑部受累	出现头痛、脑卒中、神志改变、认知障碍	严密监测并记录生命体征及意识，瞳孔变化 加强日常生活护理 正确使用血管扩张剂

续表

常见并发症	临床表现	处理
神经系统	供应神经的血管受累可以出现剧痛、麻木感以及不对称性的运动障碍	卧床休息，协助生活护理 防止患者跌倒，安全护理
心脏受累	心脏扩大、心力衰竭、心律失常	卧床休息，监测生命体征 严密观察有无心肌梗死、心包炎或心力衰竭

九、特别关注

(1) 血管炎的常见症状的护理。
(2) 各类血管炎的病情观察及护理。
(3) 血管炎并发症的早期观察及处理。

十、前沿进展

近年系统性血管炎的治疗方案的改进以及新型药物的应用使本病的缓解有了较大的提高。

血浆置换对急性进展的系统性血管炎的治疗取得显著疗效。尤其适用于有肾损害或出血的危重患者。血浆置换需与糖皮质激素或环磷酰胺合用，经血浆置换可去除循环中的炎性细胞因子、抗原抗体复合物等，恢复网状内皮细胞的吞噬清除功能。每次血浆置换2～4L，每周3次，连续7个疗程，可使70%伴肾功能衰竭患者肾功能恢复。

细胞因子拮抗剂和调节淋巴细胞功能的单克隆抗体正试用于本类疾病的治疗：英夫利昔单抗［infliximab，肿瘤坏死因子－α（TNF－α）的单克隆抗体］、依那西普（etanercept，可溶性TNF－α受体融合蛋白）、利妥昔单抗（rituximab，B淋巴细胞表面CD20抗原的单克隆抗体）、干扰素（IFN－α，）等生物制剂已有多项用于治疗系统性血管炎的临床试验。生物制剂用于治疗急性进展重症患者，或用于传统治疗方法无效的患者。

十一、知识拓展——抗中性粒细胞胞质抗体与血管炎

抗中性粒细胞胞质抗体（antineutrophil cytoplasmic antibody，ANCA）是抗中性粒细胞和单核细胞胞质靶抗原的一组异质性自身抗体。1982年Davies等最早报道，1988年在哥本哈根国际会议上统一用间接免疫荧光法和ELISA方法检测ANCA。ANCA分两型胞质型（c－ANCA）和核周型（p－ANCA），前者的主要靶抗原为蛋白水解酶3（PR3），后者主要靶抗原为髓过氧化物酶（MPO），其他还有弹力蛋白酶、乳铁蛋白酶、组织蛋白酶G等。两种类型的ANCA在疾病中的诊断价值不同，抗PR3－ANCA对WG高度敏感和特异，其特异性高达94%～98%，敏感性随病情是否活动而改变，最高达70%。少数显微镜下多血管炎、Churg－Strauss综合征、急进性肾小球肾炎也有c－ANCA阳性，但多数为p－ANCA阳性。

ANCA通过多种免疫机制引起血管炎改变，如活化中性粒细胞，与内皮细胞相互作用介导细胞毒作用而损伤内皮细胞，通过细胞介导的免疫反应进一步形成肉芽肿。其发病机制可能为以下途径：其一，由中性粒细胞颗粒或单核细胞溶酶体释放的PR3和MPO作为ANCA的靶抗原和血管壁发生非特异的离子结合，形成原位免疫复合物导致血管壁损伤。其二，体外实验发现，ANCA通过激活中性粒细胞直接导致血管内皮细胞损伤，出现血管病变。在肿瘤坏死因子存在的情况下，中性粒细胞和ANCA相互作用后能在其表面表达PR3和MPO。ANCA和中性粒细胞相互作用后导致相应的中性粒细胞发生爆炸和变性，黏附于血管壁造成内皮细胞损伤而发生血管炎。

（张　进）

第二节 肉芽肿性多血管炎

一、概述

韦格纳肉芽肿（Wegener's granulomatosis，WG）作为一种多系统受累的自身免疫性血管炎，因在1936年被一位病理学家Friedrich Wegener详细的描述而得名。2012年Chapel Hill会议（CHCC）新的血管炎分类标准中，韦格纳肉芽肿更名为肉芽肿性多血管炎（granulomatosis with polyangiitis，GPA）。

GPA主要累及上下呼吸道和肾脏，为肉芽肿性坏死性血管炎，有报道显示在美国GPA的发病率大概为百万分之三，多为白种人，欧洲人群中发病率略高。

GPA在男女中均可发病，并可以出现在任何年龄段（9~78岁，平均发病年龄41岁）。

二、病因

本病的病因尚不明，有研究认为感染、抗中性粒细胞胞质抗体与GPA可能相关，而特异性的遗传标志现在并没有被发现。

三、病理

GPA的典型病理改变包括坏死、肉芽肿形成以及血管炎改变。其中肾脏病理活检可见纤维素样坏死和增生，可以表现为局灶性节段性肾小球肾炎。

四、诊断要点

1. 临床表现　如下所述。

（1）上呼吸道：GPA最常受累的部位，可以出现中耳炎及鼻窦炎，严重者可以导致听力丧失、眩晕、鼻部溃疡甚至鼻中隔穿孔。

（2）肺部：约有45%的患者并发肺部病变，具体表现包括咳嗽、咯血、胸膜炎，胸部CT上可显示多发的双侧结节，并可伴有空洞形成。

（3）肾脏：绝大多数病例可出现肾脏受累，血尿、蛋白尿等尿检异常到肾功能不全甚至尿毒症，最终可能需要血液透析或者肾移植治疗。

（4）其他部位：①眼部：角膜炎、结膜炎、巩膜炎、葡萄膜炎、视网膜血管阻塞和视神经炎；②皮肤：溃疡、紫癜、皮下结节、丘疹以及小水疱；③肌肉骨骼：关节及肌肉疼痛，少部分患者可出现关节炎和滑膜炎；④神经系统：22%~50%的GPA患者可以出现包括周围神经病变、颅神经病变、脑血管意外、弥漫性脑膜以及脑室周围白质病变等表现；⑤心血管系统：在心脏方面，心包炎较为常见，其他还可以出现心肌梗死、心肌炎、心内膜炎、瓣膜病、心律失常等；在血管方面，有研究显示，GPA患者常常并发静脉血栓，主要包括深静脉血栓和肺栓塞。

2. 辅助检查　①一般指标：活跃的GPA患者可以出现血沉升高、血小板增多、贫血；②特异性指标：PR3-ANCA在GPA患者中的特异性高达98%，但也有少部分患者可以出现p-ANCA阳性。p-ANCA的滴度与GPA患者的活动度有一定的相关性，且对于预测疾病的复发具有重要的意义。

3. 诊断标准　1990年ACR关于GPA的分类标准包括：①鼻部及口腔的炎症；②呼吸系统影像学异常包括呼吸道组织的破坏（例如结节、浸润以及空洞）；③尿沉渣检查提示镜下血尿或者红细胞管型；④病理活检提示肉芽肿性炎症。这四条分类标准中符合其中两条即可考虑GPA，其敏感性88.2%，特异性92.0%。基于此ACR分类标准联合血清ANCA水平是诊断GPA的根本。

五、治疗

1. 糖皮质激素　根据病情分为口服和静脉两种方式。①泼尼松：起始剂量1mg/kg，根据病情可逐渐减量；②危重症患者（如弥漫性肺出血、急进性肾小球肾炎）：可给予大剂量的甲强龙静脉冲击治疗（500～1 000mg/d），一般持续3天。

2. 免疫抑制剂　一般首选环磷酰胺，口服或者静脉冲击治疗；其他还包括硫唑嘌呤、甲氨蝶呤、霉酚酸酯、来氟米特、环孢素A等药物均可选择。

3. 生物制剂　目前有研究表明抗CD20单抗（利妥昔单抗）可选择性的清除B细胞，对难治性GPA可能有效，但仍然缺乏大规模的随机对照实验的验证TNF-α在GPA的发病机制中起一定的作用，但有研究显示，TNF-α并不能增加疗效，因此并没有被推荐使用。

4. 其他治疗　对于重症患者，静脉用丙种球蛋白及血浆置换都是很好的治疗手段。另外有研究指出针对上呼吸道受累为主的GPA患者使用复方磺胺甲噁唑可以减少复发的概率。

六、主要护理问题

1. 潜在并发症　多系统损害。
2. 自我形象紊乱　与疾病导致溃疡、穿孔及药物治疗所致形体改变有关。
3. 知识缺乏　缺乏疾病相关知识。
4. 焦虑/恐惧　与病程迁延，久治不愈有关。

七、护理目标

（1）帮助患者树立信心，保持良好心态，培训患者使其掌握正确的服药时间及方式，搭建医患沟通的桥梁。

（2）建立GPA患者的分级护理体系，针对不同脏器受累的患者制订相应的护理方案。

（3）减少患者感染概率，提高患者住院质量，加强对疾病潜在风险的关注。

八、护理措施

（一）一般护理

1. 心理护理　由于GPA是一种多系统器官受累的疾病，病情危重，通常进展很快，且易复发，治疗时间长，患者出现紧张焦虑的情绪的概率高。同时该疾病的治疗主要依靠激素和免疫抑制剂，药物可能出现过敏、胃肠道不适、体重增加、血压血糖波动、骨髓抑制、肝肾功损害、心脏毒性等不良反应，患者的心理压力可能进一步增加。在护理上，要主动与患者及家属沟通，采用照片、宣传单等方式进行疾病的宣讲，向其提供与疾病相关的资料，详细介绍病情、讲解治疗和护理方案。多与患者及家属交流，及时发现不良情绪，帮助患者树立战胜疾病的信心，做好持久对抗疾病的心理准备，掌握药物服用的正确方式以及应对不良反应的措施。

2. 饮食护理　低盐、低脂、优质蛋白、易消化饮食，同时适量补充维生素，避免进食生、冷、粗糙的食物，以免伤害胃肠黏膜。伴有肾功能不全时应限制蛋白质的摄入量0.6～0.8g/（kg·d），限制钾、磷；伴有高血压、心功能不全、尿少时应限制钠（<2g/d）和水的摄入，以免加重患者循环负荷。

3. 环境护理　对于呼吸系统受累的患者，注意维持口腔卫生，勤漱口，保持居住环境干燥通风，避免湿冷；对于心脏及神经系统受累的患者，注意维护周围环境安静，避免嘈杂喧闹。

（二）专科护理

1. 针对不同受累脏器，制订相应的护理措施　见表7-5。

表7-5　肉芽肿性多血管炎脏器受累护理

受累脏器	护理措施
上呼吸道	口腔病变者需保持口腔清洁、干燥，定时漱口，鼻部病变的患者可使用清鱼肝油滴鼻软化血痂，使鼻腔保持清洁通畅；嘱患者不要用手挖鼻腔内血痂，不用力擤鼻涕，如鼻出血严重，可使用0.1%肾上腺素棉球填塞，局部冰敷

受累脏器	护理措施
肺部	如有咳嗽咳痰的症状,指导患者拍背促进排痰,观察患者有无咯血或者痰中带血,注意其是否并发呼吸困难,必要时给予吸氧
肾脏	指导患者肾病饮食,记录24h尿量,定时监测血压、心率
心血管	帮助患者保持良好的情绪,不易急躁,监测血压,避免剧烈活动
神经系统	中枢神经受累患者注意卧床休息,避免劳累跌倒,密切观察其病理征变化,外周神经受累患者注意保持皮肤清洁,避免外伤

2. **用药护理** 考虑到患者服用药物主要的不良反应,需要定期监测患者的血糖、血压,定期复查血常规、肝肾功能、电解质等辅助检查,并向患者讲解药物的作用及不良反应,反复教育患者遵医嘱用药,切忌自行加、减药量或停药。

(三) 健康宣教

患者出院时要做好宣教工作,指导患者在院外要严格按医嘱正确用药,定期复查,遵医嘱调整激素用量,切忌随意停药或减量;生活规律,加强营养,合理饮食,注意劳逸结合,戒烟酒,避免到公共场所,防止受凉劳累;如病情变化及时就诊。

九、特别关注

(1) 根据GPA患者受累脏器制订个体化护理方案。
(2) 指导GPA患者正确服药及应对药物不良反应。

十、知识拓展——利妥昔单抗在GPA中的治疗进展

GPA属于罕见的ANCA相关性小血管炎。近年来,ANCA相关性血管炎(ANCA associated vasculitis, AAV)的发病率逐年增加,其中部分原因是人类对这一类复杂疾病的认识增多。AAVs每年的发病率在百万分之二十左右,其中,肾脏受累在发病初期大概占到50%,而在病程中可高达70%~80%。典型的肾脏病理改变为局灶节段性以及坏死性新月体型肾小球肾炎伴有血管壁免疫球蛋白沉积。80%的GPA患者可以出现急进性肾小球肾炎,及时的诊断及早期的干预治疗才有可能阻止终末期肾病的发生。

目前GPA常规的治疗方案包括激素和免疫抑制剂,二线药物一般首选环磷酰胺。然而上述治疗并不是对所有患者均有效,且出现白细胞降低、肝肾功能受损、感染等不良反应的风险极大。

抗中性粒细胞胞质抗体已被证实与GPA的发病机制相关,因此,针对产生这些抗体的B细胞的治疗成为AAV治疗的新靶点。近年来有研究显示,一种针对B细胞的抗CD20单克隆抗体(rituximab,利妥昔单抗)治疗严重的GPA的疗效与环磷酰胺相比无明显差异,而不良反应的发生率明显降低。1997年rituximab首次被美国FDA批准用于治疗非霍奇金淋巴瘤,此后被批准用于治疗对TNF-α无应答的类风湿关节炎。现在也有研究涉及rituximab治疗狼疮肾炎、膜性肾病以及局灶硬化性肾小球肾炎。B细胞可能在GPA的发病机制中扮演重要角色,除了作为产生包括ANCA在内的抗体的浆细胞的前体细胞,同时发挥了包括共同刺激、细胞因子、抗原递呈等的作用。因此清除或者抑制B细胞的功能也是rituximab治疗GPA的原理。在2011年美国FDA已经批准这一适应证。

血管炎的治疗分为诱导缓解和维持缓解,这也适用于rituximab治疗GPA。对于严重及难治性的GPA,rituximab的经验性使用方案是每周375mg/m^2,4周,这一剂量和方案的疗效经过临床试验验证且被FDA采纳。

虽然rituximab的安全性较高,但仍有需要关注的不良反应,包括感染、白细胞降低、低丙种球蛋白血症、进行性多灶性脑白质病等。另外对于某些特殊人群比如肾移植患者和孕妇(FDA C级),rituximab的安全性尚不明确,因此使用需谨慎。

(张 进)

第三节 炎性肌病

一、概述

炎性肌病（inflammatory myopathies）是以横纹肌非化脓性炎症为特征的一类结缔组织病，分为多发性肌炎（polymyositis，PM）、皮肌炎（Dermatomyositis，DM），包涵体肌炎等。临床上以多发性肌炎和皮肌炎最常见。我国 PM/DM 的发病率尚不清楚，可见于任何年龄，发病年龄分布呈双峰型，10～15岁形成一个小峰，45～60岁形成一个大峰，而青春期及年轻人发病相对较少。总的男女发病率之比为 1：2.5。

二、病因

该病确切病因目前尚不清楚，一般认为与遗传和病毒感染有关。

三、病理

（1）自身免疫异常。
（2）肌肉血管内有免疫复合物沉淀及毛细血管增厚，致使内皮细胞损伤和毛细血管栓塞，引起肌肉缺血或肌纤维坏死。

四、诊断要点

1. 临床表现
（1）对称性肢带肌、呼吸肌、颈肌及吞咽肌无力为特征，全身症状可有发热、关节痛、乏力、畏食和体重减轻。
（2）典型皮疹（如 Gottron 征等，图 7-1）。
（3）常累及多种脏器，亦可伴发肿瘤和其他结缔组织病。
（4）儿童皮肌炎常伴有血管炎、异位钙化、脂肪代谢障碍，皮疹和肌无力常同时发生。
（5）其他结缔组织病常伴有 DM 或 PM，称为重叠综合征。
（6）恶性肿瘤相关 DM 或 PM，对于 40 岁以上的患者，应警惕恶性肿瘤的存在，常见于肺癌、乳腺癌、卵巢癌、胃肠道肿瘤和淋巴瘤等。

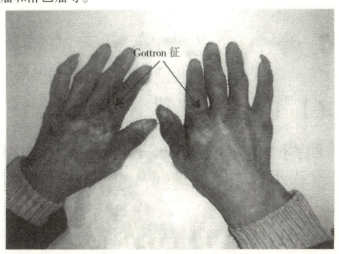

图 7-1 皮肌炎 Gottron 征

2. 辅助检查　①实验室检查：常规化验、尿肌酸测定、肌红蛋白的测定、自身抗体检查、肌酶谱检查；②肌电图检查；③肌肉活检；④磁共振（MRI）。

3. PM/DM 的诊断标准　诊断 PM/DM 的要点如下：①四肢对称性近端肌无力；②肌酶谱升高；③肌电图示肌源性改变；④肌活检异常；⑤皮肤特征性表现。上述 5 项全具备为典型 DM；具备前 4 项为 PM；前 4 项具备 2 项加皮疹为"很可能 DM"；具备前 4 项中 3 项者为"很可能 PM"；前 4 项中 1 项加皮疹者为"可能 DM"；仅具备前 4 项中 2 项者为"可能 PM"。在诊断前应排除肌营养不良、重症肌无力、系统性红斑狼疮等。还应注意检查是否存在其他结缔组织病和恶性肿瘤等。

五、治疗

1. 一般治疗　①避免感染；②急性期以卧床休息为主，缓解期可适当锻炼；③进食高蛋白、高热量饮食。

2. 药物治疗　①首选糖皮质激素，重症患者可用甲泼尼龙静脉滴注。一般患者可用口服泼尼松；②重症或对糖皮质激素反应不佳者，应加用免疫抑制剂。最常用的免疫抑制剂为甲氨蝶呤、环磷酰胺和硫唑嘌呤等。皮肤损害者可加用羟氯喹。危重患者可用大剂量免疫球蛋白静脉冲击治疗。

3. 手术治疗　合并恶性肿瘤的患者，可行手术治疗。

六、主要护理问题

(1) 躯体活动障碍与关节疼痛、肌萎缩、肌无力有关。
(2) 皮肤完整性受损与免疫功能缺陷导致皮肤损害及血管炎性反应有关。
(3) 低效性呼吸形态与呼吸肌无力、间质性肺炎等有关。
(4) 舒适度改变与疼痛有关。
(5) 营养失调——低于机体需要量：与消化道受累有关。
(6) 便秘与消化道平滑肌受累、肠蠕动减慢、腹肌及肛门括约肌病变有关。
(7) 有感染的危险与使用激素、免疫抑制剂治疗及吸入性肺炎等有关。
(8) 焦虑/恐惧与疾病久治不愈有关。

七、护理目标

(1) 患者主诉关节疼痛减轻或消失。
(2) 患者及家属学会皮肤护理。
(3) 增强营养，满足机体需要量。
(4) 患者学会预防感染的措施。
(5) 患者学会关节功能锻炼。
(6) 焦虑/恐惧程度减轻，积极配合治疗及护理。

八、护理措施

(一) 一般护理

1. 心理护理

(1) 心理支持：床位护士要详细了解患者的基本资料，主动接触患者，了解其焦虑和恐惧的原因及程度，以热情的态度、优良的服务，舒适的环境取得患者的信任，减轻其紧张和恐惧。劝导患者家属多给予患者心理支持。

(2) 增强自我信心：因疾病容易引起自我形象紊乱、脏器功能损害，患者多有急躁或压抑等心理变化。女性患者更容易因皮肤病变而焦虑、自卑，应主动与患者交流，详细解答患者提出的疑问，讲解治疗成功的病例，树立战胜疾病的信心，保持良好状态，积极配合治疗和护理。

(3) 安全护理：观察患者心理变化，针对精神、行为异常的患者，加强巡视，做好安全防护措施，防止自杀、自伤等意外发生。

(4) 舒缓焦虑：鼓励患者多参加社会活动，培养丰富的兴趣爱好（如音乐、看书、按摩等），学会自我放松，舒缓情绪。

2. **饮食护理** 应进食富含蛋白质、维生素、低盐易消化食物，禁辛辣及刺激性食物，保证营养均衡，增强抵抗力。服药期间应进食高钾、高蛋白、高钙、低盐饮食。

3. **环境与休息**

（1）应保持室内环境清洁、通风良好、温湿度适宜，创建良好的休息环境。

（2）患者在急性期应卧床休息，避免活动，以免肌肉损伤。协助患者取关节功能位，定时按摩受压部位及翻身，预防压疮。

（二）专科护理

1. **常见症状的护理** 见表7-6。

表7-6 炎性肌病常见症状的护理

肌无力的护理	评估患者肌力的分级：0级，完全麻痹，不能作任何自主运动；Ⅰ级，可见肌肉轻微收缩；Ⅱ级，肢体能在床上平行移动；Ⅲ级，肢体可以克服地心吸收力，能抬离床面；Ⅳ级，肢体能做对抗外界阻力的运动；Ⅴ级，肌力正常，运动自如
	评估患者有无进行性肌萎缩：肩胛带肌、四肢近端肌群受累——下蹲、起立、上楼、举物、抬臂困难等，颈部和咽部肌群——抬头及吞咽困难，肋间肌、膈肌受累——呼吸困难，眼肌受累——复视，心肌受累——心肌炎，消化道受累——食管蠕动减弱，舌肌面肌受累——咀嚼及发音困难，肛门、膀胱括约肌受累——大小便失禁，肺脏受累——慢性纤维化
	对四肢肌无力、长期卧床患者，应定时翻身、按摩等，预防压疮及皮肤擦伤，提供日常生活护理，协助并鼓励坚持功能锻炼
	急性期后应及早做带有一定强制性和强度的肢体被动运动，防止肌肉强直、肢体挛缩
	对吞咽困难、进食反流、呛咳患者，选择合适的体位，缓慢进食流质或半流质食物，少量多餐，吞下食物后继续空吞咽2~3次以助食物完全通过咽部，同时保持坐立位30~60min，严重者可留置胃管鼻饲
	呼吸肌受累的患者，应积极给予吸氧及排痰，预防肺部感染和保持呼吸道通畅（如：雾化吸入、气管插管或切开）
	对发音困难患者，鼓励进行肢体语言及书面交流
皮肤护理	评估患者皮损的面积、部位及形态
	保持局部皮肤干燥、清洁及完整性；有水泡皮肤完整时可涂炉甘石洗剂，有渗出可用莫匹罗星或3%硼酸溶液湿敷，必要时可外用凡士林防止皮损加重，伴感染者，可根据情况给予清创换药处理
	用清水清洁皮肤，避免使用碱性肥皂、化妆品及接触刺激性的物品（如：烫发剂、染发剂等）
	肌内及静脉注射时，应避开皮损部位，静脉注射尽量使用留置针
	保持床单位整洁、干燥；避免日光浴，注意保暖
关节、肌肉肿痛护理	评估患者关节活动受限及肿胀程度；关节、肌肉疼痛的程度、性质、部位及持续时间
	体位与休息：急性期应卧床休息，减轻关节、肌肉的负荷，协助患者取舒适体位，尽可能保持关节功能位；恢复期，指导患者进行功能锻炼
	合理运用止痛措施：提供舒适的环境，避免过于寂静或嘈杂的环境，以免增加患者的疼痛感，使用放松疗法如听音乐、按摩、针灸，指导通过想象分散患者注意力，减轻疼痛感，遵医嘱使用止痛药，告知遵医嘱用药的重要性及不良反应的观察
预防感染	保持口腔清洁：可用益口漱口，每日3次，有真菌感染者可用制霉菌素漱口液、2%碳酸氢钠溶液漱口，鼻饲时应行口腔护理，每日2次
	指导患者学会感染危险因素的观察及预防方法，如：观察体温变化、深呼吸运动、多饮水、翻身拍背、有效排痰等
	严格执行无菌技术操作原则和消毒隔离制度+吸痰时应保持无菌操作，负压调节适中，动作轻柔，避免呼吸道黏膜损伤，医疗器械和用品，定期进行消毒（如呼吸机管道，雾化吸入器，吸痰装置等）
	室内经常通风换气，避免受凉，限制探视，紫外线消毒每日2次，每次30min，地面及物品均用高效广谱含氯消毒剂消毒

2. **功能锻炼**

（1）吞咽功能训练：包括开颌与闭颌、闭唇、咀嚼和唇角上抬，舌伸出、侧伸和舌尖舌身抬高，喉抬高训练，咽部的刺激等，配合吹纸片、吹蜡烛、鼓腮等运动，每日4次，每次10~15min。

（2）呼吸功能训练：包括腹式呼吸、缩唇式呼吸、有效咳嗽排痰训练等，每日4次，每次15~30min。

(3) 全身功能锻炼

1) 急性期卧床休息，避免剧烈运动，用软枕垫高疼痛关节，保持舒适体位，适当做关节、肌肉的被动运动以防止肌肉萎缩。并尽可能减少肌电图操作、针刺等。恢复期指导进行功能锻炼，适当的被动和主动运动（如：屈伸肘、抬双膝、屈膝抬臀、梳头、握拳及吞咽动作等），并配合理疗及按摩、推拿等方法，防止肌肉萎缩。锻炼应循序渐进，活动度以患者不感觉劳累为宜。并根据患者的肌肉恢复程度增加活动量，避免过度劳累，切忌剧烈运动。

2) 运动前应充分的做好准备活动：如转头、伸展运动、抬腿、蹲下、起立、举物、慢跑、爬楼、散步、太极拳、热敷、肌肉按摩等活动。

(4) 肢体功能锻炼

1) 按摩四肢：患者取平卧位，肢体放置舒适，从远心端到近心端，由轻而重，力度深达肌肉，先用回摩、推摩法，再用揉搓法进行按摩，每日1次，每次5~10min。

2) 肌力0级，协助患者做肢体被动运动，肌力1~2级，护士守护，患者自己做肌肉舒展运动，自行持物、翻身、起立、坐下等。肌力3~4级，在医务人员保护下，做床旁行走、站立等活动。

(5) 随着患者体力恢复，生活尽量自理，嘱其在家人陪伴下，进行室外活动（如上下楼梯、散步、慢跑等）。

3. 观察有无肿瘤迹象　PM和DM患者常发生恶性肿瘤，注意观察有无肿瘤迹象，如：顽固的皮损体重迅速减轻，以及各种药物治疗无效的重症者，常提示有恶性肿瘤，及时与医生联系，进一步检查确诊。

（三）健康宣教

健康宣教，见表7-7。

表7-7　炎性肌病患者的出院宣教

疾病知识指导	向患者及家属说明本病的相关知识，使患者正确对待疾病，作好长期治疗的心理准备
	合理安排生活，劳逸结合
	告知患者尽量少去公共场所，预防上呼吸道感染
避免诱因	避免一切诱因，如感染、寒冷、创伤、情绪受挫、过度疲劳等
	有皮损患者避免日光照射
	避免一切预防接种
	育龄女性患者应避孕
饮食指导	指导患者进食时应缓慢吞咽，少量多餐，宜进食清淡、富含高钙及维生素、低盐、优质蛋白、易消化食物，避免摄入刺激性食物如咖啡、浓茶等
用药指导	告知患者药物的作用及不良反应，嘱出院后继续执行治疗方案，规律用药，不要因症状的减轻自行增减剂量或停药
运动与休息	嘱患者进行适量活动，经常进行肢体功能锻炼，循序渐进，制订合理的功能锻炼计划
皮肤护理	保持口腔卫生，预防真菌感染
	保持皮肤清洁干燥，防止破损
	告知患者勿用碱性肥皂及化妆品，避免接触刺激性的物品（如烫发剂、染发剂等）
病情监测	学会观察药物的不良反应及病情危重的征象，如呼吸肌、吞咽肌无力等，一旦发生病情变化，应及时就医
随访	定期门诊随访，复查血常规、肝肾功、肌酶、电解质、血压、血糖、体重等。

九、特别关注

(1) 健康宣教及自我护理。

(2) 心理护理。

(3) 呼吸肌及咽肌无力的护理。

十、前沿进展

1. **药物治疗** 糖皮质激素为本病的首选一线药物，激素与免疫抑制剂的联用可提高疗效，减少激素用量，避免不良反应。近年来，丙种球蛋白已被广泛用于对常规激素或同时联合免疫抑制剂治疗效果欠佳或不能耐受其不良反应者，取得一定的疗效。有文献报道对于难治性、重症患者使用免疫抑制剂无效时可考虑行血浆置换治疗。也有学者使用生物制剂（TNF-α抑制剂及抗CD20单抗等）治疗，多数显示病情有不同程度的改善，但因缺乏大样本临床随机对照试验研究结论，对该药的使用安全性及确切的疗效仍需研究证实。

2. **护理进展** 本病使患者不仅要面对认知、生理、心理、家庭、社会等的各种挑战，还要面对疾病带来的生理改变，而不良情绪和心理状态会影响疾病的转归及预后，因此疏导患者情绪，积极配合治疗，有利于该病的缓解及预后。该病的心理护理至关重要。

3. **患者随访** 本病为慢性渐进性疾病，为控制症状，缓解病情，需长期坚持用药，因此患者的自我监测及定期复查，起着至关重要的作用。研究表明通过电话、门诊、网络随访方式指导患者日常生活及后续治疗中需关注的问题，以及开导患者情绪，能进一步提高患者的生存质量，减少疾病的复发。

十一、知识拓展——无肌病皮肌炎

无肌病皮肌炎（ADM）是指仅有皮肤损害或者以皮肤损害为主的皮肌炎类型，包括无肌病皮肌炎（ADM）和微肌病皮肌炎（HDM），近年来相继有文献报道该病合并肺间质纤维化（ILD）达到100%，且部分为急进行重症间质性肺炎，甚至危及生命。ILD在恶化前治疗比在恶化后治疗更有助于延缓疾病进展，延长患者生存期。文献报道ADM与皮肌炎一样可以合并恶性肿瘤。

鉴于ADM早期表现完全有可能仅局限于某一个器官，若临床上以呼吸道症状就诊的患者，抗感染治疗无效，肺CT出现间质性肺炎表现，应详细询问病史及查体，明确是否合并皮疹、雷诺现象、关节炎等症状，并尽可能明确是否合并肿瘤，及早行肌酶谱、肌电图、抗核抗体、抗Jo-1抗体等检查。仅有皮肤病变而长期随访未发现ILD、恶性肿瘤证据的患者预后良好，所以要求临床上提高对疾病的认识，减少误诊误治，早期诊断，早期治疗，有利于控制患者病情的进一步发展。

ADM目前的诊断标准由Euwo等1991年提出的，①患者必须有Gottron丘疹，并伴有眶周的水肿性淡紫色斑疹；②皮损活检HE染色病理符合皮肌炎改变；③患者有皮肤损害后2年内临床上没有任何近端肌受累的表现；④在病程的最初2年内患者的肌酶谱，包括肌酸激酶（CK）和醛缩酶（ALD）正常。本病目前尚无特异性自身抗体，研究者在ADM患者血清中发现具有CADM抗体的患者肺间质性疾病进展更快，推测140kD的多肽抗体CADM-140可能是ADM诊断的新型标志物。

（路　程）

第四节　痛风

痛风是由于嘌呤代谢紊乱和/或尿酸排泄减少致血尿酸增高引起的一组疾病。临床特点为高尿酸血症、尿酸盐结晶沉积所致特征性急性关节炎、反复发作发展至慢性痛风性关节炎及痛风石，常累及肾脏；严重者可出现关节致残、肾功能不全。痛风患者常与肥胖、高脂血症、糖尿病、高血压及心脑血管病伴发。

一、护理评估

1. **相关因素** 痛风分为原发性和继发性两大类。原发性痛风有一定的家族遗传性，约10%~20%的患者有阳性家族史。除1%左右的原发性痛风由先天性酶缺陷引起外，绝大多数发病原因不明。继发性痛风由其他疾病所致，如肾脏病、血液病或由于服用某些药物、肿瘤放化疗等多种原因引起。

2. 典型症状

(1) 急性期：常于夜间发作的急性单关节炎，剧痛如刀割样；关节局部红肿发热、触痛明显。好发于第一跖趾关节。

(2) 间歇期：急性期缓解后，发作部位的皮肤加深。

(3) 慢性期：痛风石的出现，典型部位为耳郭，也常见于足趾、手指、腕、踝、肘等关节周围。发生于关节内，可造成关节软骨及骨质侵蚀破坏，出现关节肿痛、强直、畸形。

(4) 肾脏病变期：肾脏损害可分别出现水肿、蛋白尿、尿酸结石、尿酸结晶、肾盂肾炎、尿路梗阻及肾功能衰竭。导致尿酸炎肾病、尿酸性尿路结石、急性尿酸性肾病。

3. 实验室检查　血尿酸的测定、尿尿酸的测定、红细胞沉降率、CRP。

4. 辅助检查

(1) 关节腔穿刺及痛风石检查：可发现尿酸盐结晶。

(2) X线检查：尿酸性尿路结石X线检查不显影。

(3) 超声检查：行肾脏超声检查可了解肾损害的程度。

5. 常见护理问题

(1) 疼痛。

(2) 活动受限。

(3) 皮肤完整性受损。

(4) 知识缺乏。

6. 心理社会方面　评估患者对疾病的认识能力（如诱因、饮食习惯、调整饮食结构）；评估患者慢性和急性发作的频度、对于慢性疼痛自控能力；了解患者如何自我调整因自信心的丧失引起心理的一系列反应。在长期病程中对这些反应和调整的处理也许会导致他们出现新的问题，而且还有赖于患者的社会支持（家庭、朋友、同事等）。对于继发性痛风的患者，指导其积极配合治疗原发病，以缓解痛风症状。

二、护理措施

1. 一般护理　关节疼痛时卧床休息，疼痛缓解3d后开始恢复活动。发作时避免关节负重，抬高患肢，可局部冷敷，24h后可行热敷、理疗、保暖，可减少疼痛。

2. 专科护理

(1) 疼痛的护理：发作时卧床休息，避免关节负重，抬高患肢，可局部冷敷。疼痛缓解3d后开始恢复活动，可行热敷、理疗、保暖，减少疼痛。出现腰、腹部疼痛，要警惕尿路结石的发生。护士应认真听取患者的主诉，评估疼痛的性质、程度，配合医生完善各项相关检查。对于继发性痛风，应首先积极治疗原发病。

(2) 饮食护理

1) 在急性发作时应选用无嘌呤食物如脱脂奶、鸡蛋、植物油等，病情缓解后可选用低嘌呤食物，如富强粉面包、饼干、稻米饭、蔬菜、水果等。

2) 发作期患者常无食欲，因此应给予足量牛奶、鸡蛋，多食用水果和蔬菜。食物应尽量精细，如面包、稻米饭等，全天液体摄量应在3 000ml以上，两餐之间可用碳酸氢钠类液体。

3) 控制体重，避免过胖，限制脂肪及动物蛋白，以食用植物蛋白为主。

4) 慢性期或缓解期应选用低嘌呤饮食，每周应有2d无嘌呤饮食，饮食中注意补充维生素及铁质，多食水果及黄绿叶蔬菜。

(3) 用药护理

1) 秋水仙碱此药同时加用非甾体抗炎药可减少相应剂量。该药治疗剂量与中毒剂量十分接近，用药过程中应密切观察用药后的反应，严格遵医嘱给药0.5~1mg每2h服药1次，至患者有恶心、腹泻时停药，24h内总剂量不应超过6mg。

2) 间歇期和慢性期的治疗为促尿酸排泄药及抑制尿酸生成药，如别嘌呤醇。服用此两种药时注意胃肠道反应、肝肾功能损害。

3）服用碱性药物如碳酸氢钠，有利于尿酸溶解和排泄，同时大量饮水，增加尿量，记录出入量，配合留取尿标本。

（4）关节腔穿刺护理穿刺前向患者做好宣教，备齐用物，协助医生做好穿刺术中配合，严格无菌操作，以防感染。术后定时观察穿刺处情况，警惕局部出血。

3. 心理护理　告知患者此病为慢性疾病，饮食是控制疾病的要点，保持各关节功能位，维持关节正常活动。

三、健康指导

（1）急性发作期应卧床休息，抬高患肢，避免关节负重，可局部冷敷。疼痛缓解后方可恢复活动，可行热敷、理疗、注意保暖。

（2）慢性期患者经过治疗，痛风石可能缩小或溶解，关节功能可以改善，肾功能障碍也可以改善。

（3）低嘌呤饮食，多食偏碱性的食物；禁食高嘌呤食物，如动物内脏；忌暴饮暴食及酗酒；控制体重避免过胖。

（4）发生尿酸性或混合性尿路结石者易并发尿路梗阻和感染，会出现下腹部绞痛、排尿不畅、尿频、尿急、尿疼等症状，应及时就诊。

（5）保持情绪的稳定，避免寒冷、饥饿、感染、创伤、情绪紧张等因素诱导疾病复发。遵医嘱定期复查，如尿酸、血象、肝肾功能。

（路　程）

第五节　贝赫切特病

一、概述

贝赫切特病（Behcet's disease，BD）又称为白塞病，是一种全身性、慢性、血管炎性的自身免疫性疾病，可累及各个系统和脏器。

它是一种以口腔溃疡、外阴溃疡、眼炎及皮肤损害为临床特征的、累及多个系统的慢性疾病。病情呈反复发作和缓解交替过程。部分患者可遗留视力障碍，有少数患者因内脏损害死亡，大部分患者的预后良好。多见于年轻人，发病年龄为 25～35 岁。发病率在不同地区差别较大，我国一般北方高于南方地区，约为 14/10 万。男女比为 0.77：1，但男性患者内脏器官及眼受累比例高于女性。

二、病因

确切病因尚不明确，目前认为与以下因素有关。①环境与感染：与结核、单纯疱疹病毒和溶血性链球菌等可能有关；②自身免疫：抗口腔黏膜抗体出现、免疫球蛋白增高及淋巴细胞浸润提示免疫紊乱；③遗传因素：患病人群 HLA－B5 及 B51 基因型较多；④地理因素；⑤种族因素。

三、病理

非特异性血管炎是贝赫切特病主要病理特点。另一特点是在血管炎的基础上形成有血小板、白细胞黏附于血管管壁内皮细胞的血栓，使血管腔狭窄，组织缺氧变性、功能下降。

四、诊断要点

1. **临床表现**　如下所述。

（1）基本症状

1）口腔溃疡：口腔溃疡多为首发症状，约99%的患者有反复发作的口腔溃疡。可发生于口腔黏膜的任何部位和舌部及扁桃体,但最好发于口唇、颊部黏膜及舌面,大多不留瘢痕。

2)眼部症状:约43%的患者有反复发作的眼病变,发作有一定的周期性,每发作一次,病情加重一次;临床表现多样,有反复发作的角膜炎、前房积脓、虹膜睫、状体炎、脉络膜炎、视网膜炎、视神经炎、视神经萎缩、结膜炎等,眼部损害常可导致视力减退甚至失明。

3)外生殖器溃疡:约86%的患者有外生殖器溃疡。女性以阴唇溃疡多见,多在小阴唇和大阴唇的内侧,男性好发于阴囊、阴茎,亦可发生于会阴及肛门周围。溃疡边缘不整齐及内陷比口腔黏膜溃疡要深,愈合后留有瘢痕,周围炎症显著。

4)皮肤病变:约95%患者有皮肤病变。以结节性红斑最多见,亦可见多形性红斑及痤疮样毛囊炎,针刺皮肤有过敏反应,用消毒针刺皮肤会出现小丘疹或脓疱。

(2)系统症状

1)心血管系统的表现:大中小动静脉均可有血管炎,炎症使血管壁增厚,继而致管腔变窄,使血流缓慢,组织供血不足。长期的炎症反应使动脉壁的弹力纤维受损,失去韧性形成动脉瘤样的局部扩大。当脑动脉狭窄时,患者会出现头晕、头痛;冠状动脉狭窄时可出现心肌缺血,甚至心肌梗死;肾动脉狭窄时患者会出现肾性高血压等。

2)胃肠病变:可引起整个消化道和黏膜溃疡,回盲部受累最多。患者常有腹痛,局部伴有压痛、反跳痛;其次表现为恶心、呕吐、腹胀、纳差、腹泻、吞咽不适等。重者可合并消化道出血、肠麻痹、肠穿孔、腹膜炎、食管狭窄等。

3)神经系统症状:病情严重,危害性最大,表现多样化。反复发作阵发性头痛最常见。神经系统症状较其他症状出现晚,可出现头晕、记忆力减退、严重头痛、运动失调、精神异常、反复发作的不同程度的截瘫和昏迷等。根据症状分为脑干损害、脑膜炎、良性颅压增高、脊柱损害、周围神经受损。

4)关节及肌肉症状:表现为单个关节或少数关节的肿痛。四肢大小关节及腰骶等处均可受累,以膝关节多见,无关节畸形及骨质破坏,有不同程度的功能障碍,可恢复正常。

5)肺部病变:少数患者出现肺部病变。可出现咯血、胸痛、气短、肺梗死等。

6)肾病变:可见血尿、蛋白尿。

7)其他症状:附睾炎、低热、乏力、食欲缺乏、心肺及肾损害。

2. 辅助检查 ①血液学检查:血沉、C反应蛋白、红细胞沉降速度及白细胞分类;②皮肤针刺试验;③影像学检查;④血管造影;⑤内镜检查;⑥眼部检查;⑦超声心血管检查等。

3. 诊断标准 国际白塞病委员会分类诊断标准(国际标准)如下:①反复口腔溃疡:1年内反复发作至少3次;②反复生殖器溃疡;③眼部病变:如前和(或)后葡萄膜炎,裂隙灯检查玻璃体内可见有细胞,视网膜炎;④皮肤病变:如结节性红斑病、假性毛囊炎、脓性丘疹、痤疮样皮疹;⑤针刺试验呈阳性:用无菌皮下注射针头在前臂屈面斜行刺入皮下再退出,48h后观察。如在穿刺部位出现红色丘疹或伴小脓疱者为阳性。

凡有反复口腔溃疡并伴有其余4项中2项以上者,可诊断本病。

五、治疗

1. 一般治疗 急性活动期尤其是重要脏器受累时,应卧床休息。发作间歇期应预防复发,保持口腔内、眼部、会阴和皮肤清洁,避免进食刺激性食物,及时控制口腔咽部感染。食用富有营养及易消化的食物,忌生冷食物及饮酒。

2. 药物治疗 如下所述。

(1)局部治疗:糖皮质激素制剂的局部应用,口腔、外阴溃疡者涂抹糖皮质激素软膏,可使早期溃疡停止进展或减轻炎症性疼痛;前葡萄膜炎给予糖皮质激素眼药水或眼药膏。

(2)系统性治疗

1)糖皮质激素:泼尼松、甲泼尼龙等。

2)非甾体抗炎药:主要对关节炎的炎症有疗效。

3）秋水仙碱：对有关节病变及结节性红斑者有效，对口腔溃疡者也有一定疗效。
4）沙利度胺：对皮肤病变、黏膜溃疡，特别是口腔黏膜溃疡有疗效。妊娠女性禁用。
5）免疫抑制药：硫唑嘌呤、甲氨蝶呤、环磷酰胺、环孢素、雷公藤多苷。
6）其他：α-干扰素、TNF-α 单克隆抗体。

3. 非药物治疗　外科治疗。

六、主要护理问题

1. 疼痛　与炎性反应有关。
2. 皮肤、黏膜完整性受损　与反复溃疡、皮肤损害有关。
3. 消化道出血的危险　与反复消化道溃疡有关。
4. 意识障碍　与神经系统病变有关。
5. 焦虑　与病情易反复，久治不愈有关。
6. 知识缺乏　缺乏疾病治疗、用药和自我护理知识。

七、护理目标

（1）减轻局部症状，主诉疼痛缓解或消失。
（2）皮肤、黏膜损伤减轻或恢复完好。
（3）增强患者自护能力，防止消化道出血，防止其他器官损害的发生。
（4）患者情绪稳定，正确面对自身疾病，积极配合治疗。
（5）患者对疾病相关知识了解，并学会自我监测和护理。

八、护理措施

1. 一般护理　如下所述。
（1）心理护理：该病为慢性病，病情比较长，效果不能达到立竿见影。
1）告诉患者要树立长期治疗，战胜疾病的信心，保持良好的情绪。
2）让患者认识贝赫切特病，了解相关知识。
3）尽量避免过度紧张的工作和生活，生活起居要有规律。
4）鼓励患者表达自身感受，并得到家庭、社会支持。
5）针对个体情况进行针对性心理护理。
（2）饮食护理
1）饮食应清淡，根据溃疡的程度选择软食、半流质、流质、易消化、富含蛋白质和维生素的食物。
2）多食新鲜的蔬菜和水果，多饮水，每日饮水量在 2 500ml 以上。
3）避免进食刺激性食物，减少进食过硬、过热的食物，少食辛辣、生冷、海鲜等食物，戒烟酒。
4）加强营养，提高机体抵抗力。
（3）环境与休息
1）居住环境应干燥、清洁、阳光充足、通风良好。
2）生活应有规律，避免劳累，注意保暖，防止受凉感冒。
3）病情严重患者应卧床休息，病情缓解时，注意适当锻炼，增强自身防病能力。
4）劳逸结合保持良好情绪，注意清洁卫生，防止各种感染。

2. 专科护理　如下所述。
（1）基本症状的护理：见表 7-8。

表7-8 白塞病基本症状护理

口腔护理	评估患者口腔溃疡的部位、大小、数量、形状、颜色、有无渗出物、溃疡发生时间和愈合时间及溃疡的分级 保持口腔清洁,加强餐前、餐后及睡前漱口 使用软毛牙刷刷牙;口腔溃疡严重时禁止使用牙刷改用消毒棉球和漱口液;选用两种以上漱口液交替使用 避免进食温度高、硬、有刺激的食物;口腔溃疡严重时应进食流质或半流质饮食 口唇干燥者,涂抹唇油 疼痛严重患者可用生理盐水配制成0.5%利多卡因溶液漱口,或用制霉菌素10~20片加进生理盐水500ml和复方硼砂液120ml分次漱口;口腔黏膜覆盖假膜时,应涂片查霉菌,溃疡面外涂锡类散
眼部护理	评估患者有无视物模糊、视力减退;眼结膜是否充血、有无分泌物,检查分泌物性质、量 眼球疼痛或有畏光、流泪、异物感及飞蚊感者少看书、电视,注意休息 经常清洁眼睛,清除眼部分泌物 眼部有感染时,可以白天滴眼药水,晚上涂眼膏并用纱布盖好,点眼药时,保持双手清洁,药水不可触及睫毛,以避免污染眼药,以免再次使用时加重眼部感染 注意不要留长指甲;勿用手指揉眼,防止损伤角膜 室内光线要暗,白天拉窗帘,避免阳光或灯光直接照射;外出应戴太阳帽或眼镜,以免风沙迷眼而再损伤眼睛
外阴护理	评估患者外阴溃疡的部位、大小、数量、形状、颜色、有无渗出物、溃疡发生时间和愈合时间 每日用温水冲洗患处,保持局部清洁、干燥;必要时用1:5 000高锰酸钾或0.1%安多福溶液进行冲洗,清洗后可外涂溃疡软膏 溃疡期间避免性生活 避免骑自行车或长时间步行,以免加重外阴损伤 内裤选择宽松、柔软、优质纯棉,并勤用开水烫洗或阳光下暴晒 女性患者月经期使用清洁卫生巾、卫生裤并及时更换,男性患者经常外翻包皮,防止溃疡面粘连 在护理患者时动作应轻柔,避免摩擦患处
皮肤护理	评估皮肤有无红斑、破损、感染等 保持皮肤清洁、干爽,用温水清洗皮肤,避免使用碱性肥皂、乙醇及有刺激性的洗涤用品等 穿全棉内衣;常更换内衣、内裤、被服、床单 卧床患者注意定时翻身,避免拖、拉、推等动作,同时也可按摩受压部位,以促进局部血供,防止压疮发生 有毛囊炎者切忌挤压,可用0.5%碘附溶液涂擦,如有破溃时,按外科无菌伤口处理,每日换药1次,换药时注意无菌操作,以防感染
皮肤护理	执行各种注射时,严格无菌技术,注意提高成功率,避免同时多点穿刺,以降低针刺反应。针刺反应阳性患者静脉穿刺时直接从静脉上方或侧方入血管以保护静脉。为减少穿刺次数,可用静脉留置针,但要加强针眼处的消毒 给患者剪短指甲,以防抓破皮肤 避免紫外线及阳光直射皮肤

(2)系统症状的护理:见表7-9。

表7-9 白塞病的系统症状护理

消化道症状护理	评估患者有无腹痛、腹胀、恶心、嗳气、压痛、反跳痛;有无便秘、黑便及胸骨后痛 有腹痛、黑便等症状者,应及时给予胃肠镜检查 根据溃疡的程度选择软食、半流质、流质易消化、富含蛋白质和维生素的食物 不进食过硬、过热的食物,少食辛辣、生冷、海鲜等食物,并戒烟酒 有消化道出血者,在出血停止后,以少食多餐为原则 饮食应少食糖,以免产酸产气,防止呕吐和腹胀 有腹膜炎者,采取半卧位以利于腹腔渗液局限
神经系统症状的护理	评估患者神经精神症状;有无谵妄、幻觉、猜疑、情绪行为异常、头晕、头痛、血压升高 严密观察神志、瞳孔、血压、心律、呼吸变化 患者出现神志异常时,注意保护患者,防止外伤和自伤,神志清醒时要加强心理疏导,保证充足的睡眠和休息 遵医嘱使用脱水剂、糖皮质激素等药物

续 表

血管炎的护理	评估患者皮肤颜色、温度，有无血压低、无脉或弱脉、头晕、头痛等症状
	观察患者的血压、末梢动脉搏动情况
	患者要避免劳累
	在急性期应避免剧烈运动、长时间站立和长时间坐姿，每次时间不宜超过半小时
血管炎的护理	肢体出现血栓性静脉炎的护理，要注意患肢的保护与保温、防止撞伤、砸伤及冻伤；鞋袜应宽松，要保暖防寒；保持患肢清洁卫生，避免刺激损害皮肤；促进肢体血液循环，局部热敷；防止关节的挛缩，肌肉的萎缩；抬高患肢，促进回心血量，减轻患肢的肿胀
关节炎的护理	评估关节疼痛的部位、关节数；有无红、肿、热、痛
	局部关节注意保暖，避免寒冷刺激
	对急性期、行动不便者给予生活上的照顾，关节疼痛时保持关节功能位，减少活动，将痛肢垫高，避免受压，疼痛缓解时适当运动
	必要时遵医嘱使用非甾体类消炎镇痛药，缓解患者疼痛
肺损害的护理	评估患者有无胸闷、咳痛、胸痛、咳痰等症状
	及时给予氧疗
	定时为患者拍背，指导患者进行深呼吸，有效地咳嗽、排痰等
	多卧床休息，采取舒适体位

（3）用药护理

1）应告知患者坚持用药的重要性，在用药过程中不要随意换药、停用。

2）讲解用药方法及注意事项，提高患者依从性。

3）观察药物疗效及副作用。

4）定期监测血压、血糖、电解质及肝肾功能等。

3. 健康宣教　见表7-10。

表7-10　白塞病患者的出院宣教

饮食	合理饮食，以清淡、易消化，富含蛋白质、维生素，含钾、钙丰富为宜；忌辛辣、刺激性食物；禁烟酒
	避免进食温度高、硬的食物
药物	遵循医嘱用药，勿自行停药
运动	急性期减少运动，缓解期适当运动
	养成良好的生活习惯，进行功能锻炼
自身防护	增强抵抗力，注意个人卫生
	保持口腔、皮肤、会阴清洁
	注意保护眼睛
	穿全棉宽松内衣
复查	门诊随访，定期复查

4. 并发症的处理及护理　见表7-11。

表7-11　白塞病并发症的处理及护理

常见并发症	临床表现	处理
消化道黏膜溃疡出血	呕血、便血、头昏、心悸、恶心、口渴、黑矇或晕厥；皮肤由于管收缩和血流灌注不足而呈灰白、湿冷；按压甲床后呈现苍白，且经久不见恢复；静脉充盈差，脉搏快而弱，血压下降	评估患者出血量
		监测患者意识、生命体征，出现异常情况，给予针对性的处理
		注意给患者保暖，保持侧卧遵医嘱输血、输液
动静脉栓塞	栓塞不同部位有不同表现：	观察栓塞部位，注意临床表现、观察皮肤温度
	血栓部位疼痛或胀感，皮温明显降低，栓塞远心端动脉搏动消失	抬高患肢，血栓处禁止按摩
		防止血栓脱落引起肺栓塞
		出现异常情况，及时处理

九、特别关注

（1）基本症状的护理。
（2）健康宣教。
（3）药物指导。

十、前沿进展

生物制剂用于治疗白塞病患者的葡萄膜炎和皮肤损伤等取得良好疗效。免疫耐受治疗可能会预防葡萄膜炎的复发。

（1）α-干扰素具有抗病毒及自然杀伤细胞的活性，治疗口腔损害、皮肤病及关节症状有一定疗效，也可用于眼部病变的急性期治疗。

（2）TNF-α单克隆抗体可有效缓解DMARDs抵抗白塞病患者的临床症状，包括皮肤黏膜损伤、葡萄膜炎和视网膜炎、关节炎以及胃肠道损伤等。

（3）免疫耐受疗法：已证实热休克蛋白（HSP）与白塞病有关。将HSP60的336~351序列多肽与佐剂一同注射于Lewis大鼠皮下，可诱发葡萄膜炎。口服与重组霍乱毒素B亚基（CTB）结合的这种HSP多肽，可以有效预防葡萄膜炎。该方法已用于Ⅰ/Ⅱ期临床试验。免疫耐受治疗不良反应较少，但还需Ⅲ期临床试验进一步证实才可用于治疗白塞病。一旦疗效得到证实，将成为一种较好的治疗选择，或者可与其他治疗方法联合应用。

十一、知识拓展——白塞病的中医治疗

白塞病的临床症状类似于中医之"狐惑病"，其病名首见于《金匮要略·百合病狐惑阴阳毒病脉证并治第三》中，谓："狐惑之为病，状如伤寒，默默欲眠，目不得闭，卧起不安，蚀于喉为惑，蚀于阴为狐，不欲饮食，恶闻食臭，其面目乍赤、乍黑、乍白。蚀于上部则声喝，甘草泻心汤主之。"中医治疗具有辨证论治、整体调节、不良反应小的特点，在疾病的发作及养护治疗中具有较大的优势。中医治疗白塞病，包括湿热论、热毒论、瘀热论、气阴两虚论、脾肾阳虚论、伏气温病论、络病论等不同治法。认为白塞病病机复杂，症状变化反复。临床治疗要辨证论治，圆机活法，发扬中医药在治疗白塞病中的优势作用。

（路　程）

第六节　原发性干燥综合征

一、概述

干燥综合征（Sjogren's syndrome，SS）是一种侵犯外分泌腺体，尤以唾液腺和泪腺为主的慢性自身免疫病。本病可单独存在，称为原发性干燥综合征（primary Sjogren's syndrome，pSS），亦可与已确定的自身免疫疾病，如类风湿关节炎、系统性硬化症、系统性红斑狼疮、皮肌炎等并存，称为继发性干燥综合征（secondary Sjogren's syndrome）。

原发性干燥综合征属全球性疾病，在我国人群的患病率为0.29%~0.77% 本病女性多见，发病年龄多在30~40岁，也见于儿童。

二、病因

病因可能与以下因素有关：①遗传因素；②感染因素；③性激素等。

三、病理

本病有两类主要的病理改变：①受累腺体间淋巴细胞的进行性浸润，腺体上皮细胞先增生，随后萎

缩，被增生的纤维组织取代。②外分泌腺以外的病变，以血管炎为主。长期的血管炎可导致闭塞性动脉内膜炎。

四、诊断要点

1. 临床表现　如下所述。

（1）眼部症状：由于泪腺分泌功能下降，患者自觉眼部干涩、"沙粒感、烧灼感、幕状感"，眼睑沉重，视物模糊、畏光、泪液少，少数泪腺肿大，易并发感染，可有轻度结膜炎，严重者欲哭无泪。

（2）口腔症状：患者述口干、严重者有吞咽困难、不能进食，需用水、汤送下。唇和口角干燥皲裂，有口臭。

猖獗齿：牙齿发黑，呈粉末状或小块破碎，无法修补，最终只留下残根称猖獗齿（图7-2）。

舌：舌面干，舌质红，舌背丝状乳头萎缩，患者诉疼痛。味蕾数目减少，进食无味。

唾液腺炎：腮腺、颌下腺反复肿大，伴疼痛、发热。

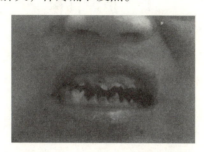

图7-2　干燥综合征猖獗齿

（3）皮肤：干燥如鱼鳞。

（4）关节疼痛：70%~80%患者有关节疼痛。

2. 辅助检查　①眼部检查：Schirmer（滤纸）试验、角膜染色、泪膜破碎时间；②口腔检查：唾液流率、腮腺造影、唾液腺核素检查、唇腺活检组织学检查；③血清免疫学检查：抗SSA抗体、抗SSB抗体、免疫球蛋白；④尿pH检查；⑤其他：肺影像学、肝肾功能测定。

3. 诊断标准　2002年干燥综合征国际分类（诊断）标准如表7-12。

表7-12　干燥综合征分类标准的项目

Ⅰ. 口腔症状 3 项中有 1 项或 1 项以上
1. 每日感口干持续 3 个月以上
2. 成年后腮腺反复或持续肿大
3. 吞咽干性食物时需用水帮助

Ⅱ. 眼部症状：3 项中有 1 项或 1 项以上
1. 每日感到不能忍受的眼干持续 3 个月以上
2. 有反复的沙子进眼或砂磨感觉
3. 每日需用人工泪液 3 次或 3 次以上

Ⅲ. 眼部体征：下述检查任 1 项或 1 项以上阳性
1. Schirmer Ⅰ 试验（+）（≤5mm/5min）
2. 角膜染色（+）（34 van Bijsterveld 计分法）

Ⅳ. 组织学检查：下唇腺病理示淋巴细胞灶（指 4mm² 组织内至少有 50 个淋巴细胞聚集于唇腺间质者为一灶）

Ⅴ. 唾液腺受损：下述检查任 1 项或 1 项以上阳性
1. 唾液流率（+）（1.5ml/15min）
2. 腮腺造影（+）
3. 唾液腺同位素检查（+）

Ⅵ. 自身抗体：抗 SSA 或抗 SSB（+）（双扩散法）

注：原发性干燥综合征指无任何潜在疾病的情况下，有下述 2 条则可诊断：①符合表 7-12 中 4 条或 4 条以上，但必须含有条目Ⅳ（组织学检查）和（或）条目Ⅵ（自身抗体）；②条目Ⅲ、Ⅳ、Ⅴ、Ⅵ4 条中任 3 条阳性。

五、治疗

本病目前尚无根治方法。主要是采取措施改善症状，控制和延缓因免疫反应而引起的组织器官损害的进展以及继发性感染。

六、主要护理问题

1. 舒适的改变：口干、眼干　与慢性炎性自身免疫疾病累及唾液腺、泪腺有关。
2. 皮肤完整性受损　与疾病累及皮肤有关。
3. 疼痛　与关节炎性病变有关。
4. 知识缺乏　缺乏疾病治疗、用药和自我护理知识。
5. 焦虑　与疾病久治不愈有关。

七、护理目标

（1）口眼干燥得到改善。
（2）破损皮肤不发生继发感染，不出现新的皮肤损伤，患者及家属学会皮肤护理。
（3）主诉疼痛消除或者减轻，能运用有效方法消除或减轻疼痛。

八、护理措施

（一）一般护理

1. 心理护理　本病常因病变累及多系统而影响患者的生活、学习、社交、经济等，患者易出现负性心理反应，通过向患者交谈，介绍本病相关知识，讲解良好的情绪有利于病情的好转，列举成功的经验，使患者情绪稳定，积极配合治疗及护理。

2. 休息与环境　卧床休息，待病情好转后逐渐增加活动量，保持病室适宜的温度及湿度，温度保持在18~21℃，湿度保持在50%~70%，可以缓解呼吸道黏膜干燥所致干咳等症状，并可预防感染。角膜炎者出门宜戴有色眼镜，居室环境光线宜暗。

3. 饮食　饮食不仅使患者获得必需营养物质，在治疗过程中也起到一定的辅助作用，由于发热及口腔黏膜干燥引起的食欲减退，应忌食辛辣、过热、过冷、油炸食物，以及姜、葱、蒜、辣椒、胡椒、花椒、茴香等刺激性食物，以防助燥伤津，加重病情，忌烟酒，宜进食富有营养的清淡软食，补充体内必需的维生素B，如多吃一些胡萝卜，避免口唇干裂。

4. 发热的护理　多饮水及果汁，室内定时通风，监测生命体征，遵医嘱给予药物降温，观察用药后的效果及不良反应。

（二）专科护理

1. 常见症状、体征的护理　见表7-13。

表7-13　干燥综合征的症状护理

口、眼干燥护理	由于患者唾液腺、泪腺分泌减少，抗菌能力下降，导致口腔和眼的炎症，要注意眼部清洁，嘱患者勿用手揉眼睛；每日用温、软毛巾湿敷眼部，眼部干燥可用人工泪液或0.11%甲基纤维素滴眼，睡前涂眼药膏，避免强光刺激；夏季外出戴墨镜，多风天气外出时戴防风眼镜；避免长时间看书和看电视
	做好口腔护理，注意保持口腔清洁，三餐后刷牙、漱口，减少龋齿和口腔继发感染，发生口腔溃疡时，可用生理盐水棉球擦洗局部，多饮水及生津饮料，咀嚼无糖口香糖，可食促进唾液分泌的食物，如：话梅、山楂等酸性食物，同时禁烟、酒
	室内湿度勿过高，室温宜维持在18~20℃、湿度维持在50%~70%为宜，以免加重干燥
猖獗齿护理	指导患者保持口腔清洁，避免坚硬食物，定期做牙科检查，防止或延缓龋齿的发生，使用防龋牙膏，有条件的患者行龋齿修补

续 表

雷诺现象护理	给予保暖，外出时戴手套，避免寒冷、情绪激动，忌饮咖啡、浓茶等，以免引起血管收缩
关节、肌肉痛护理	急性期应卧床休息，缓解期根据病情给予理疗、热敷、按摩等以减轻疼痛；教患者使用放松技巧，转移注意力，避免诱发因素
贫血、血小板减少护理	应密切观察贫血、血小板减少的相关症状，并嘱咐患者起床或下蹲后缓慢站起以防跌倒，用软毛牙刷刷牙，不用牙签剔牙，以防牙龈出血
低钾性软瘫护理	给予静脉或口服补钾，观察血钾变化，使患者血钾维持在正常水平；如患者出现四肢无力，可行肢体的被动及主动运动，以避免肢体废用和萎缩
皮肤、阴道护理	皮肤干燥是由于皮脂腺分泌减少，散热机制受影响所致，告知患者不能在炎热的地方停留，保持皮肤的清洁，洗浴时温度不宜过高，用中性沐浴液，皮肤干燥可使用皮肤保湿膏，女性患者多有阴道干燥，可使用润滑剂，对绝经妇女可遵医嘱阴道局部应用雌激素

2. 用药的护理 如下所述。

（1）应告知患者坚持正规用药的重要性。指导患者遵医嘱按时、足量服药，在用药过程中不要轻易换药、轻易停用。

（2）讲解用药方法及注意事项，提高患者依从性。

（3）观察药物疗效及不良反应。

3. 唇腺活检的护理 唇腺活检术（labial gland biopsy）就是从唇腺取出小腺体进行病理检查的过程。

（1）术前护理：充分沟通、评估患者身体和口腔状况，积极处理口腔感染及龋齿；术前检查出凝血时间及血小板计数；向患者介绍手术目的及其必要性，手术过程及体位、配合；加强心理护理，缓解其焦虑情绪。

（2）术中护理：协助患者取仰卧位或坐于口腔检查椅上，稳定患者情绪，观察患者面色、呼吸、脉搏及术中有无出血。

（3）术后护理：术后评估患者创面疼痛程度，有无出血及张口困难等，重视患者的主诉，如有异常情况通知医生及时处理；可予以局部冷敷缓解疼痛；必要时予以镇痛药口服；一般无需抗生素治疗。

（4）健康教育：患者术后口腔创面都有不同程度的疼痛、肿胀、渗血，影响休息及进食。术后24h给予冰袋局部冷敷，不能耐受者可给予冰生理盐水含漱，必要时给予利多卡因稀释液含漱。术后24h进食凉的流质或半流质饮食。症状缓解后，根据病情选择饮食。宜选择柔软、清淡、易消化营养丰富食物，少食多餐，避免辛辣刺激性食物如酒、茶、咖啡、各类油炸食物等；可适量吃些水果，如西瓜、甜橙、鲜梨等；严禁吸烟；进食时食物刺激引起疼痛加剧者可尝试改用吸管进食。加强口腔护理，餐后将食物残渣清除；三餐前后及睡前保持口腔清洁，常规用口灵含漱液漱口。避免使用抑制唾液腺分泌的抗胆碱能作用的药物，如阿托品、山莨菪碱等。室内温湿度适宜，定期开窗通风，注意空气消毒，以减轻呼吸道、口腔黏膜干燥。

（三）健康宣教（表7-14）

表7-14 干燥综合征患者的出院宣教

饮食	合理饮食，饮食宜清淡、营养要丰富、易消化，忌食生、冷及辛辣刺激食物
日常生活	角膜炎者出门宜戴有色眼镜，居室环境光线宜暗；注意保暖，防止受凉感冒
	保持口、眼湿润，清洁；防止皮肤干燥，用温水湿敷、涂润肤膏；阴道干燥影响性生活可涂润滑剂
药物	遵医嘱坚持正确服药，勿随意减用或停用激素，了解药物副作用，如有异常及时停用并就医，应用免疫抑制剂宜多饮水
自我监测	学会自我病情监测，病情变化时，及时就医，以避免重要脏器受损
复查	门诊随访，定期复查肝、肾功、血象等

九、前沿进展

目前对干燥综合征发病机制的研究热点已从淋巴细胞局灶浸润泪腺、涎腺等外分泌腺造成腺泡细胞坏死,转移到对残存形态正常的腺泡细胞的功能异常上来。从对乙酰胆碱 M_3 受体及 AQPs 分子的研究可见:pSS 患者淋巴细胞活化产生淋巴因子和自身抗体,阻断乙酰胆碱对腺体分泌信息的传递。SS 患者血清中的免疫球蛋白持续作用于泪腺和涎腺的 M_3 受体,起类似毒蕈碱型胆碱能激动剂的作用,可以诱导 M_3 受体发生脱敏,胞吞和(或)细胞类的降解,进而改变 AQPs 分子的分布,同时 T 淋巴细胞、凋亡和穿孔素相关机制引起的泪腺小管、腺泡结构的破坏,也可继发抗 M_3 受体抗体的产生,参与 pSS 的发病机制引起口、眼干燥等症状。Steinteld 的研究已经发现抗 TNF-α 抗体可以通过恢复 AQP5 在涎腺腺泡细胞顶面的适当分布,改善 SS 患者在无刺激状态下的唾液流率。使用 infliximab 后显著改善疾病活动的各项指标,包括口干症状的程度和语言的流畅程度和无刺激状态下的唾液流率。因而,水分子 AQPs 及抗 M_3 抗体的研究将对 SS 的治疗产生影响。

十、特别关注

(1) 口、眼干燥的护理。
(2) 心理护理。
(3) 健康教育及自我护理。

十一、知识拓展——原发性干燥综合征与继发性干燥综合征

从 1888 年 Hodden 描述了 1 例同时有唾液腺和泪腺缺乏的患者以来,相继有有关腮腺、颌下腺、泪腺肿大的报道,但仅限于外分泌腺局部。1933 年 Sjogren 描述了 19 例干燥性角膜结膜炎患者同时伴有口腔干燥征,其中 13 例合并有慢性关节炎。由此提出了本病是一个系统性疾病的新概念。此后 Sjogren's syndrome 就成为本病的代名词,并一直沿用至今。SS 是风湿病中较常见的全球性疾病。国外资料老年人群调查的患病率为 30%~40% 被认为是仅次于类风湿关节炎 (RA) 的常见风湿病。国内由于风湿病研究起步较晚,80 年代初期教科书中还将本病列为罕见的疾病。随着风湿病学在全国的广泛开展和研究,对 SS 的认识也更深入。通过流行病学的调查发现,国内本病的患病率为 0.29%~0.77%,不低于 RA 的患病率 (0.3%~0.4%)。

干燥综合征分为原发性和继发性两类,前者指不具另一诊断明确的结缔组织病 (CTD) 的干燥综合征。后者是指发生于另一诊断明确的 CTD,如系统性红斑狼疮、类风湿关节炎等的干燥综合征。

(张 进)

第七节 抗磷脂抗体综合征

一、概述

抗磷脂综合征 (antiphospholipid syndrome,APS) 是一种较为常见的自身免疫性疾病,临床上以反复动脉、静脉血栓形成,习惯性流产和(或)血小板减少,以及抗磷脂抗体 (antiphospholipid antibody,APL)(主要是中~高滴度抗心磷脂抗体和狼疮抗凝物)持续阳性为主要特征。多见于年轻人,60%~80% 为女性患者,女性患者中位年龄 30 岁。

二、病因

APS 按病因学可分原发性和继发性两类,目前该病的确切病因尚不明确,现有研究认为继发性 APS 后者主要与自身免疫性疾病、肿瘤、药物(包括口服避孕药)、吸烟史等因素相关。

三、病理机制

APL 在体外有抗凝作用,而在体内却与血栓形成及凝血有关,能够诱发血栓形成。首先,APL 可介导内皮细胞上黏附分子受体和组织因子表达,与血小板磷脂结合后可促进血小板聚集,致使血管收缩,血流缓慢,抗血小板凝集功能减弱,导致血栓形成。其次,APL 通过与磷脂相互作用形成免疫复合物,使血小板和血管内皮细胞膜受损,促进磷脂依赖性凝血过程的发生。另外,APL 对抗凝物质的抑制作用也促进了血栓发生。

四、诊断要点

1. 临床表现 如下所述。

(1) 血栓形成:APS 静脉血栓形成以深静脉血栓形成(deep venous thrombosis,DVT)为主,以下肢深静脉血栓和肺栓塞(pulmonary embolism,PE)最常见,还可表现为上腔静脉、下腔静脉、肝静脉(Budd-Chiari syndrome)、视网膜和颅内静脉窦血栓形成。动脉血栓的最常见表现为脑卒中或短暂性脑缺血发作(transientischemic attack,TIA)。微血管受累可出现肾衰竭和皮肤梗死(表 7-15)。

表 7-15 抗磷脂综合征常见临床表现

静脉		
	肢体	深静脉血栓;血栓性静脉炎
	脑	中枢静脉窦血栓
	肝脏	Budd-Chiari 综合征
		肝肿大;肝酶升高
	肾脏	肾静脉血栓(可以引起肾梗死)
	肾上腺	中央静脉血栓;出血、梗死;Addison 病;肾上腺功能减退
	肺	肺栓塞;毛细血管炎;肺出血;肺动脉高压
	大静脉	上腔静脉综合征;下腔静脉综合征
	皮肤	网状青斑;皮下结节
	眼	视网膜静脉血栓
动脉		
	肢体	缺血;坏疽
	脑	卒中;短暂性脑缺血发作;Sneddon 综合征*
		急性缺血性脑病;多发性脑梗死性痴呆
	心脏	心肌梗死;动脉搭桥术后闭塞;PTCA 术后再狭窄循环衰竭;心脏停搏
		心肌肥厚,心律失常;心动过缓
	肾脏	肾动脉血栓;肾梗死
		肾血栓性微血管病
	肝脏	肝梗死
	主动脉	主动脉弓综合征
	皮肤	肢端坏疽;慢性下肢溃疡;血管炎样斑
	眼	视网膜动脉及小动脉血栓

(2) 病态妊娠:无法解释反复发生的死胎、流产。可以发生于妊娠的任何阶段,以妊娠第 4~9 个月最常见。

(3) 灾难性血管闭塞:少数患者在短期进行性出现多部位血栓形成,主要累及心、脑、肺、肾等重要脏器,易出现多器官功能衰竭而死亡,又称之为恶性抗磷脂综合征。

2. 辅助检查 ①血清学中等或高低度的 IgG 型和(或)IgM 型抗心磷脂抗体;②血浆中存在狼疮

抗凝物;③抗 β₂GPⅠ抗体阳性;④血常规:血小板减少、中性粒细胞减少等;⑤组织病理检查。

3. 诊断要点 诊断标准见表7-16和表7-17。

表7-16 原发性抗磷脂综合征的分类标准(1988,Asherson)

	诊断条件
临床表现	
1. 静脉血栓	
2. 动脉血栓	
3. 习惯性流产	1. 满足1条临床表现加1条实验室指标
4. 血小板减少	2. APL 阳性2次,间隔时间>3个月
实验室指标	3. 随访5年以上排除 SLE 或者其他自身免疫性疾病
1. IgG 型 APL(中/高水平)	
2. IgM 型 APL(中,高水平)	
3. LA 阳性	

表7-17 抗磷脂综合征的初步分类标准(1998,Sapporo,Japan)

符合至少1项临床标准加上1项实验室标准,则可以确诊抗磷脂综合征

临床标准

1. 血管性血栓形成
   (1)发生在任何组织或器官的一次或一次以上的动脉、静脉或小血管栓塞的临床事件
   (2)由造影、多普勒超声或组织病理学证实的栓塞,除外浅表静脉栓塞
   (3)组织病理学证实有血管栓塞,血管壁应无明显炎症证据

2. 病态妊娠
   (1)怀孕10周或超过10周时,发生1次或1次以上无法解释的形态死胎,经过超声证实或直接的胎儿检查确证,或
   (2)怀孕34周或不足34周时,发生1次或1次以上形态正常胎儿因严重的先兆子痫或严重的胎盘功能不全而早产,或
   (3)在怀孕10周之内,发生3次或3次以上连续的无法解释的自发流产,除外母体解剖和内分泌的异常及父母亲染色体方面的原因。
   对于1种以上类型的病态妊娠患者进行研究时,鼓励研究者依据上述(1)、(2)、(3)进一步分两组。

实验室标准

1. 至少间隔6周的2次或2次以上发现血中存在中等或高滴度的 IgG 型和/或 IgM 型抗心磷脂抗体[ELISA 法检测出 β₂ 糖蛋白-Ⅰ(β₂GPⅠ)依赖型抗心磷脂抗体]

2. 至少间隔6周的2次或2次以上发现血浆中存在狼疮抗凝物(检验根据"国际血栓与止血协会"指南进行)
   (1)磷脂依赖性的凝血过筛试验延长,如 APTT、KCT、dRWT、稀释的 PT 和 TT
   (2)与缺乏血小板正常血浆混合无法纠正以上延长的时间
   (3)补充外源磷脂可以缩短或纠正以上延长的时间
   (4)排除其他的凝血系统异常,如存在因子Ⅷ抑制物或肝素

五、治疗

抗磷脂综合征根据血清抗体类型,可以分为两种亚型:狼疮抗凝物质综合征(LACS)和抗心磷脂抗体综合征(CIAS),后者更为常见。两者的临床症状略有区别,抗心磷脂抗体引起的血栓形成常引发动脉和静脉血栓形成,而狼疮抗凝物较易引起静脉血栓形成,APS 诊疗基本原则见表7-18。

表7-18 APS 的治疗策略

临床情况	治疗
无症状	不治疗,或 ASA 75mg/d
可疑血栓	ASA 75mg/d
反复静脉血栓	华法林,INR 2.0~3.0,无限期

续 表

临床情况	治疗
无症状	不治疗,或 ASA 75mg/d
动脉血栓	INR 3.0,无限期
初次妊娠	不治疗,或 ASA 75mg/d
单次流产,<10 周	不治疗,或 ASA 75mg/d
反复流产,或 10 周以后流产,无血栓	妊娠全过程及产后 6~12 周小剂量肝素(5 000IU,每日 2 次)
反复流产,或 10 周以后流产,血栓形成	妊娠全过程肝素治疗,产后用华法林
网状青斑	不治疗,或 ASA 75mg/d
血小板 >50×10^9/L	不治疗
血小板 <50×10^9/L	泼尼松 1~2mg/kg

注:ASA:阿司匹林;INR:国际标准化比率。

(1)血栓形成的治疗

1)急性期积极溶栓:华法林治疗静脉血栓形成很有效;抗血小板聚集主要是阿司匹林;肝素和低分子肝素也是常用药物。

2)预防期:发生血栓之前,不主张预防性治疗。

(2)病态妊娠

1)评估患者:对于准备妊娠的 APS 患者应详细询问病史,进行妊娠风险探讨以指导治疗。

2)阻止习惯性流产:大剂量激素联用小剂量阿司匹林,肝素联用阿司匹林也有同等效果。

六、主要护理问题

1. 组织灌注量改变　与血管性血栓形成有关。
2. 潜在并发症　肢体缺失、重要脏器受累导致相应功能丧失、灾难性血管闭塞等。
3. 焦虑/抑郁　与反复发生血栓、反复妊娠失败有关。

七、护理目标

(1)患者主诉不适感减轻或消失。
(2)了解并发症,并发症发生后能得到及时治疗与处理。
(3)患者正确认识疾病,有效减轻焦虑/抑郁程度,配合治疗及护理。

八、护理措施

(一)一般护理

1. 心理护理　如下所述。
(1)解释抗磷脂抗体综合征的注意事项。
(2)鼓励患者表达自身感受,释放心理压力。
(3)教会患者自我放松、自我观察的方法。
(4)个体化进行心理护理,避免患者悲观失望,学会自我调节、树立信心。
(5)鼓励患者家属和朋友理解患者,给予患者关心和支持;尤其是对于有生育要求的患者,要积极鼓励患者正确面对疾病,规范治疗。

2. 饮食护理　如下所述。
(1)合理清淡低脂饮食,均衡膳食,保证热量和多种维生素的合理搭配;多吃新鲜蔬菜、水果,防止便秘。
(2)避免食用辛辣刺激食物;避免食用质硬、锐利的食物,以免损伤消化道,增加出血风险。

(3) 发生流产的患者应注意加强营养，蛋白质供应 1.5~2g/d；避免摄入过多脂肪。

3. 环境与休息　如下所述。

(1) 居住环境应干净、舒适、通风，避免阴暗潮湿。

(2) 注意保暖：特别是指端、受累部位，避免受凉、感冒。

(3) 血栓形成或血栓栓塞时应卧床休息，受累肢体制动；尽量减少活动，避免剧烈运动；发生病态妊娠的患者特别要注意休息，已经流产患者应按照产后护理进行护理。

(4) 症状缓解后，可逐步进行功能训练，逐渐活动，适当锻炼。

(二) 专科护理

1. 病情观察及常规护理　如下所述。

(1) 观察并记录患者生命体征，循环情况，警惕新发栓塞。

(2) 肢端溃疡或皮肤坏死的患者注意观察皮肤状况并加强护理。

(3) 中枢受累患者注意对意识状态的观察。

(4) 呼吸系统受累患者按急性肺栓塞、肺动脉高压和急性呼吸窘迫症进行护理。

(5) 重症 APS 患者密切观察生命体征、意识状态、出入量等。

(6) 妊娠期 APS 患者妊娠并发症发生率增高，应密切产期和产前母婴监护。

(7) 治疗期间患者注意观察皮肤、黏膜有无出血趋向。

2. 系统损害的护理　如下所述。

(1) 呼吸系统受累的护理：评估患者呼吸系统受累程度，持续低流量吸氧，创造安静舒适的休息环境，避免过度嘈杂。

(2) 重症患者心电监护：采取合适的体位，如病情允许，可协助患者取斜坡卧位，床档保护。教患者使用放松技巧，转移注意力。遵医嘱给予药物治疗，并评价其疗效。

(3) 神经系统受累的护理：评估神经系统受累程度，包括意识状态、生命体征及生活自理能力。加强患者保护、避免受伤，必要时加用约束带。采取合适体位，定期翻身拍背。加强口腔护理、皮肤护理、生活护理。

(4) 泌尿系统受累的护理：评估患者泌尿系统受累程度，包括生命体征、出入量、小便性状。卧床患者定时翻身，防止压疮。密切监测患者血压、心率、尿量，若有异常及时报告医师处理。

(5) 其他系统受累：评估系统受累程度，给予个体化专科护理。

3. 习惯性流产护理　如下所述。

(1) 常规护理：监测生命体征，流产后 3 日以卧床休息为主，避免过早劳动或锻炼。

(2) 产科护理：定期翻身；清洗外阴防止逆行感染；观察阴道分泌物，垫巾污染及时更换；观察有无腹痛及内出血等症状。

(3) 流产后心理护理。

4. 血小板减少的护理　如下所述。

(1) 常规护理：患者绝对卧床休息、避免碰撞；严密观察脉搏、呼吸、血压、神志、肢体温度及周围血管充盈情况；观察排泄物量及颜色；若有大出血者，遵医可被提起；而 SSc 患者一般为非凹陷性肿胀，紧绷感，后皮肤逐渐失去弹性，与皮下组织粘连，不能提起，皮肤呈蜡样光泽。EF 和 SSc 患者的系统受累存在差异。EF 患者脏器受累以全身非特异性症状最常见，其次为神经系统、血液系统、肺和胃肠道受累，但程度较轻，对症治疗预后良好。而 SSc 患者系统受累多侵犯重要脏器，最常见为肺、胃肠道、心脏和血液系统，全身非特异性症状次之，如不积极治疗，预后较差。EF 和 SSc 患者实验室指标显示 SSc 患者 ANA 阳性者（83%）更为多见，而 EF 组发生率仅为 25%；EF 患者（80%~90%）嗜酸粒细胞增高，SSc 患者嗜酸粒细胞均在正常范围。此外 EF 还需与皮肌炎和多发性肌炎鉴别。皮肌炎和多发性肌炎是侵犯肌肉为主的疾病，累及肌外膜，筋膜受累少见，无筋膜增厚及嗜酸粒细胞增生。当 EF 累及内脏系统时，在特异性皮肤改变的基础上会出现多种临床表现，要注意与各系统疾病鉴别。嘱迅速建立静脉通道、配血等抢救措施。

（2）心理护理：安抚患者，减轻或消除恐惧感积极配合治疗。

5. 药物护理 如下所述。

（1）告知正规用药的重要性，提高患者依从性。

（2）观察药物副作用：华法林常见副作用包括出血、恶心、腹泻、皮肤坏死等，在给药过程中应严密监测 INR 变化。抗血小板聚集药物阿司匹林常见副作用为恶心、呕吐、腹痛、胃肠道症状、消化道出血、可逆性耳鸣、听力下降、肝肾损害等，应嘱患者多饮水，预防碰撞，定期复查血尿常规、肝肾功能、凝血功能等。

（三）健康宣教

通过健康宣教，引导 APS 患者正确了解病情，明确治疗目的，通过规范治疗和随访，有效控制病情。

出院宣教：饮食规律，忌烟酒，避免辛辣刺激及质硬食物；注意休息，适当运动，避免受凉感冒；每月复查 1 次，检查肝肾功能、血常规、凝血图及 B 超等，定期随诊评估病情并调定药物剂量。

九、特别关注

（1）患者心理护理。

（2）患者用药指导。

（3）治疗中和治疗后的护理。

（4）并发症的早期观察及处理。

十、前沿进展

1. APS 护理新进展 APS 作为一种慢性病，具有难以治愈的特点，为了控制症状、延缓病情发展，需要长期维持治疗甚至终生治疗。该病患者不仅要应对认知、生理、心理、社会、家庭等各方面的挑战，还不得不面对疾病带来的生理改变，经常到医院就诊或者住院、妊娠困难、长期用药及各种检查和治疗带来的痛苦等很多问题。而不良的心理状态和情绪反应将对疾病的转归和预后产生负面影响；因此有效疏导患者情绪，指导患者正确面对疾病是心理护理的重点。

APS 患者发生血管栓塞后引起相应部位组织缺血甚至坏死，导致相应功能丧失，甚至发生致死性并发症。因此，在已经发生栓塞的患者应按照受累脏器进行相应护理，并且在护理过程中需要仔细观察病情，警惕再栓塞；治疗后的患者需要注意抗凝剂的副作用，如患者出血趋向等。

2. APS 患者随访 随着 APS 早期诊断、积极治疗的深入发展，该病诊断率逐渐增高，随访人数也持续上升，相关随访的重要性和存在的问题也日益显现出来。通过电话随访、门诊随访及网络随访等各种途径的随访方式指导患者日常生活及后续治疗中需要关注的问题，同时搜集患者各个时期内的相关资料，为进一步提高 APS 患者生存质量提供客观依据。护士参与的随访是当代护理工作的重要内容之一。在循证医学深入发展的今天，还需要大规模前瞻性对照研究来证实加强随访的益处、早期治疗复发。

十一、知识拓展——抗心磷脂抗体与自身免疫性疾病

早在 1906 年，Wassermann 发现一种可与患有先天性，梅毒胎儿的肝脏提取物作为抗原发生反应的抗体，称之为"反应素" 1941 年 Pangborn 证实这种抗原是一种磷脂，将其命名为心磷脂。

1950 年Ⅳ Moore 等人发现慢性 BFP－STS 人群中自身免疫性疾病的患病率很高，其中系统性红斑狼疮（SLE）尤为突出，高达 33%～44%。1952 年 Conley 和 Hertman 报道了 2 例 SLE 患者的血浆中发现了一种特异的外凝血抑制因子。Mueller 等人也观察到类似的现象，这种抗凝物质也存在于一些非 SLE 患者中。Feinstein 和 Rapaport 仍将此物质命名为狼疮抗凝物（lupus antlcoagulant，LA）。

1983 年，Harris 用固相放射免疫分析法对 SLE 患者血中 LA 进行了分析，发现在 61% 的患者呈阳性，将其称为抗心磷脂抗体（anticardiolipin antibody，ACL）。同年 Hughes 等首次描述了一组以静脉和动脉血栓形成、习惯性流产、神经疾病以及抗磷脂抗体阳性为主要表现的临床综合征。

1985年Hughes首次提出抗心磷脂综合征（anticardiolipin syndrome）的概念。

目前，越来越多的抗心磷脂抗体综合征相关研究提示，该病是一个涉及多系统的非炎性自身免疫性疾病，较大程度上影响患者身心健康和生活质量，易导致多系统多器官的功能异常甚至丧失。因此，合理改善病情、有效防止复发及改善并发症是目前治疗和护理的重点。

（王 梅）

第八节 结节性脂膜炎

一、概述

结节性脂膜炎（nodular panniculitis）是一种原发于脂肪小叶的非化脓性炎症，1925年Weber进一步描述了它具有复发性和非化脓性特征。1928年Christizn强调了发热的表现，此后被称为"特发性小叶性脂膜炎或复发性发热性非化脓性脂膜炎"，即"韦伯病"（Meber – Christizntin disease）。本病好发于30~50岁的女性，但也可发生于婴儿至老年的任何年龄阶段。

二、病因

确切病因目前尚未明确，可能与以下因素有关：

1. 免疫反应异常　异常的免疫反应可由多种抗原的刺激所引起，如细菌感染、食物和药物等。此外，卤素化合物如碘、溴等药物，磺胺、奎宁和锑剂等均可诱发本病。

2. 脂肪代谢障碍　有报道显示，本病与脂肪代谢过程中的某些酶的异常有关。还发现本病有α_1抗胰蛋白酶缺乏，可能导致免疫学和炎症反应发生调节障碍。

三、病理

以脂肪细胞的坏死和变性为特征。病理变化可分3期：①早期为脂肪细胞变性、坏死和炎症细胞浸润，伴有不同程度的血管炎症改变；②继之出现以吞噬脂肪颗粒为特点的脂质肉芽肿反应，可有泡沫细胞、噬脂性巨细胞、成纤维细胞和血管增生等；③最后皮下脂肪萎缩纤维化和钙盐沉着。

四、诊断要点

1. 临床表现　临床上呈急性或亚急性过程，以反复全身不适、关节痛、发热、皮下结节为特征，受累的皮肤反复发生红斑，时有压痛，并有水肿性皮下结节。损害呈多发性、对称性、成群分布，最常受累的部位是双下肢，常伴全身不适、发热与关节疼痛，亦可出现恶心、呕吐、腹痛、体重下降、肝脾肿大及其他内脏损害。其病程有很大差异，主要取决于受累器官的情况，根据受累部位可分为皮肤型和系统型。

（1）皮肤型：病变只侵犯皮下脂肪组织，而不累及内脏，临床上以皮下结节为特征，皮下结节大小不等，直径一般为1~4cm，亦可大至10cm以上。在几周到几个月的时间内成群出现，呈对称分布，好发于股部与小腿，亦可累及上臂，偶见于躯干和面部。皮肤表面呈暗红色，伴有水肿，亦可呈正常皮肤色。皮下结节略高出皮面，质地较坚实，可有自发痛或触痛。结节位于皮下深部时，能轻度移动，位置较浅时与皮肤粘连，活动性很小。结节反复发作，间歇期长短不一。结节消退后，局部皮肤出现程度不等的凹陷和色素沉着，这是由于脂肪萎缩，纤维化而残留的萎缩性瘢痕。有的结节可自行破溃，流出棕黄色油样液体，此称为液化性脂膜炎。它多发生于股部和下腹部，小腿伸侧少见，愈后形成不规则的瘢痕。

约半数以上的皮肤型患者伴有发热，可为低热、中度热或高热，热型多为间歇热或不规则热，少数为弛张热。通常在皮下结节出现数日后开始发热，持续时间不定，多在1~2周后逐渐下降，可伴乏力、肌肉酸痛、食欲减退，部分病例有关节疼痛，以膝、踝关节多见，呈对称性、持续性或反复性，关节局部可红肿，但不出现关节畸形。多数患者可在3~5年内逐渐缓解，预后良好。

（2）系统型：除具有上述皮肤型表现外，还有内脏受累。内脏损害可与皮肤损害同时出现，也可出现在皮肤损害后，少数病例广泛内脏受损先于皮肤损害。各种脏器均可受累，包括肝、小肠、肠系膜、大网膜、腹膜后脂肪组织、骨髓、肺、胸膜、心肌、心包、脾、肾和肾上腺等。系统型的发热一般较为特殊，常与皮疹出现相平行，多为弛张热。皮疹出现后热度逐渐上升，可高达40℃，持续1~2周后逐渐下降。消化系统受累较为常见，出现肝损害时可表现为右季肋部疼痛、肝肿大、脂肪肝、黄疸与肝功能异常；侵犯肠系膜、大网膜、腹膜后脂肪组织，可出现腹痛、腹胀、腹部包块、肠梗阻与消化道出血等。骨髓受累可出现全血细胞减少，呼吸系统受累可出现胸膜炎、胸腔积液、肺门阴影和肺内一过性肿块。累及肾脏可出现一过性肾功能不全。累及中枢神经系统可导致精神异常或神志障碍，本型预后差。内脏广泛受累者可死于多脏器功能衰竭，上消化道等部位的大出血或感染等。

2. 辅助检查 ①血液学检查：血沉、血常规、肝肾功、自身抗体；②皮肤结节活检。
3. 诊断标准 本病特征为成批反复发生的皮下结节。结节有疼痛感和显著触痛，大多数发作时伴发热，结合第2期组织病理学（巨噬细胞期）可以确诊。

五、治疗

本病尚无特效治疗。在急性炎症期或有高热等情况下，糖皮质激素和非甾体抗炎药有明显效果，免疫抑制剂：较常用的有硫唑嘌呤、羟氯喹或氯喹、沙利度胺、环磷酰胺、环孢素与霉酚酸酯等有一定疗效。

六、主要护理问题

1. 体温过高 与炎性反应有关。
2. 皮肤完整性受损 与皮肤结节反复出现有关。
3. 疼痛 与关节炎性改变有关。
4. 有感染的危险 与皮肤破损或使用激素有关。
5. 知识缺乏 缺乏疾病治疗、用药和自我护理知识。
6. 焦虑 与症状反复发作和知识缺乏有关。

七、护理目标

（1）体温正常，使患者舒适度增加。
（2）皮损处皮肤保持完整，指导患者自我皮肤护理。
（3）疼痛减轻。
（4）患者焦虑/恐惧程度减轻，心理和生理舒适感增加，能积极配合治疗及护理。
（5）患者了解疾病相关知识，正确对待疾病，增加战胜疾病的信心。

八、护理措施

（一）一般护理

1. 心理护理 如下所述。
（1）为患者提供安静、舒适的病室。
（2）在与患者交流的同时，以镇静温和的表情，娴熟的操作技术，自信的肢体语言来稳定患者情绪，告之不良的心理状态会加重病情的道理。
（3）经常巡视患者，询问病情，耐心回答患者提出的问题，消除疑虑，给予精神上的安慰。
（4）加强与患者沟通，同情理解患者，向患者讲解该病的临床特点、病情、治疗和预后等相关知识，使患者对自身疾病有充分的认识和了解，鼓励患者积极配合治疗，树立战胜疾病的信心。

2. 病情观察 如下所述。

（1）密切观察病情变化，尽早识别并动态观察多器官累及的病情变化，以增加治疗的预见性。

（2）肾功能损害时患者应卧床休息，注意观察水肿、尿量的变化，准确记录 24 小时出入水量，测量体重，水肿、尿少者限制水分和钠盐摄入，待病情稳定后可进行适当活动。

（3）肝功能异常患者卧床休息，减少活动，给予高热量、高维生素、易消化、清淡饮食；禁止饮酒及禁食刺激性食物，避免使用对肝脏有损害的药物。定期检测肝功能。

（4）肺部受累注意患者有无唇周、指趾端发绀及呼吸困难等症状，详细观察咳嗽和咳痰的情况，记录痰量和痰的颜色，保持呼吸道通畅，及时给予氧气吸入。

3. 预防感染 因疾病引起白细胞减少和长期使用激素会降低机体抵抗力，容易发生感染，故预防控制感染极为重要。

（1）保持病室清洁，保持室内空气新鲜，定时通风，每日 2 次，每次 20~30min，每周用紫外线消毒 2~3 次，每次 30min，限制探视，防止发生交叉感染。

（2）保持皮肤和口腔卫生，定期洗澡更衣，在进餐前后及睡前，用生理盐水或口泰溶液漱口，或用软毛牙刷刷牙。

（3）保持大便通畅，注意肛周清洁，每次便后用清水或安尔碘抗菌洗液清洁肛周，睡前再加强 1 次，防止肛周感染。

（4）鼓励患者进行深呼吸、咳嗽，伸展胸部，加强扩胸运动，促进呼吸道分泌物排出，防止肺部感染。

（5）定期检测血常规。

（二）专科护理

1. 常见症状的护理 见表 7-19。

表 7-19 结节性脂膜炎常见症状的护理

皮肤护理	注意保暖，避免寒冷，用温水洗脸、洗脚
	预防骨隆突处压疮的发生，保持床单位平整清洁，骨隆突处以软垫垫起；保持皮肤清洁，以温和、刺激性小的肥皂清洁皮肤，涂抹润肤露，防止皮肤干燥
	保持皮肤完整性，避免抓挠皮肤导致皮肤破损而引起感染
	皮损疼痛时可涂抹喜疗妥，每天 2 次，并保持皮肤清洁
	皮肤活检的患者，每天换药，保持伤口敷料的干燥，动态观察切口局部情况（包括红、肿、热、痛等）
发热护理	体温超过 39℃ 以上时，采用头部冰敷，温水、酒精擦浴等物理降温及药物降温，对皮损有瘀斑和血小板减少的患者，不宜予酒精擦浴降温
	退热期观察出汗情况，出汗后及时更换衣服
	鼓励患者多饮水，每天 1 500~2 000ml，防止虚脱
	注意保暖，防止受凉；要密切观察体温变化，2~4h 测体温一次，并及时记录
	做好口腔护理和皮肤护理
关节疼痛护理	评估患者的关节疼痛部位、性质、持续时间，关节疼痛和活动受限的程度
	采取合适的体位，避免疼痛关节受压，病情允许下可适当加以按摩，放松肌肉以达到减轻疼痛目的
	休息肿痛关节，避免诱发因素
	遵医嘱给予镇痛药物
	疼痛缓解期指导进行主动或被动关节功能锻炼

2. 用药护理 如下所述。

（1）应告知患者坚持正规用药的重要性，在用药过程中不能自行换药或停药。

（2）讲解用药方法及注意事项，提高患者依从性。

（三）健康宣教

结节性脂膜炎患者的健康宣教见表7-20。

表7-20 结节性脂膜炎的健康宣教

饮食	合理饮食，进食高热量、高维生素易消化饮食；限制钠盐的摄入，补充钾盐和钙盐，不宜进食油腻食物
避免诱因	保持情绪乐观开朗，少到公共场所和人口密集处活动，做好个人卫生，并注意休息，防止劳累，以避免继发感染
药物	遵医嘱坚持正确服药，指导患者正确服药，激素是治疗本病的重要措施，激素宜早上顿服，应逐渐减量至停用，不可骤停或擅自减药，以防止症状反弹
自我监测	学会自我监测病情，病情加重时，及时就医，以避免重要脏器受损
复查	门诊随访，定期复查

（四）并发症的处理及护理

并发症的处理及护理见表7-21。

表7-21 结节性脂膜炎并发症的处理及护理

常见并发症	临床表现	处理
内脏损害	多脏器损害，内脏损害的临床症状取决于受累脏器的部位，其特征性症状：肝脏损害可出现右肋痛，肝肿大等，小肠受累可有肠穿孔等，此外肺、脾、肾等均可受侵	评估患者临床表现 出现异常情况，给予针对性的处理

九、特别关注

结节性脂膜炎患者的皮肤护理。

十、前沿进展

结节性脂膜炎临床较少见，且病因不明，因此对于本病的护理研究还需进一步探索。

根据以上临床及组织病理学特点可以做出诊断，但需与以下几种疾病鉴别：①结节性红斑；②硬红斑；③组织细胞吞噬性脂膜炎；④结节性多动脉炎；⑤皮下脂膜样B细胞淋巴瘤；⑥恶性组织细胞病；⑦皮下脂质肉芽肿病；⑧类固醇激素后脂膜炎；⑨冷性脂膜炎。

十一、知识拓展——结节性红斑

结节性红斑（erythema modosum）是一种急性炎症性疾病，常侵犯双下肢膝以下小腿内侧，也可侵及小腿外侧、膝以上大腿，甚至侵及上肢，头面部少见。表现为肢体双侧对称性或鲜红色、暗红色、紫红色结节性损害，压痛明显，一般不痒，不破溃，3~4周后自行消退，愈后无萎缩性瘢痕。全身症状轻微，无内脏损害，是由某种原因所致的真皮深层或皮下组织的局限性血管炎。该病可以是一种单独的疾病，也可以是某些全身性疾病的一种皮肤表现。本病好发于青年女性，某些患有全身性疾病的男性患者（如白塞病）也可有结节性红斑的表现，一般以秋冬寒冷季节发病为多。病理表现为间隔性脂膜炎伴有血管炎。

（张晓宇）

第九节 嗜酸性筋膜炎

一、概述

嗜酸性筋膜炎（eosinophilic fasciitis，EF）由Shulman于1974年首先描述，又称Shulman综合征。EF是一种以弥漫性筋膜炎、高球蛋白血症和嗜酸粒细胞增多为主要特征的自身免疫性疾病，发病率较低，该病发病率约为万分之一，至今全世界文献报道 200 余例。该病主要发生在 30~60 岁成人，男性多见。儿童发病比较少见，已报道的最小发病者为 1 岁女童。该病累及多器官系统时，容易误诊。如果早期诊断治疗，能有效改善长期病程。

二、病因

EF 发病的确切原因至今不明，66% 的患者发病前有剧烈运动和过度劳累史，一些患者有创伤史或感染史以及过敏史。有报道认为过度运动和创伤会激发筋膜和皮下组织的抗原性，导致自身免疫的发生。

三、病理

EF 的特征性病理改变为浅筋膜增厚和炎症，筋膜内有嗜酸细胞浸润。

四、诊断要点

1. 临床表现　如下所述。

（1）皮肤表现：早期皮肤受损处可出现红肿、僵硬、水肿，水肿常为非凹陷性。随着病情发展，皮肤逐渐变硬，可出现橘皮样外观，约有 50% 患者可见明显的静脉凹陷征。本病可出现皮肤色素缺少、色素沉着等。

（2）全身症状：一般无明显全身症状，可伴发肢体无力，少数患者可伴关节或肌肉酸痛、乏力、低热等。

（3）关节病变：可出现腕管综合征，引起关节活动受限和神经支配区感觉异常。EF 患者还会出现关节炎，大小关节均可受累，以指关节、腕关节和膝关节多见。

（4）多系统损害：可累及食管、肺、甲状腺、肝、脾、肾、骨髓、膀胱等多器官继而出现淀粉样变、间质性肺炎、再生障碍性贫血、自身免疫性甲状腺炎等表现，亦可见多器官同时受累。本病一般不合并神经组织损伤，但也有报道 EF 并发中枢神经病变和周围性多发神经病。

2. 辅助检查　①血常规检查；②血沉检查；③自身抗体检查；④类风湿因子；⑤影像学检查；⑥病理活检。

五、治疗

（1）本病的一线治疗药物是糖皮质激素，激素初始剂量为泼尼松 20~100mg/d，然后根据症状调整用量，还可使用甲泼尼龙冲击治疗。

（2）非甾体抗炎药对缓解关节、肌肉酸痛有辅助作用。

（3）免疫抑制剂：如环磷酰胺、甲氨蝶呤、硫唑嘌呤、环孢素。

（4）其他治疗：体外光化学疗法、生物制剂疗法。

（5）外科治疗：合并腕管综合征等严重并发症的患者，可采用手术减压，但一定要给予药物治疗，以免并发症再次发生。关节炎、关节挛缩应注意功能锻炼及康复治疗。

六、主要护理问题

1. 皮肤完整性受损　与皮肤变硬紧绷有关。
2. 组织灌注量改变　与肢端皮肤肿胀，发硬有关。
3. 活动无耐力　与关节疼痛有关。
4. 功能障碍性悲哀　与关节病变有关。
5. 焦虑/恐惧　与患者对疾病诊断及预后不了解有关。

七、护理目标

（1）患者主诉症状减轻。

(2) 患者的组织灌注量正常。
(3) 患者皮肤保持完整无破损。
(4) 患者主诉疼痛减轻或消除。
(5) 患者了解疾病相关知识,焦虑/恐惧程度减轻,配合治疗及护理。

八、护理措施

(一)一般护理

1. 心理护理 如下所述。
(1) 针对患者的病情,找出产生焦虑的原因,表示理解。
(2) 护理人员要有同情心,给予安慰、疏导,耐心解答患者提出的各种问题。
(3) 激发患者对家庭、社会的责任感,鼓励自强,教会患者自我放松的方法。
(4) 针对个体情况进行针对性心理护理。
(5) 督促家属亲友给予患者物质支持和精神鼓励。

2. 饮食护理 如下所述。
(1) 给予低胆固醇、低脂、丰富维生素、易消化食物。
(2) 戒烟、戒酒,避免过冷和过热的食物。

3. 休息 如下所述。
(1) 卧床休息,保证睡眠,避免剧烈运动。
(2) 疼痛影响睡眠时,可遵医嘱使用止痛剂。

(二)专科护理

常见症状的护理(表7-22)。

表7-22 嗜酸性筋膜炎常见症状护理

皮肤护理	每天用温水清洁皮肤,避免用肥皂等刺激性的洗涤用品
	避免皮肤受过冷或过热的刺激
	防止外伤,注意保护受损皮肤,预防感染
	避免皮肤抓伤、受压,穿着衣物与鞋袜应柔软宽松
	卧床休息
疼痛护理	观察疼痛的性质,持续的时间和程度
	遵医嘱给予镇痛药物,并观察其疗效
	疼痛缓解期指导进行主动或被动关节功能锻炼
发热护理	密切观察体温变化
	预防感染,做好口腔护理,保持皮肤清洁及时更换衣物
	遵医嘱应用物理降温或退烧药

(三)健康宣教

健康宣教见表7-23。

表7-23 嗜酸性筋膜炎患者的出院宣教

饮食	指导患者合理饮食,饮食应偏于清淡,不冷不热,细嚼慢咽,少食多餐,给高蛋白、高纤维化饮食,忌刺激性强的食物,如有吞咽困难时,应给予流质饮食,戒烟酒
药物	必须坚持长期正确合理的治疗,遵医嘱服药
运动	工作家务要量力而行,不能过度劳累,避免剧烈运动,适当进行自身或家人协助的功能锻炼
自我防护	保持豁达开朗的精神状态,避免精神紧张和情绪波动;生活规律性,保证充足睡眠,注意防寒保暖,防止感冒、感染、外伤和其他疾病,注意保护肢端和关节突出部位,监测血压、血糖等,发现异常及时就医
复查	定期门诊随访

八、特别关注

（1）嗜酸性筋膜炎的常见症状的护理。
（2）健康宣教。

九、前沿进展

嗜酸性筋膜炎临床少见，是一种以筋膜发生弥漫性肿胀硬化为特征，常伴嗜酸粒细胞增多，病变可延伸到真皮，出现类似系统性硬化症的表现。SSc 是一种以局限性或弥漫性皮肤增厚、纤维化为特征，可累及心、肺、肾和消化道等多个系统的自身免疫性疾病，是常见的结缔组织病之一。关于 EF 是否为一种独立性疾病，及其与硬皮病的关系尚存在争议。目前一种观点认为 EF 与硬皮病密切相关，不是独立的疾病；另一种观点则认为 EF 无论从临床表现、病理组织变化和激素治疗效果都具有特征性，可能是一种独立的疾病。故该病是否伴发其他结缔组织病，或只是其他结缔组织病的继发性改变，仍需进一步研究。

十、知识拓展——嗜酸性筋膜炎与硬皮病

硬皮病的特征为局限于真皮和表皮内，筋膜受累少见，该病极少并发嗜酸性筋膜炎，但可以并发脂膜炎。嗜酸性筋膜炎与硬皮病不同点为 EF 和 SSc 患者首发症状与皮肤受累部位不尽相同。EF 患者最常见的首发症状为肢体肿胀、硬化伴疼痛，而 SSc 患者则以雷诺现象最为常见。EF 患者以前臂（83%）为最常受累部位，极少累及手指、躯干、颜面部皮肤；SSc 患者除前臂及手背部皮肤受累外，包括手指、躯干及颜面部的其他部位皮肤也可累及。EF 和 SSc 患者皮损演变亦有较大差异，EF 患者表现为水肿，继而硬化，与皮下部组织紧贴，触之坚硬，皮纹正常，当握拳或肢体上举时皮肤表面凹凸不平，可见硬化处沿浅表静脉走向所出现的凹陷性条状沟，皮肤可被提起；而 SSc 患者一般为非凹陷性肿胀，紧绷感，后皮肤逐渐失去弹性，与皮下组织粘连，不能提起，皮肤呈蜡样光泽。EF 和 SSc 患者的系统受累存在差异。EF 患者脏器受累以全身非特异性症状最常见，其次为神经系统、血液系统、肺和胃肠道受累，但程度较轻，对症治疗预后良好。而 SSc 患者系统受累多侵犯重要脏器，最常见为肺、胃肠道、心脏和血液系统，全身非特异性症状次之，如不积极治疗，预后较差。EF 和 SSc 患者实验室指标显示 SSc 患者 ANA 阳性者（83%）更为多见，而 EF 组发生率仅为 25%；EF 患者（80%~90%）嗜酸粒细胞增高，SSc 患者嗜酸粒细胞均在正常范围。此外 EF 还需与皮肌炎和多发性肌炎鉴别。皮肌炎和多发性肌炎是侵犯肌肉为主的疾病，累及肌外膜，筋膜受累少见，无筋膜增厚及嗜酸粒细胞增生。当 EF 累及内脏系统时，在特异性皮肤改变的基础上会出现多种临床表现，要注意与各系统疾病鉴别。

（倪文琼）

第十节　类风湿性关节炎护理

类风湿关节炎（rheumatoid arthritis，RA）是一种常见的以慢性、对称性、进行性、游走性及侵蚀性的多滑膜关节炎和关节外病变（皮下结节、心包炎、胸膜炎、肺炎、周围神经炎等）为主要临床表现的、病因未明的、尚无特异性诊断指标的自身免疫炎性疾病。

类风湿关节炎是一个比较常见的疾病，分布在世界各个民族。以温带、亚热带和寒带地区多见，热带地区少见。

西方白种人类风湿关节炎患病率约 1%，我国类风湿关节炎患病率约为 0.3%。男女患病率之比为 1:2~1:4，可发生于任何年龄，随着年龄的增长，患病率也随之增高，以 40~60 岁为发病高峰。约 70% 患者类风湿因子（rheumatoid factor，RF）阳性。我国类风湿关节炎患者在病情进展和病变程度上均较西方国家为轻。

一、病因与发病机制

（一）病因

类风湿关节炎的发病机制至今尚未阐明，可能与下列因素有关。

1. 遗传因素　类风湿关节炎有轻度家族聚集和孪生子共同患病现象，这表明类风湿关节炎发病与遗传有一定关系。例如，已发现同卵双生子有30%～50%的共同发病率，而异卵双生子为5%。HLA-DR_4阳性和HLA-DR_1阳性的个体易感性增强。

2. 感染因素　实验研究发现，多种致病原，如细菌、病毒、衣原体、螺旋体等均可引致不同动物RA样病征。临床也见到部分RA发生于某些感染之后，如结核杆菌、链球菌、衣原体感染等。在患者血清或滑膜液中可发现相应抗原的抗体效价升高，但尚未确定其致病抗原或致病抗原成分。虽如此，仍不排除感染因子在RA起病中的重要作用。

3. 性激素　体内激素水平也可能与发病有关。雌激素促进类风湿关节炎的发生，而孕激素则减缓类风湿关节炎发生，怀孕能使类风湿关节炎临床症状减轻，类风湿关节炎患者的糖皮质激素日基础分泌量偏低。

4. 诱因　RA发病常于受寒、受潮、劳累、外伤、精神刺激等因素相关，这些因子可能是RA发病的诱因，而非病因。

总之，RA病因是复杂的，可能是易感宿主与多种致病因素相互作用的结果。

（二）发病机制

1. RF的作用　RF是一种自身抗体，本质是抗IgG Fc端的抗体。它与IgG形成的免疫复合物是造成关节局部和关节外病变的重要因素。

2. 细胞因子的作用　细胞因子是细胞间相互作用的重要介质。一方面使巨噬细胞、淋巴细胞在疾病过程中持续被活化，造成RA的慢性过程；另一方面是许多临床表现的因素。例如，IL-1等促使花生四烯酸代谢造成滑膜炎症；激活胶原酶和破骨细胞，使关节软骨和骨破坏；促使肝合成急性期蛋白以致血沉、CRP升高。

（三）病理

1. 基本病理改变-滑膜炎　急性期滑膜表现为渗出性和细胞浸润性，滑膜下层小血管扩张，间质水肿和中性粒细胞浸润。慢性期滑膜肥厚，由大量增生的滑膜细胞和淋巴细胞构成，内有新生血管和大量被激活的纤维母样细胞及随后形成的纤维组织，称为血管翳，侵入到软骨和软骨下骨，有很大破坏性，是造成关节破坏、关节畸形、功能障碍的病理基础。

2. 类风湿结节　重要的关节外病变常见于关节伸侧受压部位的皮下组织，也见于肺。结节中心为纤维素样坏死组织，周围是呈栅栏状排列的成纤维细胞，外周浸润单核细胞、淋巴细胞和浆细胞，形成典型的纤维肉芽组织。

3. 类风湿血管炎　表现多样，如皮肤血管炎、小静脉炎、末端动脉内膜增生和纤维化等。

二、临床表现与诊断

RA发病一般呈隐袭性，先有几周到数月的乏力、食欲缺乏、体重减轻、低热、手足麻木等前驱症状。随后出现单一或多个关节肿痛，大多为手和足趾关节对称性肿痛，偶尔呈游走不定的多关节肿痛，以指间关节，掌指关节、腕关节及足关节多见，依次为肘、肩、踝、膝、颈、颞颌及髋关节等。

（一）关节表现

由于受累关节炎症充血水肿或渗液，常使关节肿痛、压痛及僵硬不适，主要累及小关节，尤其是手关节的对称性多关节炎。

1. 晨僵　即病变的关节长期不活动后出现活动障碍、僵直。如胶黏着样的感觉。关节僵硬以晨间或关节休息后明显，统称为晨僵，95%以上RA有晨僵。活动关节后可减轻，晨僵持续的时间亦常作为

RA炎症活动的指标之一。

2. 痛与压痛 关节疼痛以夜间、晨间或关节启动时为著；酸胀难忍或向关节周围放散，遇冷尤剧；多呈对称性、持续性，但时轻时重，关节伴有压痛。最早出现在腕、掌指关节、近端指关节，渐发展至颞颌、足趾、膝、踝、肘、髋等全身大小关节。如颞颌关节受累：主要表现为局部疼痛、肿胀和张口受限，以致患者不敢咀嚼。

3. 关节肿 因关节腔内积液或关节周围软组织炎症引起。病程长者因滑膜炎症后的肥厚而肿胀，此时浮髌征（-）。慢性期则多呈梭形肿胀，伴或不伴有关节萎缩；也多呈对称性，累及各关节，手、膝多见。

4. 关节畸形 见于晚期RA。原因：①软骨，软骨下骨质破坏造成关节纤维性或骨性强直；②关节周围的肌腱，韧带受损，关节局部受力平衡遭到破坏，而造成关节不能保持在正常位置。常见畸形有梭形肿胀、尺侧偏斜、天鹅颈、纽扣花、峰谷畸形等及其他畸形。

5. 关节功能障碍 RA功能分级如下。

Ⅰ级：能正常进行各种日常生活活动和工作。

Ⅱ级：可进行一般的日常生活及某种特定职业工作，但对参与其他项目的活动受限。

Ⅲ级：可进行一般的日常生活，但对参与某种职业工作或其他活动受限。

Ⅳ级：不能正常地进行各种日常生活活动及各种工作。

（二）关节外表现

关节外表现为RA病情严重或病变活动的征象，有时非常突出，或单独出现或在关节炎之前出现。

1. 类风湿结节 为特异的皮肤表现。15%~20% RA出现皮下结节、单个或多个、数毫米至数厘米大小，质硬韧如橡皮样，无触压痛或轻触痛，常对称的出现于肘关节皮下鹰嘴突附近，膝关节上下、四肢肌腱部，偶尔见于头部、躯干及脊柱后方。出现于内脏如心、肺、脑膜等处的类风湿结节，常引起系统性症状。一般认为类风湿结节是RA病变活动的征象，多见于RF阳性的患者，但与关节炎或整个病情不一定完全一致。

2. 类风湿血管炎 各系统都可出现。表现为指端小血管炎，局部组织的缺血性坏死，严重者可出现肠穿孔、心肌梗死、脑血管意外。发生于病情较重、关节炎症表现明显、RF效价高的患者。

3. 肺部表现 RA肺部受累可出现在关节炎期间或关节炎之前数年，表现为胸膜炎或弥漫性间质性肺炎及肺大疱形成；有时为无临床症状的双侧胸膜下类风湿结节；广泛的RA胸膜病变可致小到中量胸腔积液。

4. 心脏表现 尸检发现40% RA患者有陈旧性纤维索性粘连性心包炎，但生前诊断的不多。部分可表现出心包炎征象，有时可见局灶性心肌炎、冠状动脉炎及心电图异常。

5. 眼部表现 约30% RA合并干燥综合征（Sjögren syndrome，SS）时会出现干燥性角膜炎；类风湿结节累及巩膜时，可引致巩膜外层巩膜炎、巩膜软化或穿通；眼底血管炎可引致视力障碍或失明。

6. 神经系统表现 RA神经系统损害多由血管炎引起。出现单个或多个肢体局部性感觉缺失，垂腕征、垂足症或腕管综合征。环枢关节脱位而压迫脊髓时，则可出现颈肌无力、进行性步态异常及颈部疼痛等。

7. 消化系统表现 RA患者可伴有胃肠道症状，如上腹部不适、食欲减退、恶心等。原因：①血管炎病变，损伤胃肠道组织，发生缺血性肠炎或引起胃肠道运动功能障碍。②因并发症，如干燥综合征可影响循环系统的外分泌功能。③因服用药物而出现不良反应，其中最常见的是服用非甾体抗炎药对胃肠道产生的副作用。

8. 血液系统 低血红蛋白小细胞性贫血，为疾病本身或药物引起胃肠道慢性失血所致。伴脾大和中性粒细胞减少的称Felty综合征，有的同时有贫血和血小板减少。

（三）实验室检查

1. 血象 轻、中度贫血，白细胞及分类多正常，活动期血小板可升高。

2. 血沉　观察滑膜炎症的活动性和严重性指标，无特异性。

3. CRP　炎症急性期蛋白，增高说明疾病活动。

4. RF　是一种自身抗体，分 IgM、G、A、E 型 RF，临床测的是 IgM 型，见于 70% RA，滴度高低与本病活动性和严重性相关。RF 还见于 SLE、SS、PSS 等病。正常人 5% 可有低滴度的 RF，因而 RF 不是 RA 特异性循环。

5. Ig 检查内容　IgM RF，检测指标；IgG – RF，致病抗体；IgA – RF，病情严重。

新发现的自身抗体：抗核周因子（APF），抗角蛋白抗体（AKA），抗 Sa 抗体，抗类风湿关节炎相关核抗原（RANA）。临床意义：早期诊断、RF 阴性者的诊断、特异性更强、与病情更相关。

6. CIC 和补体　血清 CIC（+），补体一般不减少，少数合并血管炎者补体降低。滑液中补体减少。

7. 关节滑液　滑液增多（>3.5ml），白细胞明显增多 2 000～75 000/mm^3，正常 <200/mm^3，且中性粒细胞为主，黏度差，色黄，糖含量低于血糖。

8. 类风湿结节活检　为诊断指标之一。

（四）关节 X 线检查

对诊断、病变分期、观察病情演变均重要，以手及腕关节 X 线片最有价值。

1 期：关节周围软组织肿胀，关节端骨质疏松。

2 期：关节间隙因软骨破坏关节间隙变狭窄。

3 期：关节面出现凿样破坏性改变。

4 期：关节出现半脱位，骨质破坏后纤维性和骨性强直。

（五）诊断标准

美国风湿病学会 1987 年进行修订后的诊断标准。

（1）晨僵 >1h，≥6 周。

（2）3 个以上关节肿，≥6 周。

（3）腕、掌指、近指关节肿 ≥6 周。

（4）对称性关节肿，≥6 周。

（5）皮下结节。

（6）手 X 线改变（至少有骨质稀疏和关节间隙狭窄）。

（7）RF（+）（>1∶20）。

7 项中符合 4 项或 4 项以上即可诊断为 RA。该标准容易遗漏一些早期或不典型患者，需结合本病对称性、多发性慢性小关节炎，症状可相继出现的特点而综合考虑。

三、治疗原则

（一）治疗目标

（1）减轻症状：缓解疼痛，减轻炎症，减少不良反应。

（2）保护肌肉和关节功能，控制和延缓病情进展，促进已破坏的关节、骨修复。

（3）提高生活质量。

（二）治疗措施

包括科普教育、药物治疗、其他治疗、生活保健。

1. 一般治疗　急性期应休息、关节制动；恢复期进行关节功能锻炼、理疗。注意：过度休息和制动可致关节废用和肌肉萎缩，影响关节功能。

2. 治疗方案个体化　根据患者的病情制定，早期治疗、规律用药、联合用药、长期坚持治疗是治疗类风湿关节炎的关键。

3. 药物治疗　常用药物治疗有非甾体抗炎药（NSAID）、慢作用抗风湿药（SAARDs）又称改变病情药（DMARDs）、细胞毒药物、肾上腺皮质激素（GC）。

(1) 非甾体抗炎药：如下所述。

1) 阿司匹林：肝损害，基本不用。

2) 舒林酸：用于老年患者，肾功受损者，200mg/d。

3) 布洛芬：缓释剂。0.3g，2/d。

4) 双氯酚酸：25mg，3/d。

5) 奥湿克（双氯酚酸+米索前列醇）：每日总量150~200mg，每次1片，每天2次。

(2) SAARDs（慢作用抗风湿药）：起效慢，可能有控制病情进展的作用，又称改变病情药（DMARDs）。多与NSAIDs联合应用。

1) 甲氨蝶呤（MTX）：7.5~20mg，每周1次，口服；也可静脉注入或静脉滴注。

2) 雷公藤总苷：20mg，3/d，口服。

3) 金诺芬（瑞得）：3mg，2/d。适用于早期、轻型患者，不良反应少，需长期使用。

4) 青霉胺：首剂125mg，2~3/d，后增至500~750mg/d。

5) 柳氮磺胺吡啶（SASP）：5-氨基水杨酸和磺胺吡啶偶氮连接物，既有水杨酸的抗风湿作用，又有磺胺类的抗菌作用。药理作用，水解后在肠道可起到抗菌消炎和免疫抑制作用。每天8~12片，分次口服。8周后见效，在类风湿关节炎、强直性脊柱炎等病中有广泛的应用。不良反应：ESR和CRP下降；胃肠道反应，少数出现过敏性皮疹、粒细胞减少、肝功能损害，部分男性出现可逆性精子数目减少，停药后可以恢复。服药时需多喝水，以减少不良反应，定期检查血常规、尿常规、肝功能。

6) 免疫抑制药：硫唑嘌呤、环磷酰胺、环孢素。毒性较大，适用于其他药无效或病情较重者。

7) 来氟米特（LEF）：新型免疫抑制剂，有抗炎与免疫抑制作用。临床应用，每天10~20mg。

8) 白芍总苷：服用3个月起效。0.3g，每日2或3次。

(3) 肾上腺皮质激素：强大的抗炎作用，迅速改善关节炎症，但不能根本控制疾病。停药易复发。适用于有关节外症状或关节炎明显又不能为：NSAIDs控制和DMARDs尚未起效时。泼尼松30~40mg/d。长效制剂倍他米松，关节腔内注射或肌肉注射。

(4) 生物制剂：目前常见的治疗类风湿关节炎、强直性脊柱炎的肿瘤坏死因子（TNF）拮抗剂，与传统的治疗药物比较，拮抗剂有着鲜明的特点如表7-24。

表7-24 生物制剂与传统药物的比较

药物类型	优点	缺点
解热镇痛药（NSAIDS）	解热、镇痛效果好，起效快	没有骨关节保护作用，容易引起消化道溃疡、心脑血管意外
慢作用药（DMARD）	长期使用有一定骨关节保护作用	起效慢，疗效不稳定，长期使用有骨髓抑制，肝损害等不良反应
激素	解热、镇痛、抗炎起效快	没有骨关节保护作用，长期使用对人体各个器官都有损伤，易发生感染
肿瘤坏死因子（TNF）拮抗药	解热、镇痛、抗炎作用迅速，快速改善关节活动度，长期使用可以保护骨关节、降低致残率	注射部位反应、皮疹多见，易发生轻度感染

1) 益赛普：是一种模仿人体内固有成分的可溶性的受体融合蛋白，是第4代（全人化）的肿瘤坏死因子（TNF）拮抗药，是第一个在国内使用的肿瘤坏死因子拮抗药，目前已经在国内使用了2年多，是国内使用时间最长的肿瘤坏死因子拮抗药，国外同类产品已经在临床上使用超过9年。该药治疗类风湿关节炎和强直性脊柱炎疗效显著，安全性好。使用方法：每次25mg，用灭菌注射用水稀释后进行皮下注射2次/周，规范使用3个月后，根据病情症状好转程度和实验室检查指标，决定是否再使用。

2) 类克：是一种含有鼠源成分的单克隆抗体，是第二代的肿瘤坏死因子（TNF）拮抗药。目前刚在国内使用，其疗效和安全性还有待观察。该药为静脉输液使用，必须在医院接受严密观察。使用方法：3mg/kg，用注射用水稀释，静脉滴注。

3) 阿达木单抗：是一种和类克作用机制一致的新一代单克隆抗体，区别在于将类克中的鼠源成分替换成了人的成分，从而减少不良反应发生。目前该药还没有在国内上市。

这类生物制剂通过体内阻断肿瘤坏死因子（TNF）——类风湿关节炎和强直性脊柱炎中的核心炎症细胞因子，从而抑制肿瘤坏死因子介导的慢性炎症过程。美国风湿病学会在2002年公布的《类风湿关节炎治疗》中指出：选择性细胞因子拮抗药代表了类风湿关节炎治疗的最新进展，其中临床疗效最好的抗细胞因子制剂是肿瘤坏死因子（TNF）拮抗药。

（三）类风湿关节炎

作为一种至今发病机制不明的、治疗效果不佳、致残率很高的自身免疫性疾病，目前无很满意的治疗药物，传统的慢作用抗风湿病药不良反应大，患者耐受性差；新型的生物制剂费用昂贵、不能口服、体内清除快、靶向性差。造血干细胞移植和基因治疗从理论上可克服以上缺点，是两种新的治疗手段。从干细胞水平和基因水平研究类风湿关节炎患者的免疫功能，将对类风湿关节炎的发病机制的探索开辟了新的途径，有很好的研究前景。

四、常见护理问题

（一）疼痛

1. 相关因素　如下所述。
（1）与关节慢性炎性反应或关节软骨退行性改变有关。
（2）与血管炎炎性反应、痉挛、小血管微循环障碍有关。
（3）与骨质疏松，骨钙盐减少和骨小梁结构破坏有关。

2. 临床表现　如下所述。
（1）关节肿胀、疼痛、活动受限。
（2）雷诺现象、皮肤溃疡、坏疽等。
（3）骨痛、腰背疼痛或全身骨痛。骨痛通常为弥漫性，无固定部位。

3. 护理措施　如下所述。
（1）急性期卧床休息，冬天注意保暖。缓解期下床适量活动，锻炼，按医嘱使用一般止痛药，减轻和消除痛苦。保证患者休息睡眠。
（2）观察关节有无肿胀、疼痛部位及疼痛性质、有无游走性或对称性；关节的活动度，有无畸形。
（3）晨僵护理：①观察晨僵持续时间，以判断病情及治疗效果：有晨僵者起床前或睡前1h服用非甾体抗炎药以缓解病情。在疾病的治疗和恢复过程中，应计算每天晨僵的时间，观察病情变化。指导和配合用药。②鼓励患者早晨起床后行温水沐浴，或用热水浸泡僵硬的关节，以促进双手的血液循环，减轻僵硬，尔后活动关节。注意水温不宜过烫，以防烫伤。夜间睡眠戴弹力手套保暖，可减轻晨僵。③有晨僵时，勿强行翻动患者或强行活动，防止骨折。
（4）注意观察皮肤：有无掌红斑或指红斑，有无雷诺现象或皮肤破溃。
（5）疼痛分级评估：①急性期。每班评估，用药后30min后及时评估。②缓解期。可12h或每天评估。③观察评估疼痛有无减轻或加重及伴发的症状，如有无晨僵；多关节痛或单关节痛，是否影响睡眠和饮食。疼痛时除药物止痛外，可分散注意力，如听音乐等以减轻疼痛。
（6）避免各种引起疼痛的诱因：如防寒保暖，勿过度劳累，不能在空调房间内长时间停留等。
（7）注意观察关节外的症状：若出现胸闷、胸痛、腹痛、消化道出血、发热、咳嗽、呼吸困难等及其他不适症状，提示病情严重，应尽早给予适当处理。

（二）生活自理能力下降（躯体移动障碍）

1. 相关因素　如下所述。
（1）与四肢关节肿胀、畸形、功能障碍有关。
（2）与营养不良、卧床时间长、久病不能下床活动、全身虚弱有关。
（3）与休息、睡眠时间不足；缺乏动力、抑郁有关。

2. 临床表现　如下所述。

（1）生活不能自理，如不能自行如厕，不能自行起坐，行走困难等。

（2）不能长时间活动或不能长时间坐位。

3. 护理措施　如下所述。

（1）饮食护理：不要刻意避免吃某种食物；宜食含高维生素、高蛋白、营养丰富的饮食；选择含饱和脂肪和胆固醇少的食物；避免油炸食物，可食用低脂和脱脂牛奶；多吃蔬菜和水果；不要吃过咸的食物，有贫血的患者增加含铁的食物。

（2）帮助患者经常变换体位，以减少压力性溃疡（压疮），每2h翻身1次或改变一下身体的重心。

（3）经常协助患者主动或被动活动四肢关节，功能锻炼。

（4）维持正常的体位，以预防关节畸形发生或加重。

（5）患者以中老年女性较多，所负担的家务劳动较多，家人应给予适当分担，避免患者过度操劳，加重关节负担。

（6）督促患者按时服药，指导并协助其功能锻炼，如穿衣、吃饭、步行等。如长期卧床不起，关节不活动，会使关节功能减退甚至丧失。

（7）做好基础护理，协助患者如厕等生活护理，帮助患者提高生活质量。

（三）有失用综合征的危险

1. 相关因素　如下所述。

（1）与关节炎反复发作、关节骨质破坏有关。

（2）与不注意关节活动及功能锻炼有关。

2. 临床表现　如下所述。

（1）关节畸形，关节功能障碍。

（2）关节僵直，肌肉萎缩。

3. 护理措施　如下所述。

（1）预防关节失用：帮助患者学会自我护理，明确锻炼目的，有计划地进行关节功能锻炼，防止和延缓畸形。

（2）急性期：应卧床休息，以减少体力消耗，保护关节，避免脏器受损；静息时正确的体位和夹板的合理应用对于防止关节畸形有重要意义。

（3）通过适当合理的锻炼防止关节出现僵直挛缩，防止肌肉萎缩，促进血液循环，恢复关节功能，振奋精神，增强体质，增加康复信心。

（4）缓解期：指导患者每日定期做全身和局部相结合的活动，如：游泳、做操、打太极拳、太极剑、五禽戏等中华传统武术；骑自行车；跳老年迪斯科、传统舞蹈、健美操等；经常活动双手、双腕，如织毛衣、双手握圆球转动等。教会患者锻炼的方法，防止过度锻炼。

（5）注意事项：活动时慢慢开始，运动的关节疼痛剧烈时需暂停，经常改变体位锻炼，坚持、不放弃，功能锻炼时较严重的患者需有陪护。

（6）有必要对患者进行职业技能训练，根据患者兴趣、技能、专长、身体状况及可行性进行综合考虑，制定切实可行的训练计划，提高其社会适应能力。

（四）功能障碍性悲哀（预感性悲哀）

1. 相关因素　如下所述。

（1）与病情反复发作、顽固的关节疼痛、疗效不佳、疾病久治不愈有关。

（2）与肌肉萎缩、关节致残、畸形、影响生活有关。

2. 临床表现　如下所述。

（1）抑郁、失眠、情绪低落、悲观失望、厌世、恐惧等。

（2）工作及日常生活受影响。

3. 护理措施　如下所述。

（1）做好心理护理。用爱心去鼓励患者，争取社会支持。

（2）鼓励患者正确对待疾病：了解疾病的特点和转变，做到早期就诊，不要错过治疗的良机，以减少疾病治疗的难度和复杂性，降低致残率。

（3）帮助患者对不良心理的认识，重视患者的每一个反应，提供合适的环境让患者表达心中的想法、悲哀的情绪，尽量减少外界刺激，保持心情愉快，帮助患者认识不良情绪对健康的影响，长期的情绪低落会引起食欲缺乏、失眠等症状，可加重病情，影响治疗。

（4）鼓励患者自我护理，正确认识和对待疾病，积极配合治疗。鼓励患者自强，对家庭、对社会有责任感；同时激发患者亲友对患者多关心和支持，以增强战胜疾病的信心。

（5）一个良好的家庭环境和良好气氛，对患者治疗和康复是至关重要的。多数患者易悲观、情绪低落，鼓励家人对患者多理解和体贴。

（6）坚持关节功能锻炼，做一些力所能及的工作和自理日常生活，以延缓关节的功能障碍和畸形。

（五）潜在药物不良反应

1. 相关因素　与多种药物的长期应用有关。
2. 临床表现　恶心、呕吐、胃部不适、食欲缺乏、肝功能受损、血象变化等。
3. 护理措施　主要有以下几点。

（1）非甾体抗炎药、免疫制剂药等药物的不良反应。

（2）应用生物制剂：如下所述。

1）注意观察肿瘤坏死因子拮抗剂的不良反应，包括注射部位的局部反应（如红肿、硬结）、输液反应、头痛、眩晕、皮疹、咳嗽、腹痛等。

2）为了避免在使用过程中发生不良反应，避免在处于急、慢性感染发作期，怀孕和哺乳期，有活动性结核病及肿瘤患者中应用。

3）如果需要接种疫苗，接种时间最好在开始TNF拮抗剂治疗前2周，或在最后1次用药的2~3周后，在使用该药期间不可接种疫苗。

4）多饮水，以减少药物在体内的毒副作用。病情稳定后逐渐减量。

5）定期监测肝肾功能、血常规等。注意观察病情是否有复发症状，定期随访复查。

6）尽量不用生理盐水稀释药物，因为生理盐水是等渗溶液，稀释后的溶液进行皮下注射不易被吸收，所以应规范使用灭菌注射用水稀释药物。

7）使用益赛普前需行结核菌素试验检查，如有活动性结核病、败血症患者禁用。

（六）知识缺乏（特定知识缺乏）

1. 相关因素

（1）对新出现的健康问题、治疗、认知、理解信息错误。

（2）缺乏主动学习，文化程度低，对信息资源不熟悉。

2. 临床表现

（1）发病时第1次就诊未到专科治疗，从而延误治疗或误诊。

（2）擅自停药、换药，导致病情复发加重。

（3）未到医院规范治疗，病急乱投医。

3. 护理措施

（1）多数患者对RA只有朦胧的概念，不了解和其他类型关节炎的区别，错误地以为所有RA患者的关节一定会变畸形，也不知道RA的症状有自发性，加剧和消退倾向等。因此，须向患者介绍RA的基本特点，治疗药物的特点和治疗注意事项等。通过教育使患者能配合治疗，改善预后。

（2）根据医嘱用药，不要随便停药或换药。

（3）帮助患者认识和了解疾病的性质、治疗方案。应认识到类风湿关节炎是一个难治性疾病，在整个病程中常常为复发和缓解交替出现，是一个病程长、疗程长的疾病，必须做好长期治疗的心理准备，必须积极配合治疗，并把自己在治疗中出现的微小变化、体会及时而又经常地与医生沟通，以便调整治疗计划。

（4）不要轻信广告和传言、想象通过神医、神药产生神效，不要相信"奇迹疗法"，坚持正规治疗，定期复查。

（5）鼓励患者积极参与集体活动及病友会，以充实生活，鼓励患者常与其他病友相互交流，了解治疗信息及自我护理知识。

五、健康教育

（一）心理指导

（1）类风湿关节炎是一种慢性疾病，容易复发，存在关节畸形、关节肿痛等多种不适，影响正常的生活、工作，所以有些患者表现出易激动、焦虑、抑郁、悲观等情绪，这种心理障碍不利于疾病的康复。

（2）应向患者解释治疗类风湿关节炎是一个长期的慢性过程，应保持积极的生活态度配合治疗，排除各种消极因素；培养自己广泛的生活情趣，陶冶情操，在各种文体活动中寻找人生乐趣，最大限度调动免疫系统的抗病效能。

（3）持之以恒的关节锻炼，保护关节的功能；同时培养坚毅性格，勇敢面对现实，处理好生活中的意外事件。要坚信，随着现代科技的发展和一些生物制剂的应用，类风湿关节炎能控制得越来越好。

（二）饮食指导

（1）保持体重在正常范围内，体重过重，会加重关节的负担。

（2）要选择含饱和脂肪和胆固醇少的食物：避免使用油炸食物。选用低脂牛奶或脱脂牛奶，尽量少吃冰淇淋。

（3）不要吃过咸的食物：盐可以造成水钠的潴留，引起高血压。

（三）关节功能锻炼指导

1. 活动期　应适当休息，以减轻关节疼痛，预防炎症扩散，减轻炎症对关节的破坏；此期患者可取卧位、坐位或靠坐在床头，在肢体不负重的情况下被动或主动活动四肢，做肘、膝关节屈伸，指腕关节舒展和屈曲等动作的练习。每天可多次进行。在病变关节的活动范围内，做肌肉的主动静力性收缩运动（肌肉用力绷紧维持收缩 5~10s，连续 10 次）。主要有膝关节伸直，做股四头肌的静力性收缩等。对疼痛明显的关节，根据情况可采用护腕、护膝、夹板等，将关节制动。但固定时间不宜过长，白天的固定应允许手指充分活动，或取下固定夹板 2、3 次，以方便受累关节运动和关节肌肉的力量训练；夜间要能予以关节最大的支持力，使受累关节保持功能位。锻炼宜早进行，练习时不应引起剧烈的疼痛，结束后疼痛不宜持续 2h。卧床与下地、卧位练习与坐位练习宜交替进行，运动量要严格控制，从小运动量开始，逐渐加大，不可一蹴而就。重症患者宜绝对卧床休息，交替仰卧及侧卧，保持关节功能位。

2. 好转期　不宜进行大运动量的练习，可在床上练习、抗阻力练习、扶拐站立或步行，为保持关节活动度，每天应做一定量关节活动，在关节活动范围内被动或主动做各关节持续性全范围运动，动作要轻柔、舒缓。如伸臂、屈肘、抬肩、用力伸指、握拳、伸膝、伸髋、摇踝等运动。每次尽量做到最大限度。即使关节局部有轻度肿胀、轻微疼痛也要进行。

3. 稳定期　主张多做一些关节负重小或不负重的运动。此期关节活动应由被动运动转为主动运动。最后为抗阻力运动。但各种运动训练要循序渐进，为关节炎所编的医疗体操、太极拳、健身操、游泳等有助于关节的康复。

4. 手关节功能操　能减轻患者手关节疼痛，并能缩短晨僵时间，且患者易于接受。

（1）动作 1：双臂平放在桌面上，手掌向下（图 7-3A）。①以腕关节为支点，手向上抬起，姿势类似与别人打招呼，尽量做到摆动的最大幅度。②以腕关节为支点，手逐渐放下，并低于腕关节平面，前臂有向前拉的感觉。

（2）动作2：肘关节支撑在桌面上，手背面对自己（图7-3B）。

第1步：以腕关节为支点，手向小指方向歪。

第2步：以腕关节为支点，手向大拇指方向倒，姿势如同摇手。

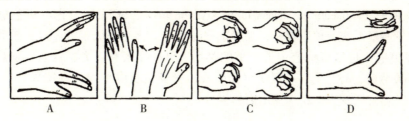

图7-3 手关节功能操

（3）动作3（图7-3C）：第1步，用食指接触大拇指。第2步，用中指接触大拇指。第3步，用无名指接触大拇指。第4步，用小指接触大拇指。

（4）动作4（图7-3D）：第1步，五指屈曲，握成拳头状。第2步，五指放开，尽量伸直。

（四）用药指导

（1）治疗类风湿关节炎宜采取联合用药，联合用药可改善关节疼痛的临床症状，又能阻止病程发展，同时药物的联合，可以增强疗效，减少不良反应。

（2）常用的药物中以非甾体抗炎药为多。该类药对胃肠道损害较大，嘱患者宜饭后服用，减少对胃肠道的刺激。并定期检查肝、肾功能、血常规。

（3）勿轻信有立竿见影的"特效药"，不会有今天吃明天就见效的药，应静下心来，坚持治疗，坚持服药，才能缓解病情。

（五）关节的日常保护

（1）使用较大和有力的关节：关节发炎时，关节会变得不稳定，更容受损伤。用力的时候，细小的关节如手指关节就更易出现变形。因此，在日常生活中应尽量利用较大和有力的关节，手提重物时，尽量不用手指而用手臂和肘关节；不要用手指作支持，应以手掌来支撑。

（2）避免关节长时间保持一个动作：不要长时间站立，在适当时候坐下休息。坐下时，应经常变换坐姿、转换双脚位置，舒展下肢的筋骨，或站起来走动一会。应避免手指长时间屈曲，如写字、编织、打字、修理，应不时停下来休息，舒展一下手指。

（3）避免关节处于不正确的位置，保持正确姿势。无论在睡眠、走路或坐下，都要保持良好姿势。拧瓶盖时，不要只用手指拧，应以掌心施加压力来拧。坐下时，膝关节不要过分屈曲，双足应平放在地上。

（4）留意关节的疼痛：活动时感到关节疼痛，应立即停止活动，检查活动方法是否妥当。

（5）减少工作和日常生活的体力消耗：如家里物品的放置应科学合理，轻便和不常用的物品放在高处，常用物品放在伸手可及的地方，笨重和不常用的物品放在柜子的下面。安排好工作的程序。尽量使用工具，以减少弯腰、爬高、下蹲等，使用手推车以节省体力。

（6）注意工作与休息的平衡并根据病情调整，如关节炎加剧时，应增加休息时间。

（严　莉）

第十一节　系统性红斑狼疮护理

系统性红斑狼疮（systemic lupus erythematosus，SLE）是一种原因未明，以多系统或多器官损害伴血清中出现多种自身抗体为特征的自身免疫性疾病，是结缔组织病的典型代表。

典型的系统红斑狼疮，有跨鼻梁和两侧面颊的红斑，俗称"蝴蝶斑"。新加坡的患者为避免"红斑狼疮"这一可怕的病名将它称为"蝴蝶病",而我国台湾的患者则称为"思乐医"(SLE)。

据统计青年女性发病多见,男女比1:(8~10),育龄妇女多发病,发病高峰年龄15~45岁。红斑狼疮(lupus erythematosus,LE)临床上常分为三种类型。

1. 盘状狼疮(discoid lupus erythematosus,DLE) 主要累及皮肤和黏膜,一般无系统性受累。

2. 亚急性皮肤狼疮(subacute cutaneous lupus erythematosus,SCLE) 占红斑狼疮的10%~15%,较少累及肾脏和中枢神经系统,预后较好,是严重程度介于DLE和SLE之间的LE亚型。

3. 系统性红斑狼疮 是红斑狼疮中最严重的类型。SLE临床有乏力、贫血、发热、多形性皮疹、日光过敏、脱发、关节炎、心包炎、胸膜炎、血管炎、肾炎以及中枢神经系统异常等表现。病情变异大,常因某系统或某器官病变表现较为突出而易误诊。

一、病因与发病机制

(一)病因

SLE病因未明,一般认为是多因性的,由感染、免疫、遗传缺陷等多因素协同引起机体细胞和体液免疫调节功能的紊乱,不明原因地丧失正常的免疫耐受性,出现自身免疫反应,导致组织炎性损伤。

1. 免疫遗传缺陷 SLE发病有家族聚集倾向,家族患病率达3%~12%,一个家庭内同时可有数个成员发病,同卵双生子的发病一致率(25%~50%)明显高于异卵双生子(5%);家族中健康成员抗核抗体阳性率13.8%,且其T抑制细胞功能较低;自身抗体及球蛋白增高;不同种族发病率有显著差异,黑种人最高,黄种人次之,白种人最低。

2. 雌性激素 SLE以女性占绝对多数,男女发病比例为1:(8~10);月经初潮前及绝经后女性发病较少,而育龄期、妊娠期发病率明显增加。研究表明,雌性激素可增加B细胞产生针对DNA抗体,而雄激素可抑制这种反应。

3. 环境因素 诱发或加重SLE的外界因素较多,如药物、紫外线、感染及情绪刺激等。

(1)药物:某些药物可直接引发狼疮样综合征,如普萘洛尔、氯丙嗪、链霉素、青霉素、磺胺类等。有30余种可诱发或加重红斑狼疮的药物,它们致病机制各不相同。

(2)紫外线:约1/3 SLE患者对日光过敏,诱发皮疹或加重SLE病情。正常人皮肤中双链DNA经紫外线照射后可发生二聚化,形成胸腺嘧啶二聚体,而去除紫外线照射后可修复解聚。SLE患者存在修复解聚缺陷,过多的胸腺嘧啶二聚体则可能成为致病性抗原。

(3)病毒感染:多年来一直致力于"狼疮病毒"的研究,虽然在患者的肾小球内皮细胞及SLE淋巴细胞中曾发现过类似病毒的包涵体,在患者血清中查到12种不同病毒和4种反转录病毒的抗体,但尚未确认SLE病因。

4. 其他因素 如心理和社会因素与本病的发生及病情加剧也有一定关系。

(二)发病机制

(1)SLE发病的具体机制尚不清楚。免疫学异常是SLE发病的重要因素。主要表现为B细胞、T细胞和单核细胞等功能异常,引起机体细胞和体液免疫紊乱而导致组织炎症性损伤。免疫复合物沉积是其主要的发病环节,免疫复合物沉积在靶器官,激活补体,释放趋化因子招引炎症细胞,进而释放炎症介质引起组织损伤。

(2)在遗传基础上由于外来抗原(如病原体、药物、物理因素等)的作用下,引起人体B细胞活化。在T细胞活化刺激下,B细胞产生大量不同类型的自身抗体,造成组织损伤。

(3)红斑狼疮是在体内外各种异常因素的协同作用下,机体正常免疫耐受性被打破,导致细胞和体液免疫功能紊乱,B淋巴细胞高度活化而产生多种针对自身组织成分的抗体,包括抗细胞核及各种核成分细胞膜、细胞质等的多种自身抗体,其中尤以抗核抗体(ANA)最重要。自身抗原与相应抗体结合形成免疫复合物,从而导致异常免疫反应发生,引起多系统、多器官的病理损伤。除免疫复合物外尚有其他机制参与。

（三）病理改变

系统性红斑狼疮主要的病理改变为结缔组织的黏液样水肿、纤维蛋白样变性和坏死性血管炎。

1. 特征性病变　①苏木紫小体，由苏木紫染成蓝色均匀球状物质所构成，与狼疮细胞包涵体相似，几乎见于所有受损炎症区；②"洋葱皮样"病变，动脉周围显著的向心性纤维增生；③疣状心内膜炎，心瓣膜、腱索赘生物。

2. 肾脏病变　几乎所有 SLE 均有肾损伤，称 LN。可分别出现在急性期和慢性期。

二、临床表现与诊断

（一）盘状红斑狼疮（DLE）

主要侵犯皮肤黏膜。以红色斑丘疹多见，边界清楚，表面黏附鳞屑，中心部色素减退或呈萎缩凹陷性瘢痕，皮肤毛细血管扩张和永久性色素脱失和毛囊受累。90%盘状红斑局限于头顶部，外耳、面部、颈部或上胸部。盘状红斑多以皮肤病变为主，系统受累少见，偶有抗核抗体阳性及白细胞减少等。

1. 好发部位　皮疹好发于暴露部位，如颊部和鼻部，对称分布，状如蝴蝶，其次为耳郭、口唇、手背及头皮等处。

2. 皮损特点　皮疹开始为一片或数片红斑，渐渐扩大形成环状或不规则形斑块，界限清楚，暗红色。损害中央轻度凹陷，其上常覆一层黏着性鳞屑，面、臀及四肢，盘状红斑，形似圆盘，毛囊扩大，瘢痕，萎缩性瘢痕伴色素减退。

3. 全身症状少见　在病情进展时，部分患者可有低热、关节痛等症状。病程慢性改变，约有 15%转化为 SLE。

（二）亚急性皮肤性红斑狼疮（SCLE）

1. 皮损特点　皮损较广泛，表浅，无瘢痕；皮疹分布于面部、颈部、躯干部、肩部，可扩及前臂及手背等处。有丘疹银屑型斑块和环状红斑样皮损。

2. 全身症状　较轻，有低热，关节不适或疼痛及血清学异常，较少累及肾脏和中枢神经系统等。

3. 实验室检查　抗核抗体阳性，抗 SSA、SSB 抗体可阳性。

（三）系统性红斑狼疮（SLE）

系统性红斑狼疮临床表现复杂多变，虽以多系统受累为主要特点，但在病程的某一时期，可以某一器官或某一系统为突出表现，以致易被误诊为肺炎、胃肠道疾病、肾炎、心包炎、血小板减少性紫癜、癫痫或关节炎等。病情差异也很大。有的皮肤病变突出，内脏受累较轻；有的血清学指标阳性而临床症状较轻；而另一些则可急性发作、病情凶险，有时发作与缓解交替，可持续多年。绝大多数患者均有发热，疲乏无力，关节痛，皮疹及内脏受累后的相应表现。病情可表现为急性、亚急性发作与缓解交替进行。

1. 皮肤表现　80%~85%患者有皮肤损害。皮疹以暴露部位为主，较为广泛。典型皮损：蝶形红斑（35%），蝶形分布于颧部及鼻梁上，不规则的水肿性红斑，融合成蝶翼状。色泽鲜红或紫红，边缘清楚或模糊，表面光滑，有时可见鳞屑，疾病缓解时消退，但可留有棕黑色色素沉着。水肿性红斑亦见于指甲周、甲床远端、前额、耳垂，甚至眉梢、上臂手（足）指（趾）末端和甲周围的红斑，也具特征性。

（1）特异性皮损：有光过敏（16%~58%），患者受日光或其他来源的紫外线照射后出现皮面红斑；多形性红斑；紫癜；血管炎（10%~50%）或雷诺现象 30%~40%，偶可引起溃疡或坏疽。

（2）黏膜损害：口腔、鼻、咽及外阴，可出现红斑、瘀斑，破溃形成溃疡。特征为无痛性溃疡大小不一，反复发作，活动期明显，为诊断标准之一。

（3）其他皮肤表现：如多形红斑、杵状指（趾）、脱发（50%），活动期有弥漫性或片状脱发。毛发干枯，稀疏无光泽。特别是前额发际边缘头发无光易折、易脱、长短参差等，具有一定特征性。

2. 发热　发热是 SLE 常见症状。90%的患者在病程初期及病程中有反复发热，可为弛张热、稽留热,甚至40℃的高热。也可为不明原因的长期低热。可伴有畏寒、肌痛、关节酸痛、乏力、纳差等中毒样症状。发热与病情活动性一般保持一致。

3. 关节、肌肉表现 几乎所有SLE的患者在病程的某一阶段出现关节疼痛,为多发的游走性大关节酸痛或肿痛,随病情缓解而减轻。也可为多发对称性小关节肿痛,伴晨僵或轻度功能障碍,颇似类风湿性关节炎。有时伴肌腱炎或类风湿关节炎。

4. 肾脏表现 50%~70% SLE出现肾脏病临床表现,有不同程度镜下血尿、蛋白尿、管型尿,下肢水肿,甚至低血浆蛋白、高脂血症等。一般肾功能正常。但重症或晚期患者可有高血压,肾功能不全等,是SLE死亡的主要原因之一。

5. 心血管系统表现 约2/3患者有心血管系统症状。以心包炎多见,干性或渗出性心包炎,严重者可发生心脏压塞或心包粘连;其次为心肌炎,心前区疼痛、心动过速、心脏扩大、心律失常等;心内膜炎常与心包炎并存,少数有冠状动脉炎,偶可引致心肌梗死。

6. 呼吸系统表现 以胸膜炎多见,干性或渗出性胸膜炎,中等量或少量胸腔积液。发作期可有肺实质浸润性病变,肺野片状浸润影或肺不张征象等。

7. 神经系统表现 35%~50% SLE患者有神经系统症状,且表现复杂,如出现幻视、幻觉、妄想等精神症状。中枢神经系统炎症时,可有无菌性脑膜炎、脑炎、脑出血等。出现头痛、颈项强直,抽搐或昏迷等;脑神经受累时,可出现三叉神经痛,眼睑下垂、偏头痛等。

8. 血液系统表现 轻度或中度贫血多见,红细胞、白细胞、淋巴细胞及血小板计数减少,约半数患者有局部或全身浅淋巴结肿大,1/3患者有肝大,1/5有脾大。

9. 消化系统表现 约40%患者有消化系统表现,食欲减退、呕心、呕吐、腹痛、腹泻等。肠系膜血管炎时,可表现为腹痛、肠梗阻、肠道溃疡或肠坏疽等严重情况。

10. 其他 如眼部病变等。

11. 检查 肾脏穿刺,现在已越来越成为诊治狼疮性肾炎的重要检查手段,通过穿刺后的病理分型,对指导治疗方案选择和预后判断具有决定性的价值。

(四) 诊断

DLE、SCLE根据皮疹特点及组织病理确诊。

SLE一般采用1982年美国风湿病协会制定的SLE诊断标准(表7-25)。

表7-25 美国风湿病协会红斑狼疮诊断标准(1982年)

(1) 颧颊部红斑
(2) 盘状红斑
(3) 光敏感
(4) 口腔溃疡
(5) 非侵入性关节炎
(6) 蛋白尿或管型尿
(7) 癫痫发作或精神症状
(8) 胸膜炎或心包炎
(9) 溶血性贫血或白细胞减少或淋巴细胞减少或血小板减少
(10) 抗ds-DNA或抗Sm抗体阳性或LE细胞阳性或持续性梅毒血清反应假阳性
(11) 荧光抗核抗体阳性

连续或同时符合以上4项或4项以上者可确定SLE诊断。

1987年我国修订13项标准中,符合4项或4项以上者即可诊断SLE(表7-26)。

表7-26 我国红斑狼疮诊断标准(1987年)

(1) 颧部红斑
(2) 盘状红斑

续 表

(3) 光敏感

(4) 口腔溃疡

(5) 关节炎

(6) 浆膜炎

(7) 肾脏病变

(8) 神经系统异常

(9) 血液学异常

(10) 免疫学异常

(11) 抗核抗体

(12) 狼疮带试验阳性

(13) 补体下降

三、治疗原则

(一) 治疗原则

目前糖皮质激仍是治疗 SLE 的主要用药。治疗 SLE 的主要目标是：缓解病情，解除痛苦；防止脏器损伤；防止感染或其他并发症；指导患者生活，防止病情复发。

(二) 治疗方案

SLE 的病情轻重缓急变化很大，应根据不同情况制定个性化的治疗方案，首先对每个患者病情做出准确的判断，如初发或复发；有无脏器损害，损害程度；有无并发症及其严重性；对过去治疗的反应；患者对疾病的承受能力等。

如有发热、关节炎、肌痛、皮疹或轻度浆膜炎等，而无明确的内脏损伤者，可首先给予非甾体抗炎药，如双氯芬酸、美洛昔康等。如效果不显著，可加用羟基氯喹或雷公藤总苷等治疗，或加用泼尼松等。但非甾体抗炎药可降低肾小球滤过率，诱发间质性肾炎，不宜用于肾病患者。

1. 一般治疗　注意休息，避免日晒等不良刺激；预防感染及并发症，加强营养和支持疗法。

2. 维持治疗　急性期病程缓解后或器官损害基本得到控制之后，即进入维持治疗期。维持治疗的目的是巩固已取得的疗效，防止病情复发。维持期长短因人而异，一般 6~12 个月。在此期间要注意随访，指导患者逐渐减药量，约 1/3 患者可彻底缓解。

(三) DLE 的治疗

采用糖皮质激素霜，皮损局部外涂，同时给予一些抗疟药、中药等口服。

(四) SLE 治疗

1. 局部治疗　有皮损时与 DLE 的皮损治疗同样采用糖皮质激素霜局部外涂。

2. 全身用药治疗　主要分为以下几种。

(1) 糖皮质激素治疗：用药原则为早期足量、缓慢减量、维持治疗。小剂量泼尼松 (<20mg/d) 用于关节炎、皮疹、发热等患者；中等剂量泼尼松 (20~40mg/d) 用于重症皮疹、浆膜炎、发热等患者；大剂量泼尼松 (40~100mg/d) 用于肾、脑、肝、肺、心脏受累的患者。甲泼尼龙冲击 (500~1 000mg/d，连续 3d) 用于重症、急症患者，弥漫性增殖性肾小球肾炎、明显神经精神症状、重症溶血性贫血及血小板显著减少等迅速恶化的病例。

用药应掌握原则；密切观察病情变化；维持治疗；观察药物不良反应等。

(2) 非甾体抗炎药 (NSAIDs)。

(3) 抗疟药。

(4) 免疫制剂。

3. 其他疗法 如下所述。

(1) 大剂量免疫球蛋白静脉滴注冲击疗法。

(2) 血浆置换。

(3) 血液透析。

(4) 造血干细胞移植等。

(5) 免疫吸附技术。

(6) 特异性的靶向治疗制剂研究应用等。

四、常见护理问题

(一) 皮肤完整性受损

1. 相关因素 与自身免疫血管炎性反应有关。
2. 临床表现 蝶形红斑、水肿性红斑、丘疹、紫癜、鳞屑等。
3. 护理措施 主要有以下几点。

(1) 患者入院床位安排避免靠窗的病床。有皮疹、红斑或光敏感者，指导患者外出时采取遮阳措施，避免阳光和紫外线直接照射裸露皮肤，忌日光浴，以免加重皮疹。

(2) 皮损处避免应用刺激性物品，如化妆品、烫发、定型发胶、农药等。

(3) 避免搔抓及过热的水烫洗，宜穿棉质宽松的衣裤。

(4) 避免应用诱发本病的药物如普鲁卡因胺、肼屈嗪等。

(5) 正确应用外用药。糖皮质激霜剂或软膏，外涂或封包皮损处；皮损处有显著鳞屑时，在涂药前先刮除鳞屑后再涂药，皮损增厚者可与皮损内注射糖皮质激素。

(二) 疼痛

1. 相关因素 与免疫炎症反应有关。
2. 临床表现 四肢关节、肌肉疼痛等。
3. 护理措施 参考类风湿关节炎患者的护理措施。

(三) 口腔黏膜改变

1. 相关因素 与自身免疫反应、长期使用激素有关。
2. 临床表现 口腔溃疡。
3. 护理措施 主要有以下几点。

(1) 饮食上应多食高蛋白和高维生素饮食，少食多餐，宜软食，少食芹菜、香菜、无花果、蘑菇等食物，避免食生、冷、硬及辛辣刺激性食物以促进组织愈合和减少口腔黏膜损伤和疼痛。

(2) 注意保持口腔清洁，养成饭后漱口的习惯，每日刷牙早晚各1次，刷牙时选用软毛刷刷牙。预防性应用制霉菌素漱口液漱口，每日3次。

(3) 有口腔黏膜破损时，每日晨起、睡前和进餐前后用漱口液漱口。

(4) 有溃疡者，在漱口后用口腔溃疡膜或锡类散涂敷溃疡处，可促进愈合。

(5) 及时做咽拭子培养，如合并口腔感染，遵医嘱局部合理使用抗生素及漱口液。

(四) 体温过高

1. 相关因素 自身免疫反应或感染所致。
2. 临床表现 稽留热、不规则热。
3. 护理措施 主要有以下几点。

(1) 参照高热患者护理常规。

(2) 物理降温时勿用乙醇擦浴，以防乙醇刺激毛细血管扩张加重皮疹或红斑。

(五) 体液过多

1. 相关因素 血浆蛋白低，肝、肾功能受损；肾小球滤过功能降低导致水钠潴留所致。

2. 临床表现　结缔组织疏松部位水肿，如眼睑、双下肢呈凹陷性水肿，腹水、胸腔积液等。
3. 护理措施　主要有以下几点。
（1）营养支持：低盐、低脂，优质蛋白饮食，限制水、钠摄入。
（2）纠正水电解质紊乱：监测血清电解质的变化，如血钾、钠、钙、磷；血 BUN、血肌酐、血红蛋白等的变化，发现异常及时通知医生处理。
（3）严格记录液体出入量，包括服药时的饮水量。遵医嘱使用利尿药和血管扩张药，观察利尿效果；定期测体重和腹围，观察水肿减轻情况。
（4）定时测量生命体征，血压变化、意识改变等。

（六）外周血灌流量改变

1. 相关因素　与血管痉挛有关。
2. 临床表现　雷诺现象，手指、脚趾变紫，皮疹、破溃等。
3. 护理措施　主要有以下几点。
（1）注意保暖，勿直接接触冷水，睡前温水泡手、脚。但水温不易过热，以免烫伤，水温在43°为宜；天冷时外出应戴手套。接触冰冷物品时注意防护。
（2）当指、趾有破溃时应做好创面护理，保持创面干燥，禁用水泡，防感染，必要时外涂药膏。
（3）根据医嘱应用活血化瘀的药物治疗，促进血液循环。

（七）知识缺乏

1. 相关因素　如下所述。
（1）缺乏对疾病的认知及自我保健知识。
（2）缺乏有关疾病知识的信息来源。
（3）与文化程度有关。
2. 临床表现　如下所述。
（1）发病时第一就诊时间未到专科治疗，从而延误治疗或误诊。
（2）看病治病未能持之以恒，擅自停药、改药，导致病情复发加重。
3. 护理措施　如下所述。
（1）做好与患者沟通，了解患者信息并给予疾病相关知识宣教，使其对该疾病有一定的了解与认知，能正视疾病。
（2）根据患者的疾病发展的不同阶段做好相应的健康教育，如定期为患者举办知识讲座，有利于患者系统的学习疾病的相关知识，可运用多媒体、录像等进行直观、形象、生动的讲授，使患者掌握疾病发展期、恢复期及康复期的相关自我保健及注意事项。
（3）疾病活动期间必须卧床休息，积极治疗；工作和生活中要避免重体力劳动，过度疲劳；娱乐要适当生活规律，保证充足的睡眠，有利于疾病的康复。
（4）鼓励患者积极参加病友会，交流治疗信息和自我护理知识。促进患者自愿采纳有利于健康的生活方式和行为，消除和减轻影响健康的危险因素，有利于疾病的治疗和防护。提高生活质量。
（5）鼓励患者和家属自学，根据自己的需求通过对书籍、报纸、杂志等的学习以获取相关知识。

（八）焦虑（恐惧）

1. 相关因素　如下所述。
（1）与病情反复、迁延不愈、多脏器功能损害等有关。
（2）经济问题。
2. 临床表现　如下所述。
（1）敏感、多虑、自卑、易激动、悲观、抑郁甚至偏执，不能面对患病的现实，害怕、紧张、恐惧等。
（2）担心不能工作，影响日常生活、学习以及生育等。

3. 护理措施 如下所述。

(1) 帮助患者接受事实，患者因患系统性红斑狼疮，疾病反复发作，又需长期治疗，同时长期患病给家庭带来负担，因此心理压力较大。医护人员表示同情和理解，尊重患者，采用温和的态度细心地为患者提供护理，并提供相关知识，疾病的发生、发展过程，各种治疗、检查、护理手段的目的和意义，以及目前诊疗技术的提高、免疫学、药理学和分子生物学的发展，使疾病的预后有很大的改善等，说明并非不治之症，帮助患者正确认识疾病，接受患病的现实。树立乐观情绪，建立战胜疾病的信心。

(2) 告知可能的治疗效果和自我护理方法，请治疗效果好的患者现身说法，介绍治疗护理体会，增加患者的信心，消除恐惧。请亲友共同配合，帮助患者度过最困难的时期，战胜疾病。

(3) 告知患者在病情控制后完全可以适当参加一些力所能及的工作，学生可以复学。女性患者在医生指导下还可以生育。

(4) 对病情重、住院时间较长、丧失治疗信心的患者，应从生活上多关心，情绪是影响病情的另一个关键因素，帮助患者积极调整心态，及时消除丧失治疗信心的负面情绪。

(5) 家庭在SLE治疗中负担着一个重要的角色，治疗是一个长期的过程，亲人的理解和支持，对于患者是否能建立长期治疗的信心是至关重要的，对于患者自己来说，也应该努力地处理好家庭关系，为自己创造一个良好的家庭环境。家庭亲友的关怀、体贴和精神鼓励对病情的稳定能起到积极的作用。

(九) 潜在并发症狼疮脑病

1. 相关因素 与免疫复合物沉积所致的血管炎影响到中枢神经系统有关。
2. 临床表现 定向、识别障碍、不能计算及记忆丧失，癫痫，无菌性脑膜炎，周围神经病变、偏瘫、运动性失语，忧虑或狂躁精神异常、躁动、幻想、幻听、失眠、意识障碍、癫痫发作、脑卒中等。
3. 护理措施 如下所述。

(1) 护理巡视时观察患者的言行举止，患者出现头痛、头晕、幻觉、兴奋、反应迟钝、突然出现肢体麻木等，应考虑狼疮脑病的可能，对上述表现持续时间长，频繁发作的患者，应警惕癫痫发作，并及时通知医生，做好抢救准备。备好氧气、开口器、镇静药等。及时记录神志、意识、瞳孔变化。

(2) 保持呼吸道通畅，控制抽搐，一旦发生抽搐，应立即去枕平卧，头偏向一侧，按压人中，高流量吸氧，使用开口器，防止舌咬伤，及时清理口腔分泌物，迅速建立静脉通道，必要时遵医嘱应用镇静药。任何不良刺激都可诱发癫痫的再次发作，因此，要保持病房环境安静，有条件者住单人病房，护理操作要轻柔，减少刺激。

(3) 做好安全防护措施，24h陪护，双侧加用床栏，对于有躁动者应用约束带。锐器及坚硬物品应远离患者，以防伤人或自伤。

(4) 做好患者的基础护理，满足生活需求，加强巡视，做好家属的宣教工作，不可随意带患者外出或如厕、沐浴等。

(十) 潜在并发症：多脏器功能衰竭

1. 相关因素 与多种因素的作用引起机体细胞和体液免疫调节功能的紊乱，导致多脏器组织炎症性损伤有关。
2. 临床表现 肾衰竭，呼吸衰竭，心力衰竭，出血，脾、淋巴结肿大等多脏器功能受损。
3. 护理措施 如下所述。

(1) 肾功能不全者：准确记录液体出入量，观察肢体水肿情况，控制体液的摄入。

(2) 肺部感染：观察体温变化，有无寒战、咳嗽、咳脓性痰液、胸痛、胸闷、呼吸困难等，留取痰标本送检。病室要定期通风透气并做空气消毒。

(3) 消化系统：腹胀、腹痛、腹泻、恶心、呕吐等胃肠道症状，观察呕吐物及大便颜色，有无消化道出血。

(4) 血小板减少时除注意消化道出血，还要防止颅内出血，严密观察患者生命体征，若患者突然视物模糊、头晕、头痛、呼吸急促、喷射性呕吐、甚至昏迷，提示颅内出血可能，应及时与医生联系，并协助处理：①立即去枕平卧、头偏向一侧。②随时吸出呕吐物或口腔分泌物，保持呼吸道通畅。③吸氧。④遵医嘱快速静滴或静注20%甘露醇、地塞米松、呋塞米等，以降低颅内压。⑤观察并记录患者的生命体征、意识状态及瞳孔大小。

（5）眼睛：有无视物模糊，经常检查眼底等，应减少活动，尽量让患者卧床休息，嘱患者不要揉擦眼睛，以免引起眼出血。

（十一）潜在药物不良反应

1. 相关因素　治疗药物种类较多、长期用药、药物的毒副作用多。
2. 临床表现　高血压、糖尿病、变态反应、消化道症状、肝、肾功能受损、血细胞减少、感染等。

五、健康教育

（一）心理指导

1. 多虑恐惧　当患者确诊后，常常出现焦虑、恐惧、绝望、束手无策等不愉快情绪，从而惧怕红斑狼疮的诊断，到数家医院反复检查，反复问医务人员。有时在他人面前故意谈笑自若，掩饰自己的焦虑与恐惧。在这种心态的支配下，可以出现失眠、食欲缺乏、肌肉紧张、出汗、面色苍白、脉搏加快、血压上升等。告知患者这种心态不仅增加生理和心理上的痛苦，而且影响治疗效果。所以要正视疾病，积极治疗才能早日康复。

2. 害怕孤独　患者对红斑狼疮这一病症了解较少，当知道自己患病后会有各种各样的害怕心理，害怕死亡，害怕孤独或与亲人分离，怕给别人增加负担，怕丧失功能，甚至害怕看病，害怕各种治疗对自己不利，担心别人会远离自己，怕受到冷落、鄙视，心事重重，敏感多疑，有孤独感，期盼亲人陪伴，总担心自己病会加重，无法治好。这些情绪都是因为患者对疾病的不了解所致的。SLE的确是一个顽固疾病，但绝不是不治之症，随着医学的不断发展，有更多的新药物和方法应用于临床，前景是乐观的。

3. 悲观抑郁　红斑狼疮多为年轻女性，出现面部红斑或长期服用激素药物引起体态变化，出现悲观情绪，言寡行独，厌恶交往，抑郁苦闷，常常被失望、无援、孤立的感情所包围，对事业及人生失去信心。护士应多与患者沟通，告知其只要病情稳定了，激素减量后自然会回复到生病以前的样子，更何况外表与健康哪个更重要呢？

总之要让患者认识到精神、心理因素对健康影响的重要性，良好的情绪可以增进免疫功能，反之，恶劣的心境会加重免疫功能的紊乱。所以，乐观、积极的生活状态有利于恢复健康。

（二）饮食指导

1. SLE患者饮食　无特殊禁忌。宜清淡、低盐、低脂肪、优质蛋白饮食。但某些食物，如芹菜、香菜、无花果、蘑菇、烟熏食物、海鲜、豆荚等可诱发红斑狼疮，应尽可能避免食用。

2. 低盐饮食　多食香蕉、苹果、橙子、西红柿等含钾丰富的水果蔬菜。如患者已有肾衰竭、高血钾则不能进食上述含钾高的食物，同时患糖尿病的患者还需限制主食及甜食。

3. 长期服用激素治疗的患者　可引起钙磷代谢紊乱，骨钙丢失，造成骨质疏松，严重可造成无菌性骨坏死，因此平时除多吃含钙食物外，还应服用钙剂。

4. 慎用保健品　如人参、西洋参、绞股蓝及其复方制剂，因含人参皂苷，既能提高人体的细胞免疫功能，又能提高人体的体液免疫，这对非红斑狼疮患者来说确实有强身健体、延年益寿的功效，但对红斑狼疮患者，由于这类保健品提高了免疫球蛋白，使免疫复合物增多，激活了抗核抗体，从而可加重或诱发红斑狼疮。

5. 避免食用含雌激素的药品和食品　如胎盘、脐带、蜂王浆、蛤蟆油等，某些女性避孕药含有雌激素，而雌激素正是红斑狼疮发病的重要因素之一。

6、保证优质蛋白的摄入　尤其是狼疮肾炎的患者，由于蛋白质流失较多，更需要增加优质蛋白如鸡、鸭、蛋、鱼、虾、牛奶等动物蛋白的摄入。

(三)作息指导

1. 合理安排工作、休息和娱乐　SLE是一种自身免疫病,其病情活动和稳定的基础取决于体内免疫系统平衡,而疲劳会使免疫功能发生紊乱,对维持免疫系统的平衡极为不利。所以,SLE患者要合理安排工作、休息和娱乐,不让自己的精力和体力过度透支,生活要有规律,晚上早睡,看电视、上网等都要适当。

2. 适度的锻炼　SLE患者适度的锻炼有助于增强体质,提高抵抗力。但是SLE不能劳累,要选择适合患者的运动,如散步、打太极拳等。进行户外活动时应尽量选择早晚紫外线弱的时候外出,避免紫外线很强时外出,以免加重皮损。

(四)用药指导

(1) 服药的依从性：药物发挥作用必须在血液内维持一定的浓度,浓度低起不到作用,浓度高则会产生毒副作用。服用激素最佳时机是早上七点半左右,这时服用对人体的不良反应最小。

(2) 使用激素药的观察。

(3) 稳定期可以辅以中药治疗。

(五)红斑狼疮患者结婚、妊娠指导

(1) 红斑狼疮患者只要配合医生治疗,大多预后良好,可像正常人一样学习、工作和生活。虽然现今的医疗水平还无法治愈此病,但还是能让患者享受生活的乐趣,在疾病稳定期可结婚生育。

(2) 红斑狼疮患者妊娠必须慎重。对疾病活动期或有内脏损害的患者必须避免妊娠；对无明显内脏损害,病情轻而且病情稳定,渴望生育的患者,可以考虑妊娠；激素减量致 5~10mg/d 及其以下,病情稳定1年以上,可在风湿病科医生和产科医生指导下怀孕、生产。

(3) 若有肾功能损害或多系统受损患者已怀孕,宜做治疗性流产。

(4) 已妊娠的患者,为使孕期顺利,患者最好在红斑狼疮专科门诊及妇产科门诊同时定期随访,检查疾病的活动、有无妊娠并发症及胎儿发育情况。如发现病情有急剧加重趋势,应尽早终止妊娠；如有轻度疾病活动,应适当加用糖皮质激素治疗。在临产期应早日住进产科病房,加强观察治疗,以保母婴平安。

(六)出院指导

1. 避免各种诱发因素　如受凉、感冒、过度劳累等。要保持乐观的情绪,生活规律,劳逸结合,注意保暖,教育患者尽量避免去公共场所,以免引起呼吸道感染。

2. 合理用药　对肼屈嗪、普鲁卡因胺、青霉胺、抗生素及磺胺类药要合理使用,防止诱发或加重红斑狼疮。

3. 注意皮肤护理　有皮损患者避免使用化妆品,避免日光暴晒和紫外线照射,对阳光敏感者尤应如此。外出活动最好安排在早上或晚上,尽量避免上午10点至下午16点日光强力时外出。外出时撑遮阳伞,可戴宽边帽子,并穿长袖衣及长裤,暴露部位涂防晒霜,不可日光浴。

4. 注意个人卫生　学会皮肤护理,切忌挤压皮肤斑丘疹,预防皮损处感染。

5. 做好生育指导　如下所述。

6. 坚持治疗　在医生指导下用药或逐渐减少药量；勿自行减药,以免引起疾病"反跳"加重病情；定期复查血常规、生化、肾功、各项免疫指标、尿常规等。

7. 避免精神压力　SLE患者常有沉重的精神负担,嘱家属给予患者以精神安慰和生活照顾。并细心观察、尽早识别疾病的变化,如患者出现水肿、高血压及血尿等可能是肾脏损害的相应表现,应及时就诊。

8. 正确认识疾病　就目前的治疗手段而言,SLE并不能完全根治,只能有效地控制,使其处于稳定期。而稳定只是相对而言,所以要定期门诊复查,与医生保持定期联系以便及时发现问题,及时调整治疗方案。

(杨冬玲)

第十二节 多发性肌炎与皮肌炎护理

多发性肌炎（polymyositis，PM）是一种以对称性肢带肌、颈肌、咽肌无力为主要临床表现，以及纤维变性和间质炎性改变为病理特征的特发性、非化脓性肌病。多发性肌炎属弥漫性结缔组织病中的特发性炎性肌病范畴，除骨骼以外，体内多种脏器可受累，伴发肿瘤或其他结缔组织疾病；伴有皮肤损害者称为皮肌炎（dermatomyositis，DM）。

一、临床表现

1. 一般症状　多数为隐袭或慢性起病，首发症状有发热、食欲缺乏、乏力、倦怠、肌痛或肌无力，少数呈急性、突然发病。

2. 肌肉病变　表现为肌无力、肌痛及压痛和肌萎缩。其中，以对称性进行性肌无力最为突出。近段肢带肌、颈肌和咽肌为常见受累肌群。上肢带肌受累时抬臂、举臂抬头困难，严重者不能梳头和穿衣；双下肢带肌受累时，下肢无力，表现为步行障碍，不耐久立、起立困难，上台阶困难，步态不稳；颈肌受累时，屈颈、抬头均感困难；若动眼、咽、喉、食管、膈、肋间等肌肉受累时，可发生复视、斜视、发音障碍、声嘶及构音不清、吞咽困难、呛咳、反流和误吸等；呼吸肌受累时，有呼吸费力感、劳力性呼吸困难等。

3. 皮肤病变　DM 的皮疹有 1/4 与肌炎同时出现，1/2 先于肌炎。DM 的皮疹有如下几类。

（1）Gortron 征：掌指关节和近端指间关节、跖趾关节及肘、膝关节伸侧，为紫红色斑丘疹，边界清楚，覆有鳞屑，日久后中心萎缩，色素减退。为 DM 特异性皮疹，发生率为 70%，有特异性但与疾病活动无关。在甲根皱襞可见毛细血管扩张和瘀斑，有诊断价值。

（2）向阳性皮疹（heliotrope rash）：眶周出现紫红色水肿性红斑，以上睑为主，对称分布，早期出现此皮疹患者约有 50%，也是 DM 特异性皮疹之一。

（3）暴露部位皮疹：皮损逐渐向前额、头部、颊部、耳部、颈部及上胸部 V 字区扩散。此皮疹具特异性与疾病的活动有关。

（4）皮肤异色病样皮疹：约占 40%，主要分布于额头、上胸部等暴露部位，为多发角化性小丘疹、斑点状色素沉着、毛细血管扩张、轻度皮肤萎缩及色素脱失，与疾病活动无关。

（5）恶性红斑：在 DM 皮损基础上的一种慢性、火红色、弥漫性红斑，以头面部为著，常提示合并有恶性肿瘤。DM-PM 患者发生肿瘤的频率 5%~8.5%，是人群肿瘤发生率的 5~11 倍。以肺、卵巢、乳腺及胃恶性肿瘤为多，也可并于肉瘤、白血病、恶性淋巴瘤及结肠癌等。

（6）技工手：1/3 患者双手外侧和掌面皮肤出现角化、裂纹、脱屑，与职业性技工操作者的手相似。

4. 其他症状　如下所述。

（1）关节病变：20% 伴发关节病变，程度多较轻，为对称性、非侵蚀性、手小关节为主。关节疼痛，因肌肉挛缩，引起关节畸形，活动障碍。20%~30% 出现雷诺现象。

（2）消化道病变：可出现腹胀、便秘或腹泻等肠功能紊乱症状，部分患者可有肝、脾大。

（3）肺部病变：间质性肺炎、肺纤维化、肺功能下降、肺功能损伤常为主要死亡原因。

（4）心脏病变：室性心律失常，可有心动过速或过缓，心脏扩大，心肌损害，房颤或心力衰竭。

（5）肾脏病变：常有持续肌红蛋白尿，可见血尿、蛋白尿及管型尿等，多数肾脏功能正常，偶见肾衰竭。

5. 儿童皮肌炎　小儿皮肌炎较多发性肌炎多 10~20 倍。约 40% 在起病 1 年内出现皮下钙盐沉着症。大多数患儿对糖皮质激素类药物治疗反应良好，肌力可恢复到正常或接近正常。约 10% 患儿死于胃肠道穿孔或肺部并发症。

6. 结缔组织病伴发多发性肌炎　结缔组织病伴发多发性肌炎或皮肌炎，即所谓重叠综合征。一般是在 PM 或 DM 基础上，再重叠明确诊断的硬皮病、类风湿关节炎、系统性红斑狼疮、结节性多动脉炎或干燥综合征等。

二、治疗原则

（一）一般治疗

急性期卧床休息，并适当进行肢体被动运动，以防肌肉萎缩，症状控制后适当锻炼。给予高热量、高蛋白饮食，避免感染。

（二）药物治疗

目的在于控制症状，可使病情缓解，防止并发症。但长期疗效及对生存率的影响尚不肯定。

1. 糖皮质激素　是本病的首选治疗药物。初期应用的剂量是否合适及长期治疗是否足量是本病治疗的关键。轻者中、小剂量即可，重者须用大剂量维持或冲击治疗。一般情况下，肌力和肌酶谱在治疗2 周后相继得到改善，间质性肺炎、关节病变、咽部及食管上段病变引起的吞咽困难也可能有所好转，约 20% 的患者激素治疗无效。

2. 免疫抑制药　糖皮质激素疗效欠佳，不耐受或出现并发症及激素减量时复发的患者宜加用免疫抑制药，可以增强疗效、减少激素用量、防止并发症。对重症或病程较长的患者，开始即可考虑激素与免疫抑制剂联合治疗。近年发现，激素加用小剂量甲氨蝶呤（每日 5~7.5mg）疗效显著，不良反应较小。

3. 抗疟药　羟基氯喹和磷酸氯喹对皮肤损害有一定的疗效，0.125~0.25g/d，4 周后改为隔日口服。

4. 蛋白同化激素　苯丙酸诺龙，每隔 5~7d 肌肉注射 25mg。

5. 其他药物　如下所述。

（1）青霉胺：对肌痛者效果比较好，每日 250mg，治疗 3~6 个月开始见效。

（2）非甾体类抗炎药对关节肌肉疼痛有效。

（3）免疫调节剂：转移因子、胸腺素、大剂量免疫球蛋白等有辅助治疗作用。

（4）适量补充复方氨基酸、维生素 E、维生素 C 等。

三、常见护理问题

（一）躯体移动障碍（活动无耐力）

1. 相关因素　如下所述。

（1）与肌肉炎症导致肌肉无力或肌肉萎缩有关。

（2）与关节疼痛导致肢体活动受限有关。

2. 临床表现　如下所述。

（1）不能自行翻身、起坐或站立，不能举手、抬腿，不能梳头和穿衣，不耐久立，起立困难，上台阶困难，步态不稳，屈颈、抬头均感困难。

（2）不能久坐或站立，步行障碍，活动后感疲乏无力，甚至无力自行如厕或进食。

3. 护理措施　如下所述。

（1）肌炎主要累及肌肉组织，应注意评估患者的肌力情况。肌力分为 6 级。

0 级：肌肉对刺激不发生任何收缩反应。

1 级：肌肉对刺激可有轻微的收缩。

2 级：肌力很差，不能克服重力而抬起。

3 级：肌力出现抗重力能力，可以抬起（离开床面）。

4 级：肌力较好，能抵抗阻力。

5 级：肌力正常。

（2）注意休息，生活规律。特别是急性期要绝对卧床，减少活动以避免肌肉的损伤和疼痛。

（3）病情缓解时，血清肌酶下降后，逐渐在床上或下床活动，慢性、轻症的患者可进行适当的锻炼，进行肢体运动防止肌肉挛缩，结合按摩、推拿、水疗等方法可以增强躯体活动能力和生活自理能力。

（4）预防压疮发生，按压疮预防常规护理。

（5）注意患者安全，下床走路时防跌跤，需陪护。

（6）抬头困难时翻动患者应托住颈部和头部，否则易出现意外，如颈部骨折、呛咳或窒息。

（二）皮肤完整性受损

（1）相关因素：如下所述。

1）与皮肤血管炎症、毛细血管扩张有关。

2）与免疫功能缺陷引起皮肤受损有关。

（2）临床表现：皮肤出现眶周紫红色水肿样皮疹、红斑；Gottron 斑丘疹；皮肤异色病样皮疹等。

（3）护理措施：如下所述。

1）有皮疹时勿用刺激性洗洁剂，最好用温水清洗，防止皮肤破损处感染。皮肌炎患者避免日晒（皮肤护理参照系统性红斑狼疮护理章节），护士在安排病床时勿安排在靠窗的病床，防日光照射。

2）皮疹护理按盘状红斑狼疮皮损护理及应用外用药。

3）注意观察皮疹所伴发的其他病情变化和症状，如有无伴发肿瘤。

4）有雷诺现象时注意保暖。外出戴手套；冬天尽可能用热水洗漱，用热水袋时，水温不易过热，一般以 43~45℃为宜，因四肢末梢循环较差，以免烫伤；并防止利器刺伤皮肤。

5）注意口腔、会阴黏膜、皮肤及大小便护理，以防继发感染。

（三）气体交换功能受损

（1）相关因素：如下所述。

1）肺间质纤维化所致、缺氧。

2）呼吸肌受累。

3）肺部感染。

（2）临床表现：咳嗽、咳痰，胸闷、气急、呼吸困难（呼吸费力感，劳力性呼吸困难），肺功能下降、呼吸衰竭死亡。

（3）护理措施：如下所述。

1）根据缺氧情况给氧，或调解氧流量。

2）定期痰细菌培养，予抗感染治疗。

3）监测动脉血气，观察缺氧情况。必要时面罩吸氧、高浓度吸氧或呼吸机辅助呼吸。

4）患者睡觉时抬高头部，以利于呼吸。

5）根据病情控制输液速度，一般 30~60 滴/分。

6）为患者提供安静舒适的环境，减少刺激；限制探视人员，为患者翻身时动作轻稳、勿用力过大，限制活动等，以减少氧耗量。

（四）吞咽障碍

（1）相关因素：如下所述。

1）与食管上端横纹肌运动不协调有关。

2）与咽、喉、食管、膈、肋间等肌肉受累有关。

（2）临床表现：发音障碍、发音不清；吞咽困难，进食时呛咳。

（3）护理措施：如下所述。

1）调节饮食，高维生素、高糖、高蛋白质和低盐饮食、低脂肪易消化软食。

2）有吞咽困难患者进食流质饮食易呛咳，从而导致吸入性肺炎，因此饮食以软食为主。

3）有呛咳者注意进食的速度，不可过快以免水或食物呛入气管。

4）进食时抬高床头30°~45°或半卧位；吞咽困难时给予软食、流质饮食，必要时予鼻饲，保证营养与热量的摄入。

（五）疼痛

(1) 相关因素：如下所述。

1) 与肌肉炎症所致，肌纤维细胞炎性破坏有关。

2) 与肌细胞内容物溢出，肌酶升高等有关。

(2) 临床表现：肌痛，疼痛性质为刺痛、灼痛、胀痛、酸痛、钝痛、刀割痛、撕裂痛等。疼痛部位都是肌肉炎症部位。

(3) 护理措施：如下所述。

1) 当疼痛影响休息时应适当给予非麻醉药的止痛药，指导患者放松，分散注意力等。详见类风湿关节炎。

2) 注意观察肌肉疼痛的部位、性质，关节疼痛症状，是否伴有发热及其他症状。

3) 正确评估疼痛程度：参照类风湿关节炎护理。

（六）便秘

1. 相关因素　与腹部肌肉和肠道平滑肌受累有关。

2. 临床表现　引起排便无力和肠蠕动减弱而致便秘。

3. 护理措施　如下所述。

(1) 出现排便异常：如便秘时，多食水果、蔬菜，少食辛辣食物。

(2) 予缓泻药：润肠通便，必要时予开塞露纳肛或灌肠。

(3) 排便指导：养成良好的排便习惯，是治疗便秘（FC）非常重要的环节。指导患者排便要有规律，每日次，最好定时在晨起后或进食后排便，久而久之就可建立正常的排便条件反射，同时要缩短排便时间，以110min内为宜。不要抑制便意，避免用力排便。应进行适当的体育运动，进行腹部的自我保健按摩，促进肠道的蠕动。要避免久站久坐，保持规律作息，避免熬夜和过劳。

(4) 心理护理：经常出现便秘患者往往产生紧张、焦虑甚至抑郁等情绪，故应加强心理健康宣教，有效地减轻患者心理压力。

（七）恐惧

(1) 相关因素：如下所述。

1) 疾病久治不愈、复发。

2) 缺氧、呼吸困难。

3) 病情恶化导致生命危险。

(2) 临床表现：患者或家属紧张不安、害怕、易激动；不配合治疗或拒绝治疗。

(3) 护理措施：如下所述。

1) 心理护理：①患者的心理变化，与其性格、病情、病程、疗效、经济实力、社会地位、家庭关系等因素有关系。护理中要观察和了解这些情况，有针对性采取个性化的护理措施。②病程长，反复发作，并伴有不同程度的皮肤损害，且治疗缺乏特异性，影响患者人际交往及日常生活。治疗上应用激素及免疫抑制剂不良反应较多，患者容易产生厌烦情绪，对治疗缺乏信心，焦虑甚至恐惧，因此护士要耐心倾听患者的主诉，细致地解答患者提出的问题，说明可能发生的不良反应及应对措施。

2) 介绍成功病例以增强治疗信心：向患者列举本病成功治疗的病例，以增加战胜疾病的信心，更好的配合治疗。早期诊断、合理治疗，本病可获得长时间缓解，可从事正常的工作、学习。

3) 争取亲友关怀和支持：向患者家属介绍本病的发病机制及临床表现、治疗及护理措施，让家属参与拟定治疗方案，让家属多陪伴患者，多关心患者，让患者心理、情感上得到安慰。

4) 在患者面前勿议论病情，做各种治疗前先向患者及家属告知解释，以免患者紧张。

（八）潜在并发症：药物的不良反应

1. 相关因素　多种药物的应用（抗生素、激素、免疫制剂、非甾体抗炎药等）。
2. 临床表现　二重感染、高血压、骨坏死、出血性膀胱炎、白细胞降低、恶心、呕吐、出血等症状。
3. 护理措施　如下所述。

（1）讲解疾病治疗所需用药的作用和不良反应及用药的必要性。

（2）药物治疗过程中需严密观察病情变化，观察肌酶谱和肌力等变化以确定疗效，并监测血常规、电解质、肝功能等，以防止并发症发生。

（3）环磷酰胺、硫唑嘌呤和甲氨蝶呤治疗者均须每周检查血常规和肝功能情况。环磷酰胺治疗时主要有骨髓抑制、血细胞减少、出血性膀胱炎、卵巢毒性、诱发肿瘤等。用药期间需监测血常规及肝、肾功能。

（4）在维持用药期间，不可任意增减药量，特别是皮质激素或免疫抑制药，注意观察药物不良反应及所致的并发症。

（5）对因治疗的同时辅以对症和支持治疗，坚持合理用药，尽量避免药源性疾病发生。

（九）潜在并发症：呼吸衰竭

1. 相关因素　与呼吸肌受累、肺部弥散功能、通气功能障碍有关。
2. 临床表现　咳嗽、咳痰、胸闷、气急、呼吸困难，严重者需要呼吸机辅助呼吸。

（十）潜在并发症：窒息

1. 相关因素　与喉、食管、膈、肋间等肌肉受累有关。
2. 临床表现　胸闷、烦躁不安、气急、面色苍白、口唇发绀、大汗淋漓等。
3. 护理措施　如下所述。

（1）病情观察：密切观察患者有无胸闷、烦躁不安、口唇发绀、面色苍白等窒息的前兆症状，定时监测体温、心率、呼吸、血压。

（2）保持呼吸道通畅：及时吸痰。

（3）窒息的抢救：出现窒息征象时，应立即取头低脚高俯卧位，脸侧向一边，轻拍背部有利于分泌物的排出，并迅速抠出或吸出口、咽、喉、鼻部分泌物。无效时行气管插管或气管切开，解除呼吸道阻塞。

（4）心理支持：医护人员陪伴床边，安慰患者，防止患者屏气或声门痉挛，鼓励患者轻轻咳出积在气管内的分泌物，及时帮助患者去除污物。必要时遵医嘱给予镇静剂，解除紧张情绪。

（5）抢救准备：床旁备气管切开包，并准备好吸引器、氧气、鼻导管、止血药、呼吸兴奋剂、升压药等抢救设备和药品，随时做好抢救准备工作。

四、健康教育

（一）心理指导

多发性肌炎丧失了劳动能力及自理能力，一般患者常出现焦虑、抑郁等不良情绪，护士应多于患者交流沟通，生活上给予照顾，并动员家属对患者的关心。应该让患者看到，多数多发性肌炎患者在正规治疗后病情能够得到控制，症状得到缓解，生活质量有所提高。

（二）饮食指导

（1）对咀嚼和吞咽困难者给予半流或流质饮食，少量缓慢进食，以免呛咳引起吸入性肺炎，必要时给予鼻饲。

（2）多食营养丰富的蔬菜、水果及粗纤维的食物，保持大便通畅。

（三）作息指导

（1）急性期有肌痛、肌肉肿胀和关节疼痛者应绝对卧床休息，以减轻肌肉负荷和损伤。

（2）稳定期应鼓励患者有计划地进行锻炼，活动量由小到大，对肌无力的肢体应协助被动运动，并可配合按摩、推拿、理疗等治疗方法，缓解肌肉萎缩，帮助恢复肌力。

（四）用药指导

（1）让患者了解疾病治疗所需用药的作用和不良反应及用药的必要性。

（2）药物治疗过程中需严密观察病情变化，观察肌酶谱和肌力等变化以确定疗效，并监测血常规、电解质、肝功能等以防止并发症发生。

（3）注意并发症的观察和疗效。在医生指导下，根据病情及实验室检查指标调整用药种类和剂量。

（五）出院指导

（1）将本病的严重性及预后及时向家属、必要时向本人交代，消除恐惧，取得患者的积极配合。

（2）外出活动时，戴凉帽、护套等防护措施，避免日光直射、暴晒是预防皮损的有效手段。

（3）尽量避免寒冷、受冻、感染、应激（创伤、手术、怀孕）等刺激，避免一切免疫接种、药物等各种诱因，以防诱发或加重病情；冬天外出戴口罩，可起到保暖和预防感冒作用。

（4）妊娠和分娩可导致病情恶化或复发，故育龄妇女应避孕。

（5）保持良好心情，合理安排生活，劳逸结合。必要时可做气功及按摩、理疗以促进肌力恢复。

（6）定期或不定期复查，包括临床体征和实验室检查，注意有无病情活动及恶性肿瘤发生。

（7）遵医嘱执行治疗方案，规则服药，不能自行加、减药量或停药。

（杨冬玲）

参考文献

[1] 陈德荣. 五官科护理. 第 2 版. 北京：人民军医出版社，2015.
[2] 魏革，马育璇. 手术室护理必备. 北京：北京大学医学出版社，2011.
[3] 黄人健，李秀华. 妇产科护理学. 北京：人民军医出版社，2013.
[4] 何仲，吴丽萍. 妇产科护理学. 北京：中国协和医科大学出版社，2014.
[5] 张铭光，杨小莉，唐承薇. 消化内科护理手册. 第 2 版. 北京：科学出版社，2015.
[6] 李红，李映兰. 临床护理实践手册. 北京：化学工业出版社，2010.
[7] 尤黎明，吴瑛. 内科护理学. 第 5 版. 北京：人民卫生出版社，2012.
[8] 皮红英，朱秀勤. 内科疾病护理指南. 北京：人民军医出版社，2013.
[9] 尹安春，史铁英. 内科疾病临床护理路径. 北京：人民卫生出版社，2014.
[10] 毕怀梅，王家兰. 中医临床护理学. 北京：科学出版社，2017.
[11] 徐燕，周兰姝. 现代护理学. 第 2 版. 北京：人民军医出版社，2015.
[12] 钟华荪，李柳英. 静脉输液治疗护理学. 第 3 版. 北京：人民军医出版社，2014.
[13] 祝水英. 外科护理技术. 武汉：华中科技大学出版社，2015.
[14] 李秋萍. 内科护理学. 第 2 版. 北京：人民卫生出版社，2010.
[15] 王建荣，周玉虹. 外科疾病护理指南. 北京：人民军医出版社，2012.
[16] 张志庸. 协和胸外科学. 第 2 版. 北京：科学出版社，2016.
[17] 高小雁，彭贵凌. 积水潭创伤骨科护理（积水潭骨科护理系列教程）. 北京：北京大学医学出版社，2014.
[18] 陈金宝，刘强，范玲，于新颖. 儿科护理学. 第 2 版. 上海：上海科学技术出版社，2016.
[19] 周乐山，朱念琼. 儿科护理学. 湖南：湖南科学技术出版社，2016.
[20] 戴新娟. 中医护理常规. 南京：东南大学出版社，2014.